不定愁訴の診断と治療
よりよい臨床のための新しい指針

編
Francis Creed
Peter Henningsen
Per Fink

訳
太田大介

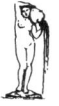

星 和 書 店

Seiwa Shoten Publishers

2-5 Kamitakaido 1-Chome
Suginamiku Tokyo 168-0074, Japan

Medically Unexplained Symptoms, Somatisation and Bodily Distress

Developing Better Clinical Services

Edited by
Francis Creed
Peter Henningsen
Per Fink

Translated from English
by
Daisuke Ohta

English Edition Copyright © 2011 by Cambridge University Press
Japanese Edition Copyright © 2014 by Seiwa Shoten Publishers, Tokyo
Japanese translation rights arranged with Cambridge University Press

訳者まえがき

　不定愁訴，それはあらゆる領域にみられ，臨床に携わるものにとって，避けては通れない病態です。小児から高齢者までさまざまな年齢層の患者がさまざまな身体症状を訴えて受診しています。臨床現場での不定愁訴に対するニーズは高いにもかかわらず，今日までこの分野のまとまった解説書は出されていませんでした。そのような点から，不定愁訴のあらゆる領域について幅広い知見を集めた本書の英文原書"Medically Unexplained Symptoms, Somatization, and Bodily Distress：Developing better clinical services"（Cambridge University Press）は画期的なものといえます。

　原書は，Francis Creed, Peter Henningsen, Per Fink ら不定愁訴の第一人者によって編纂され，この領域の最新の知見について論文を挙げながら解説した精緻な学術書です。そこでは，不定愁訴の疫学から，精神病理，治療についてのエビデンス，そして行政への働きかけなど，不定愁訴に必要と考えられるおそらくすべての領域にわたって述べられています。訳者は国際学会で Per Fink 教授にお会いした際，原書が日本の臨床家にとっても有益で訳出の価値があることをお伝えしました。

　原書は全10章からなる大部の著です。このため，一般臨床に携わるものがそのまま現場で用いるには負担が大きいかもしれません。訳者は当初，原書の全訳を意図していましたが，星和書店の岡部浩さんより，一般臨床家にとって有用性の高い部分を重点的に訳出する，抄訳という形をご提案いただきました。そして，行政への働きかけやあまり専門的な治療についての章は思い切って割愛し，疫学，不定愁訴を包括する専門用語の問題，社会的文化的側面の影響，小児領域の不定愁訴の特徴など，わが国の一般臨床家にとって重要と思われる領域に絞ってまとめました。さらに，各章の終わりには，訳者が日常臨床での経験をふまえ，わが国の臨床の実際に合わせた解説を加えました。この解説が学術的なエビデンスとわが国の不定愁訴臨床の実際をつなぐものになればと考えています。これらの工夫を加

えて，本書は原書以上に我が国の臨床ニーズに合ったものになったことと思います。本書が不定愁訴に携わるすべての方々の指針となれば幸いです。

聖路加国際病院心療内科　太田大介

まえがき

　頭痛，倦怠感，背部痛，胸痛など，さまざまな身体症状のために受診する患者は多く，既存の身体疾患によっては説明がつかない場合も少なくありません。あらゆる内科の専門医，総合診療医は，このような患者を多数診ており，説明の難しい身体症状は，米国において患者が医療機関を受診する理由の第5位を占めています。そのようななか，医師と患者の多くは，これらの症状がどのように生じていて，どのように治療するべきなのかわからず，無力感を抱いています。

　本書はこれらの問題のいくつかの側面に焦点を当てています。重要なのは，適切な治療を受けられずにこれらの症状に患者が苦しんでいることです。さらに，医療機関を頻回に受診することによる医療費の増大，高い検査費用，患者の離職など，症状に付随した問題も見過ごせません。これらの症状は，ヨーロッパにおいて最も医療保険費用がかかるものの1つとなっています。私たちは本書を通じて，器質的疾患を探すために検査をおこなう労力から，身体症状への有効な治療へと移行するためのモデルを示したいと考えています。

　それらに加えて本書で焦点を当てたのは，疾患分類と専門用語の問題です。多愁訴の難しさはそれが精神と身体の両者を含むことから来ていますが，本書を通して私たちはその辺りのことも明らかにしたいと考えています。多愁訴の患者にとっては，"身体"の領域と"精神"の領域を峻別する私たちの医療体系はあまり役に立ちません。「不定愁訴（medically unexplained symptoms）」や「身体化」といった伝統的な呼称に代わるより有用なものとして，私たちは「身体的苦悩（bodily distress）」という用語を提案しています。患者が適切な治療を受けるためには，彼らの人権が尊重される必要があります。精神医学領域の主要な診断基準（米国のDSM，世界保健機構のICD）が現在改定中で，診断基準と専門用語についての最新の情報を提供することが重要となっている今日，本書は時宜を得たものです。

本書の執筆にかかわった各国の著者は，身体的苦悩の疫学，有効な治療について，詳細な解説を加えています。これらのエビデンスに基づいて，私たちは，身体的苦悩症候群（bodily distress syndrome）のより良い管理方法を提案しています。そのためには，医師がこれらの症状を適切に扱う技法を学べるような支援，医師が学習の時間をとれるような支援が必要です。また，私たちの社会における，精神的疾患への否定的な態度を克服する努力も必要ですし，患者，医師，行政機関のこれらの症状への関わり方も変えていく必要があります。新たなサービスを提供し，それをうまく実践している例がわずかながらみられます。私たちはそれらに希望の光を見出しています。

目　次

訳者まえがき　iii
まえがき　v

第1章　疫学：有病率，病因，転帰　1

はじめに　1
有病率について　1
　不定愁訴（medically unexplained symptoms）　1
　身体表現性障害　6
　機能性身体症候群　16
　機能性身体症候群と身体表現性障害との関係　19
　まとめ　20
エビデンスに基づいた病因　21
　不定愁訴と身体表現性障害の相互の関連　21
　不定愁訴と身体表現性障害の症状持続性を予測する因子　22
　機能性身体症候群と関連する要素　23
　機能性身体症候群の発症および持続性を予測する因子　24
持続性の不定愁訴／身体表現性障害がもたらす影響　25
　機能障害（impairment）　25
　不定愁訴と身体表現性障害　25
　機能性身体症候群における機能低下　28
医療機関の利用と費用　30
　機能性身体症候群に伴う費用　34
　不定愁訴／身体表現性障害または機能性の身体症状の傷病手当にかかる費用　40
　障害給付／早期退職者年金　40

身体表現性障害と能力障害（disability）　41
　　まとめ　42

　　訳者解説　43
　　文献　46

第2章　用語，分類，概念　59

　はじめに　59
　専門用語　60
　　不定愁訴（medically unexplained symptoms，あるいは medically unexplained physical symptoms）　60
　　専門用語を評価するための10の基準　61
　疾患分類　64
　　DSM-IVとICD-10における今日の疾患分類　64
　　今日の診断分類の歴史　67
　　認知・行動面についての積極的な記述　68
　　診断が確定するまでの「不定愁訴（説明困難な身体症状）」についての予備的分類　74
　　臨床的な意義を持つ不定愁訴についての2つの新提案　75
　概念についての問題　83
　　疾患分類を確立する意味　83
　　疾患分類と異常精神生理学　86
　まとめ　90

　訳者解説　91
　文献　93

第3章 エビデンスに基づいた治療 97

はじめに 97
プライマリケアと二次医療機関の設定の違い 97
効果的な治療法についてのエビデンスのまとめ 99
最近の再帰療法についての研究 102
認知行動療法（CBT）についての最近の研究 104
不定愁訴と身体表現性障害についての介入研究からの結論 104
健康不安（心気症）を保証する介入 106
まとめ 107
機能性身体症候群への治療的介入 107
システマティックレビュー 108
特定の機能性身体症候群への治療効果についてのエビデンス 114
慢性疲労症候群 114
過敏性腸症候群 117
線維筋痛症 121
機能性身体症候群における治療の有効性と費用対効果 124
治療を求めている患者の数 126
治療の一般的な構成要素と段階的治療モデル 126
まとめ 129

訳者解説 130
文献 133

第4章 不定愁訴の治療的管理と治療の組織化 141

はじめに 141
今日の治療モデルによっては満たされていない患者ニーズ 142
専門的で適切な治療が提供されていないというエビデンス 142
能力障害／高い医療費につながる症状持続についてのエビデンス 146

満たされていないニーズへの患者中心のアプローチ　148
　　患者のニーズが満たされていない理由　150
　　まとめ　151
　今日の治療モデル　151
　　伝統的な非専門的サービス（モデルA，図4.2）　153
　　症候群に特化した専門クリニック（モデルB，図4.3）　156
　　身体的苦悩症候群の専門病棟（モデルC，図4.4）　157
　ベルギーとドイツにおける関連するサービス　158
　　ベルギーにおける医療サービス　158
　　ドイツの心身医学モデル　161
　推奨される治療モデル　168
　　仮説（と挑戦）　168
　　スタッフ　169
　　専門クリニックの位置づけ　170
　　行政との連携　170
　　戦略　171
　まとめ　172

　訳者解説　172
　文献　174

第5章　性差，寿命，文化的側面　179

　性差について　179
　　疫学　180
　　医療機関受診　180
　　症状の認識とその処理過程　181
　　身体のしくみ，症状の原因，疾病への信念　181
　　パーソナリティ，感情，コーピングスタイル，性役割　183
　　心理社会的苦痛と精神疾患への罹患率　184

疾患の影響　184
　　ストレスと外傷体験　184
　　遺伝　185
　　生理学　185
　　医師－患者関係とコミュニケーションにおける性差　185
　　診断と治療における性差　186
　　偏見と正当性　187
　　治療への反応　187
　　まとめ　188
　高齢者　188
　　高齢者における身体症状の疫学　189
　　身体的苦悩と健康の全般的認識に関連する要素　192
　　高齢者の身体苦悩症候群の管理　193
　文化的側面　194
　　苦痛の身体的な表れ　195
　　さまざまな民族における不定愁訴　200
　　ひとつの民族における身体的苦悩症候群　203
　　受療行動　203
　　ヨーロッパの国々で医療サービスを提供する意味　206

　訳者解説　207
　文献　209

第6章　小児・思春期の不定愁訴　217

　はじめに　217
　分類，定義，今日の診断カテゴリー　218
　正常な発達と年齢に応じたコーピングメカニズム　221
　疫学　222
　　システム論的理解（家族について）　223

遺伝子と生物学的要素　225
　　　精神医学的併存症　226
　　　幅広いシステム論的理解　227
　　　まとめ　228
小児と若者における不定愁訴の評価と管理　228
　　　最初の関わりと評価　229
　　　治療的管理のモデル　231
　　　特定の心理社会的介入　232
成人の障害との関連　236
治療を改善する　237

　訳者解説　238
　文献　239

　索引　243

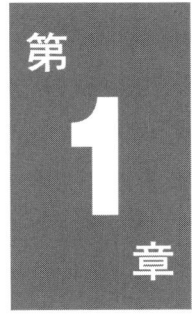

疫学：有病率，病因，転帰

Francis Creed, Arthur Barsky and Kari Ann Leiknes

はじめに

　不定愁訴（medically unexplained symptoms）［訳注1］には様々な呼称がありますが，ここでは，その疫学を，有病率，病因，転帰という各テーマに分けて紹介します。特に，不定愁訴，身体表現性障害，機能性身体症候群（第2章参照）［訳注2］の3つの診断カテゴリーを中心に紹介します。これらの「診断名」は，それぞれ異なる患者群を表していますが，かなりの部分が重なっています。「不定愁訴」という用語は最も幅広いもので，身体表現性障害，機能性身体症候群は不定愁訴の下位分類に含まれます。それらの分類を図1.1に示しました。

有病率について

　まず，不定愁訴，身体表現性障害，機能性身体症候群という3つの疾患群それぞれの特徴を簡単に紹介し，プライマリケア，二次医療機関，地域住民を対象とした横断研究における，それらの有病率，縦断研究による転帰についてのデータを紹介します。

不定愁訴（medically unexplained symptoms）
　「不定愁訴」という用語は広く用いられ，その有病率と転帰についてはかなりのデータが集積されています。はじめに，本疾患概念が生まれた二

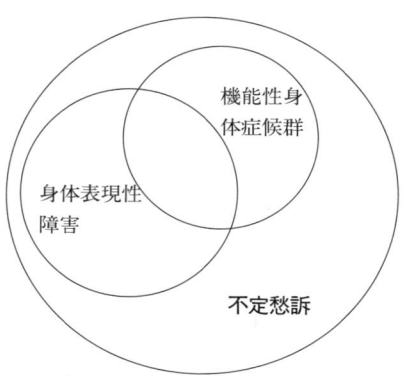

図1.1　図は不定愁訴がいかに幅広い領域の患者群を包括する言葉であるかを示している。身体表現性障害や機能性身体症候群は広範囲のグループの下位グループである。

次医療機関における知見を紹介します。二次医療機関を受診する患者は何らかの身体症状を訴えていますが，適切な検査を行っても，器質的疾患や既知の機能的疾患が見いだせない場合が少なくありません。このような事情を背景にして本疾患概念は生れました。不定愁訴という用語は，疾患を持たない一群を指しています。その頻度について以下に述べます。

二次医療機関における不定愁訴の有病率

　オランダ，英国，ドイツの二次医療機関における調査によれば，不定愁訴は，内科の専門外来を受診する初診患者の35〜53％を占めています（表1.1）。一般的な症状は，頭痛，背部痛，関節痛，腹痛，胸痛，四肢痛，倦怠感，めまい，腹部膨満，動悸，発汗，冷汗，嘔気，振るえ，しびれ，疼き，などです[11;12]。英国の病院の7つの外来部門における調査によれば，不定愁訴患者の割合は，胸部疾患外来の24％から神経内科外来の64％まで部門ごとに様々でした（平均52％）[4]。

　神経内科外来では，不定愁訴の有病率が高いことから，多くの報告が出されています。7施設の集計によれば，有病率は26〜45％（中央値30％）でした[9]。大規模調査によれば，よくみられる診断カテゴリーは，（ⅰ）頭痛（26％），（ⅱ）器質的な神経疾患がみられるが症状はその疾患

表1.1 現れている症状が「説明困難」と診断される患者の二次医療機関における割合

研究	クリニックの種類	研究の対象患者数	不定愁訴と診断された割合（%）
Van Hemert et al., 1993 [2]	総合診療	191	52
Hamilton et al., 1996 [3]	消化器内科，神経内科，循環器内科	324	35
Nimnuan et al., 2001 [4]	7つの異なる専門科	550	52
Fiddler et al., 2004 [5]	消化器内科，神経内科，循環器内科	295	39
Kooiman et al., 2004 [6]	総合診療	321	53
Targosz et al., 2001 [7]	神経内科	57	30
Carson et al., 2000 [8]	神経内科	300	30
Stone et al., 2009 [9]	神経内科	3781	30
Mangwana et al., 2009 [10]	総合診療	200	50

では説明できない場合（26%），(iii) 転換性の症状（運動器，感覚器，非てんかん性の発作）（18%），でした。特に2番目のカテゴリーは重要です。というのも，身体疾患を有するものの患者の症状がその疾患では説明がつかないという不定愁訴が多く見られるからです。例として，てんかん患者にみられる非てんかん性の発作，心疾患患者にみられる非心原性の胸痛が挙げられます。

プライマリケア領域における不定愁訴の有病率

　総合診療医（GP）は，プライマリケアの現場で，特別な検査を行わずに患者の症状が非器質的なものであると判断しています。プライマリケア領域でみられる訴えの10〜33%はこのような症状です（表1.2）。システマティックレビューによれば，不定愁訴はGPを紹介される患者の15〜19%を占めています[20]。

　「不定愁訴」に分類される患者の割合はGPによって大きく異なります。この違いはGPがみている患者背景の違いというより，GPがどれだけこ

表1.2 現れている症状が「説明困難」と診断される患者のプライマリケアにおける割合

	クリニック	患者数	不定愁訴と診断された割合
Mumford et al., 1991 [14]	プライマリケアにおける患者（定期受診者を除く）	554	7-12.6
Peveler et al., 1997 [15]	予約された受診者	170	19
Kirmayer and Robbins, 1991 [16]	プライマリケア受診者	685	23.6
Palsson, 1988 [17]	スウェーデン		16
Kisely et al., 1997 [18]	重みづけされたプライマリケア受診者の標本	5447	15.4 5つ以上の不定愁訴あり
Duddu et al., 2008 [19]	119	119	33

の診断カテゴリーを用いる傾向にあるかによるようです。一方，国際疾患分類のなかには明確な診断カテゴリーがあり（ICDコード780-789），それによれば，この種の患者は，「症状・症候・疾患とみなされる状態」に分類されます。英国では，これは病院受診患者のなかで最も大きな診断カテゴリーであり，プライマリケア領域の四大診断カテゴリーのひとつに挙げられています。米国でも，医療機関を頻回に受診する理由の5番目に挙げられ，その数は年間あたり6000万人に上っています（表1.3参照）[22]。

地域住民における不定愁訴の有病率調査

地域住民を対象にした調査によれば，不定愁訴の症状のうち最も多くみられるのは，各種の疼痛です。頭痛，背部痛，関節痛，腹痛，四肢痛が最も多く，倦怠感，めまい，腹部膨満，食物中毒，性機能障害も多くみられると報告されています[23;24]。これらの症状は，人口の5分の1以上にみられますが，重症といえるものはわずかです[24]。

表1.3 米国における診断グループ別の受診回数（2005）[22]

疾患	年間の受診回数（単位100万）	全体に占める割合（%）
呼吸器系	110	11.5
神経系	86	8.9
循環器系	81	8.5
筋骨格系	80	8.4
症状，兆候，病気と定義される状態	**60**	**6.3**
内分泌，栄養，代謝系	56	5.9
精神障害	47	4.9

不定愁訴の転帰

　前向き研究（prospective study）では，症状を説明する疾患が見つかるのか，症状は長期にわたって持続するのか，という点に焦点が当てられています。

　第一の疑問については，一定期間のうちに不定愁訴を説明する疾患がみつかるかどうか経過観察する研究がなされています。多くの医師の頭に真っ先に浮かぶのがこの疑問であり，そのために繰り返し検査が行われることにもなっています。しかし実際のところ，疾患が見つかることはまれです。ドイツにおける1年間の追跡調査によれば，不定愁訴に分類された患者284名のうち5名に後に症状を説明しうる身体疾患が見つかっています[6]。神経内科における大規模調査によれば，1030名の患者のうちわずか4名（0.4％）に，当初は見つからず後におそらく症状の原因と思われる器質的疾患が見つかっています[9]。

　第二の疑問については，地域住民を対象とした調査によれば，多くの不定愁訴は時間とともに軽快することが示されています。半数以下が1年以上持続し[24;25;26;27]，2/3は長期間の間に消失します[28]。ノルウェーでの長期研究によれば，疼痛性の不定愁訴は何年にもわたり持続し，人口の約8％にみられ，そのほとんどが女性であると報告されています[28]。

GPを訪れる新たな患者の1／5は不定愁訴ですが[15;29]，繰り返し受診を要するのはそのうち10％で，残りは一度きりのエピソードです[30]。プライマリケア領域に比べて二次医療機関では症状はより重症で持続する傾向がみられます。1年間以上観察したところ，約2／3の不定愁訴患者に症状の改善がみられましたが，40％の患者に何らかの疾病に基づく症状の持続がみられました[6;31]。症状が持続する割合は神経内科外来でより高くなっていました[9]。

　このように，不定愁訴は，地域住民，プライマリケア，二次医療機関のいずれにおいても一般的な症状であるといえます。しかし，地域住民およびプライマリケア領域では少なくとも不定愁訴はほとんど一過性の症状です。それらの不定愁訴患者に対して必要なことは，症状がよくみられるものであることを伝え，何ら身体疾患を認めないことを示すことです。二次医療機関では症状はより重度となる傾向があります。プライマリケアおよび二次医療機関では，症状に対して適切な戦略をとることが医師には求められています。本章では6カ月間以上持続する不定愁訴を中心に述べます。

身体表現性障害 ［訳注3］
　この用語は，説明困難な多数の身体症状を中心としたいくつかの障害を包括しています。この用語は，DSM-ⅣとICD-10両者において，診断カテゴリーのひとつとなっており[32;33]，いくつかの障害を含んでいます。本書では，最初の2つの診断カテゴリー（下記のaとb）に主に焦点を当てながら，関連する障害についても触れます。ここでは，そのうちの2つ（下記のcとd）について述べます。本章では，「身体表現性障害」という用語を包括的用語として用いています。

　(a)「身体化障害」は機能障害を生じ，医療機関受診につながるさまざまな身体症状と定義される[32]。2つの診断基準（ICD-10とDSM-Ⅳ）の間に若干の違いはあるが，両者ともにその診断には幅広く多彩な身体症状が必要である（表1.4）。
　(b)「鑑別不能型身体表現性障害」は，1つ以上の説明困難な身体症状が

表1.4 DSM-IVとICD-10にみられる身体表現性障害 [32;33]

DSM-IV		ICD-10	F 45
身体化障害:	300.81	身体化障害:	F 45.0
－30歳以前から多くの説明困難な身体症状を有する		－少なくとも2年間にわたり説明困難な身体症状を有する	
－治療のために受診したり心理社会的障害につながる		－(3回以上の)繰り返すプライマリケアや専門医への受診	
－4つのグループにわたる説明困難な身体症状が合計8つ以上ある ・少なくとも4カ所の疼痛 ・2つの胃腸症状 ・1つの性的症状 ・1つの偽性神経症状		－少なくとも6つ以上の説明困難な身体症状が，少なくとも2つの臓器グループに分かれて生じている（消化管，心血管係，泌尿器生殖器系，皮膚および疼痛系）	
鑑別不能型身体表現性障害	300.81	分類困難な身体表現性障害	F 45.1
心気症	300.7	心気障害	F 45.2
心理的要素が関与した疼痛性障害	307.80	持続性身体表現性疼痛障害	F 45.4
		身体表現性自律神経機能不全	F 45.3
身体醜形性障害	300.7	心気障害-醜形恐怖症	F 45.2
		神経衰弱	F 48.1

あり，それにより臨床的に重大な苦痛や機能障害を6カ月以上にわたり生じている場合をいう[32]。

(c)「簡易型身体化障害」は，身体症状指数（Somatic Symptom Index；SSI）[訳注4]で定義され，男性では4つ，女性では6つの医学的に説明困難な身体症状を認める場合を指す（SSI-4/6），あるいは男性では3つ，女性では5つの医学的に説明困難な身体症状を認める場合を指す（SSI 3/5）[34;35]。

(d)「多重身体表現性障害（multisomatoform disorder）」は，医学的に説明困難な身体症状が現時点で3つみられ，そのうちのひとつは2年以上にわたり続いているものをいう[36]。

このように多くの診断名が生み出された背景には，そもそも「身体化障害」が地域住民を対象にした調査によればごくまれな疾患であるという現状があります[37]。本障害を診断するには数多くの医学的に説明困難な身体症状が必要であるため，プライマリケアや地域住民においてより一般的で敷居の低い診断名が生みだされてきたのです。

最後に，過度の健康不安（心気症）が挙げられます。これもやや敷居が高い診断名で，頑固な疾患への確信（自分は重大な疾患にかかっているに違いないという心配）は一般人口の約6.5％にみられますが，医療機関を受診し，適切な医学的な評価に納得しないという基準を追加すると地域住民における有病率は1％以下となります[37;38;39]。

「身体表現性障害」という診断カテゴリーは，疼痛性障害（器質的疾患で十分に説明されない疼痛で心理的要因を伴うもの），転換性障害を含んでいます。それらは医学的に説明できない感覚性および運動性の症状を伴い，能力障害（disability）をきたし医療機関を受診します[32;33]。多くの患者が多数の疼痛を訴え，疫学的に類似していることから，疼痛性障害は身体表現性障害と別々に論じることはできません[40]。転換性障害は，臨床現場ではまれで，研究もあまりされてはいないため[41;42]，本書では詳細には取り上げていません。身体醜形障害は，自らの容姿に何らかの欠陥があるという独特のこだわりにより，苦痛と機能障害がもたらされるもので[43;44;45]，本書が主に取り上げる一般的な疾患とはかなり異なっています。

ICD-10のなかに，身体表現性障害のひとつとして神経衰弱（慢性疲労）が挙げられています。ここでは本障害は，機能性身体症候群の1項目，慢性疲労症候群として取り上げられています。ICD-10にはまた，身体表現性自律神経機能不全，すなわち特定の臓器の障害をともなう自律神経の覚醒症状が含まれています[33]。

プライマリケアおよび二次医療機関における身体表現性障害の有病率

表1.5に，身体表現性障害のプライマリケア領域での有病率研究を示し

ました。表1.5の3行目には，身体表現性障害全体の有病率が示されています。すなわち，身体化障害，鑑別不能型身体表現性障害，特定不能の身体表現性障害，疼痛性障害，心気症，転換性障害，簡易型身体化障害，多重身体表現性障害です。最後の行には，鑑別不能型身体表現性障害，特定不能の身体表現性障害，簡易型身体表現性障害，多重身体表現性障害が示されていますが，診断閾値が低いため他の障害よりも頻度が高くなっています。

　ほとんどの研究では，研究用の構造化面接を用いて診断がなされています［訳注5］。これらの面接の間，被験者は多くの身体症状のひとつひとつについて聴かれ，各症状について医師から，「医学的に説明困難である」と患者は告げられたかどうか，そして告げられた場合にそれは精神的苦痛や能力障害をきたしたかどうかについて聴かれます。しかし，研究によっては，単に自記式の質問紙，たとえばPHQ 15（Personal Health Questionnaire）が用いられ，被験者が悩まされ経験した症状にチェックをつける方法がとられています。この方法であれば，症状が医学的に説明困難なものであるかどうかにかかわらず，すべての症状を調べることができます。それは正式な診断とはいえないものの，精神障害や身体的障害の有無に関わらず，このような質問紙で高い点数がつく者は，機能の低下をきたしやすく，医療機関を受診しやすいことがわかります[53;54;58]。この質問紙の点数が上位10～20％に入る患者には，「身体化障害疑い」[53]という仮の診断が与えられ，表1.5の下3行に挙げられています。

　診断基準や対象者の違いにより有病率にはかなりの幅があります（表1.5）が，およそ8～20％の範囲の有病率となっています。簡易型身体化障害SSI 4/6の中央値は16％で，システマティックレビューの結果と一致しています[37]（表1.6）。

　プライマリケア領域の身体化障害と心気症の有病率を調査したシステマティックレビューによれば（表1.6）[37]，簡易型身体化障害の診断基準を用いた場合，有病率の中央値は16％で，他で16～22％と報告されている結果と矛盾しないものでした。簡易型心気症の有病率はプライマリケアを訪れる患者の約10％でした。

表1.5 プライマリケアにおける身体表現性障害の有病率

研究	対象（N）と方法[a]	身体表現性障害の割合[b]，%（95% CI）または中央値%と範囲（R）	有病率（率%）または各身体表現性障害と発生率や持続期間についての詳細なデータ
Fink et al., 1999 [46]	デンマーク（18-60歳）（SCAN2.1）N=199	全ての身体表現性障害：ICD-10で22.3%（16.4-28.1%），DSM-IVで57.5%（50.5-64.5%）	有病率：(DSM-IV)：30.3%（23.8-36.9）NOSを除くと，12.6%（7.9-17.4）NOSと鑑別不能型身体表現性障害を除くと
de Waal et al., 2004 [47]	オランダ（25-80歳）（SCAN2.1）（N=473）	全ての身体表現性障害：16.1%（12.8-19.4%）	身体化障害：0.5%（0.0-0.9），鑑別不能型身体表現性障害：13.0%（9.8-16.2），疼痛性障害：1.6%（0.7-2.4），心気症：1.1%（0.4-1.8），転換性障害：0.2%（0-0.6）
Toft et al., 2005 [48]	デンマーク（18-65歳）（SCAN）（現有病率）	全ての身体表現性障害（ICD-10を用いて），計：35.9%（30.4-41.9%）女性：38.3%（31.5-45.6%）男性：31.7%（22.6-42.4%）	ICD-10による診断：F44.4-48.0，身体化障害：10.1%（7.5-13.5），鑑別不能型身体表現性障害1.7%（0.7-4.0），心気症2.4%（1.1-5.2），季節性感情障害4.3%（2.8-6.7），疼痛性障害4.4%（2.7-6.9）
Hanel et al., 2009 [49]	ドイツ（18-65歳）N=1751	18.4%	75名のGPによって診断された身体表現性障害／機能性身体症候群
Kroenke et al., 1997 [36]	米国（18-91歳）（PRIME-MD）（PHQ-15）N=1000	全ての身体表現性障害14%	多愁訴身体表現性障害：8.2%，身体表現性障害NOS：4.2%，心気症：2.2%

表 1.5 （続き）

研究	対象（N）と方法[a]	身体表現性障害の割合[b]，%（95％CI）または中央値%と範囲（R）	有病率（率%）または各身体表現性障害と発生率や持続期間についての詳細なデータ
Jackson et al., 2008 [50]	米国（フォローアップ5年）（PRIME-MD）（PHQ-15）N＝500（開始時）		多愁訴身体表現性障害：8％（基本的状態），安定性：22％（7／32）が5年間にわたり多愁訴身体表現性障害の状態であった
Ustun and Sartorius, 1995 [51]	6つのヨーロッパの地域 PSE/SCAN/CIDI/SCID		身体化障害：中央値＝1.7％（範囲：0.4-3.0），心気症：中央値＝0.5％（範囲：0.1-1.0），神経衰弱症：中央値9.3％（範囲：4.6-10.5）
Lowe et al., 2008 [52]	ドイツ（18-95歳）（PRIME-MD）（PHQ-15）N＝2091	9.5％（PHQ-15 score ≥ 15）	
Barsky et al., 2005 [53]	米国（PHQ-15）N＝1546	20.5％（PHQ-15で高得点）	
Kroenke et al., 2002 [54]	米国（PHQ-15）N＝3000	10％（PHQ-15 score ≥ 15）	

a) 成人＞18歳，別段の定めがない限り
b) 合計とMとF

M：男性，F：女性，CI：confidence interval 信頼区間，NOS：特定不能の，DSM：精神障害の診断と統計のためのマニュアル，ICD：国際疾病分類，SCAN：神経精神医学における臨床的評価のためのスケジュール，PRIME-MD：プライマリにおける精神障害の評価，PHQ：患者の健康についての質問票，CIDI／SCID：Composite International Diagnostic Interview／DSMによる構造化面接

表1.6 簡易型身体化障害と簡易型心気症の定義による有病率についての所見のまとめ[37]

	簡易型身体化障害	簡易型心気症
地域住民	中央値＝14% （範囲：4.4−19％） 4つの研究	中央値＝7％ （範囲：1.3−10.7％） 4つの研究
プライマリケア受診者	中央値＝16.6% （範囲：7.3−35％） 6つの研究	中央値＝10.7% （範囲：2.2−14％） 8つの研究

　身体疾患が併存する場合の身体表現性障害の有病率については明確な報告は多くはありませんが，身体表現性障害患者の42％に循環器疾患，29％に筋骨格系／結合組織系の疾患，20％に呼吸器系疾患，18％に内分泌・栄養・代謝性疾患がみられたとする報告があります[49]。また，58％の不定愁訴患者には2つ以上の慢性疾患がみられ，その多くは慢性の胸部・心血管系疾患であったとする報告もあります[59]。表1.5に示した最後の2つの研究によれば，高い身体症状スコアを示した患者の平均的な身体疾患の数は約1でした[54]。また，41％の患者では，少なくとも1つの身体疾患が併存していたと報告されています[53]。つまり，身体表現性障害と既知の身体疾患は明らかに併存しているのです。

　二次医療機関での身体表現性障害についての研究はわずかです。神経内科外来を新たに紹介された患者にみられる最も頻度の高い障害は身体表現性障害でした（33.8％）[12]。これらの患者の2／3では，明らかな器質的な神経疾患に加えて身体表現性障害が生じていました。つまり身体表現性障害と器質的疾患は併存し得ることを強調したいと思います。内科入院患者についての研究では，ほとんどの患者は重大な身体疾患を有し，1.5％にはDSM-Ⅳによる身体化障害がみられ，10％には鑑別不能型身体表現性障害がみられました[60]。重大な身体疾患をもつ患者についての大規模研究によれば，身体表現性障害の有病率（15.3％）は健常者のサンプルに基づいた対照群（5.7％）に比べて有意に高いものでした[61]。

表1.7 地域住民の標本をもとにした身体表現性障害の有病率

地域住民を対象とした研究	対象（N）[a]	身体表現性障害の割合[b]，％（95％CI）または％（SE）	各身体表現性障害の有病率（割合％）と発症率または持続率に関する詳細なデータ
Essau et al., 2007 [62；63]	ドイツ 思春期患者 (12-17歳) （生涯有病率） (M-CIDI) N=532	計：12.2％ F：18.2％ M：5％	鑑別不能型身体表現性障害：11.0％ 疼痛性障害：1.6％ 転換性障害：1.5％
Lieb et al., 2002 [64；65]	ドイツ 思春期患者 (14-34歳) （生涯有病率） (M-CIDI) N=3021	計：12.5％ (11.0-14.0％) F：17.6％ (15.3-20.1％) M：7.2％ (5.8-8.9％)	鑑別不能型身体表現性障害：9.0％ (7.8-10.3) 疼痛性障害：1.7％ (1.2-2.4) 簡易型身体化障害（SSI-4/6）：1.7％ (1.2-2.3)
Leiknes et al., 2007 [66]	ノルウェイ (18-66歳) (6カ月有病率) 現在 (M-CIDI) N=1247	計：24.6％ (22.2-27.0％) あらゆる重症の身体表現性障害（機能障害を伴う） 計：10.2％ (8.5-11.9％) F：14.4％ (11.6-17.1％) M：5.9％ (4.0-7.7％)	身体表現性障害，NOS：19.2％ (17.0-21.4％) 多愁訴身体表現性障害：14.1％ (12.2-16.0)
Jacobi et al., 2004 [67]	ドイツ (18-65歳) (12カ月有病率) (M-CIDI) N=4181	計：11.0％ (0.6) F：15.0％ (0.8) M：7.1％ (0.6)	簡易型身体化障害（SSI-4/6）：4.3％ (0.3) 疼痛性障害：8.1％ (0.5)

表 1.7 （続き）

地域住民を対象とした研究	対象 (N)[a]	身体表現性障害の割合[b]，％（95％CI）または％（SE）	各身体表現性障害の有病率（割合％）と発症率または持続率に関する詳細なデータ
Wittchen et al., 2005 [68；69]	ヨーロッパ4カ国（チェコ，イタリア，ノルウェイ，ドイツ）での7つの研究を合わせたもの（18-65歳）（12カ月有病率）（CIDIとM-CIDI）N＝18894	計：11.0％（10.1-12.1％）F：15.0％（13.4-16.7％）M：7.1％（6.1-8.4％）	
Kringlen et al., 2006 [70]	ノルウェイ（18-65歳）（12カ月有病率）（CIDI 1.1）N＝1080	計：2.2％（0.4）F：1.5％（0.5）M：3.0％（0.7）	入手不能
Kringlen et al., 2001 [71]	ノルウェイ（18-65歳）（12カ月有病率）（CIDI 1.1）N＝2066	計：2.1％（0.3）F：3.7％（0.6）M：1.2％（1.3）	対象となった障害の下位分類についての情報なし
Sandanger et al., 1999 [72]	ノルウェイ（18-65歳）（2週間有病率）（CIDI 1.0）N＝617	計：5.9％（3.5-8.2％）F：7.1％（3.7-10.4％）M：4.5％（1.2-7.8％）	ICD-10による身体表現性障害：F 44-F 45.4発生率：1000人当たり年間 6.5（2.0-30.4）

表 1.7 （続き）

地域住民を対象とした研究	対象（N）[a]	身体表現性障害の割合[b]，%（95% CI）または%（SE）	各身体表現性障害の有病率（割合%）と発症率または持続率に関する詳細なデータ
Rief et al., 2001 [73]	ドイツ (14-92歳) (SOMS-7) N＝2050		（自記式SOMS）身体化障害（300.81）：0.3%（F：0.5；M：0.1）SSI-3/5：23.6%（F：18.5；M：30.1）心気症：7.0%（M：5.7；F：8.0）

a）成人＞18歳，別段の定めがない限り
b）合計とMとF
M：男性，F：女性，CI：confidence interval 信頼区間，NOS：特定不能の，CIDI：Conposite International Diagnostic Interview，M-CIDI：Munich-Composite International Diagnostic Interview，SOMS：Screening for Somatoform Symptoms，SSI：somatoform symptom index

地域住民における身体表現性障害の有病率

表1.7に地域住民を対象とした身体表現性障害の有病率についての研究結果をまとめました。用いられる診断ツールによって有病率にはかなり幅があります。地域住民を対象としたひとつのシステマティックレビューは，標準化されたCIDI［訳注5］（構造化面接の1つ）を用いて身体表現性障害のみを診断しています。18894名を対象にした7つの研究によれば，12カ月間有病率は1.1～11%（中央値6.3）でした[62]。この論文の著者らによれば，ヨーロッパ共同体（EU，全人口3億100万人）における18～65歳の住人で，最近12カ月間に身体表現性障害がみられた者は1890万人いると考えられます。

身体表現性障害の転帰

身体表現性障害についての前向き研究はほとんど行われていません[27;37;74]。2つのシステマティックレビューによれば，簡易型身体化障害患

者の半数は寛解に至り[27;74]，心気症患者においても同様の結果でした[27]。重度の患者や慢性化した患者を対象とした研究では症状はより長期化する傾向にあります[74]。思春期には，発症から日が浅い傾向にありますが，身体表現性障害患者の症状は，15ヵ月間の観察期間中，1/3の患者では症状が持続していました[62]。他の思春期患者についての研究によれば，鑑別不能型身体表現性障害患者の45％は1年後にも症状が残っており，その割合は疼痛性障害および簡易型身体化障害の患者においてより高い傾向がみられました（2/3～3/4）[64;65]。

機能性身体症候群

　機能性身体症候群という用語は，過敏性腸症候群，線維筋痛症（慢性の各所に幅広く生じる疼痛），顎関節痛，化学物質過敏症など，よく知られた医学的症候群の患者を包括した用語です。これらの診断名は臨床の現場ではしばしば用いられていますが，その原因がよくわかっていないため，一般には「医学的に説明困難な」症候群とみなされています。それぞれの症候群には明確な診断基準があり，それは専門家による委員会で改訂されています[75;76;77]。器質的原因は明らかではなく，適切な検査によって指摘される特別な異常所見もないため，これらの詳細な診断基準は症状に基づいたものになっています。

プライマリケアおよび二次医療機関における機能性身体症候群の有病率

　機能性身体症候群は，プライマリケア領域でも二次医療機関でもしばしばみられます。ここでは，過敏性腸症候群，慢性疲労症候群，線維筋痛症（これは慢性の各所に広く生じる疼痛としてよく知られている）の3つの症候群の知見について述べます。これらは，典型的な機能性身体症候群であり，広く研究がなされています。各症候群の有病率が示されていますが，これらの症候群は重複することが多いことは認識しておく必要があります[78;79;80]。

　過敏性腸症候群と機能性胃腸障害は，機能性の消化器疾患として知られています。このような患者は，GPに紹介される患者の4～5％を占め，

消化器科クリニックを訪れる患者の41％を占めています[81;82]。慢性的な疲労は，プライマリケアを受診する患者の約7％にみられる重要な症状の1つです[83;84]。一方，慢性疲労症候群という診断名が記載されることはそれほど多くはありません。多くの医師がこの診断名を用いたがらないこともその理由の1つです。6カ月間続く疲労を訴えてプライマリケア医を訪れる患者の約1/3には慢性疲労症候群がみられます[85]。

　GPを継続受診する患者の約2％は線維筋痛症のための受診です[86]。症状の持続性が低いほどしばしば受診する傾向にあるという矛盾した結果が報告されています。この傾向は慢性疲労症候群と類似しています。リウマチ外来を受診する患者の1/4は線維筋痛症をきたしていて，全外来患者の14.5％に本診断名がつけられていたとする報告もあります[87]。このほか，内科病棟の入院患者の15％に線維筋痛症がみられたとする報告があります[88]。

　英国の7つの三次医療機関における調査（Nimnuanらの報告）によれば，各施設では「期待された」症候群が優位を占めていました[4]。例えば，消化器科外来では過敏性腸症候群が25％の患者にみられ，緊張型頭痛，筋関節痛，胸痛も多くみられました。同様に，リウマチ外来では線維筋痛症が大変多く，同様の傾向は呼吸器内科外来，消化器科外来，婦人科外来でもみられました。非心原性の胸痛は循環器外来や救急外来でよくみられました[87]。

　二次医療機関から専門外来へという組織的な流れが，さまざまな外来に多数の身体症状を有する患者を受診させていることを，この英国での研究は示しています[4;87]。ほとんどの医療システムにおいて専門医はそれぞれ別個に動いています。例えば腹痛と下痢をきたして受診した患者は，これらの症状について検査結果に異常がみられず，患者が胸痛を訴えるならば，今度は循環器外来を紹介されます。検査で胸痛を説明する疾患が見つからず，呼吸困難感を訴えていたならば，次に呼吸器内科に紹介される危険があるのです。頭痛があれば神経内科医に，となります。このように医療費はどんどん増していきますが，患者は症状に対する有効な援助をほとんど受けることができないのです。

地域住民における機能性身体症候群の有病率

　過敏性腸症候群の有病率は本症候群の定義によって大きく異なります。地域住民を対象とし，Rome 基準を用いた 4 つの研究をもとに，かなりのサンプル数（n＝32638）を集めた，最近のシステマティックレビューによれば，その有病率は 7 ％でした[82]。

　慢性疲労症候群の有病率も用いられる診断基準によって異なります。最近の大規模研究によれば，有病率は 2.5 ％と予測されていて，従来の英国のプライマリケア領域での報告[89;90]と一致します。もっともそれらの先行研究では，心理的併存症などのあらゆる併存症を除外することが診断基準で求められていたため，低めの有病率となっています。なんらかの障害があり，説明困難な疲労を抱えた人の割合は約 10 ％です[90;91]。

　線維筋痛症の有病率も診断方法により異なりますが，米国リウマチ学会の診断基準に従えば，北米では 2～3.3 ％の範囲と考えられています[92;93;94]。地域住民を対象とした研究によれば，慢性の全身各所の疼痛はより有病率が高い（4.5～12 ％）と予想されています[95;96;97;98]。ヨーロッパ議会宣言（2009 年）では，線維筋痛症は EU 圏内の 1400 万人および全世界の人々の 1～3 ％に影響を与えていると報告されています。

機能性身体症候群の転帰

　機能性身体症状の観察研究によれば，これらの診断がついた患者のうち，後に症状の原因とみられる器質的疾患が見つかることはごくまれです[82;99;100]。過敏性腸症候群についての一連の観察研究では，3 ％以下の患者に，後に器質的な消化器疾患が見つかっています[101]。慢性疲労症候群の観察研究についてのシステマティックレビューによれば，2000 例以上のうちわずかに 3 例が死亡し，10 ％に疲労の原因と思われる身体疾患が見つかっていました[102]。線維筋痛症は後の癌発症と関連がみられ，その理由は不明ですが，運動量の低下や鎮痛剤の使用との関連が疑われています[103;104]。線維筋痛症はまた自殺の危険性とも関連していました[105;106]。

経過については，半数以上の過敏性腸症候群患者が，数年のちまで症状を有しており，慢性で再発を繰り返す疾患であると考えられています[82;101]。診断が確定した慢性疲労症候群患者の予後は不良で，著明に改善する例は10％以下です。一方，子供の場合はほとんどが改善します。能力障害にまでは至らない慢性の疲労はプライマリケア領域でみられますが，少なくとも40％が1年のあいだに改善します[102]。地域住民を対象にした調査では，その割合はさらに高いものでした[107]。線維筋痛症においても状況は同様です。あるクリニックの調査によれば，改善したものは4年間でわずか15％でしたが，地域住民を対象としたコホート調査では，約半数のものが1年後には慢性的な全身各所の疼痛から解放されていました（ACRの診断基準による）[108]。

機能性身体症候群と身体表現性障害との関係

これまでみてきたように，身体表現性障害と機能性身体症状の両者とも，「医学的に説明困難な」症状に基づくという意味では同義語です。ある意味では，鑑別不能型身体表現性障害［訳注6］は，機能障害（impairment）［訳注7］をきたす，持続する複数の医学的に説明困難な身体症状を意味しており，機能性身体症候群のそれぞれは，これに該当します。一方，機能性身体症候群患者のうち多数の身体症状を有する者はごく一部です。

地域住民を対象にした研究によれば，身体症状の数は過敏性腸症候群と密接に関連しています[109;110]。地域住民においては，プライマリケア領域と同様に，身体化スコアが高い者はわずか1/3程度でした。[111] 一方，重度の過敏性腸症候群症状のために専門外来を受診する患者の半数には，不定愁訴が多数みられるか，身体症状スコアの上昇がみられました[112;113]。システマティックレビューによれば，約半数の過敏性腸症候群患者には身体化障害を含む精神疾患が併存し，約半数には他の機能性身体症状もみられていました[114;115]。同様の所見は，線維筋痛症，顎関節症でも報告されています[116;117;118]。背部痛，慢性の全身各所の疼痛，口腔顔面痛，慢性疲労などにより能力障害（disability）［訳注7］をきたした

人々についての地域住民を対象とした調査によれば，多数の身体症状をもつ人の割合は26〜36％でした[80;119]。

消化器内科医は，一部の過敏性腸症候群患者には，頭痛，疲労感，筋肉痛，関節痛などの「腸管外」症状がみられることを認識しています[120;121]。これら一般的な身体症状は，慢性疲労症候群や線維筋痛症においても同様にみられます。最近では，過敏性腸症候群患者のなかには，消化器症状のみの患者がいる一方で，多数の「腸管外」症状（複雑性の，あるいは多数の症状を伴う過敏性腸症候群）を伴う患者も多いことが知られています[122;123]。この傾向は，他の機能性身体症候群についても同様です[124;125]。

まとめ

本節では，不定愁訴が広くみられる症状で，頻回に医師を受診しているということを示しました。これらの不定愁訴は，「身体表現性障害」と診断されますが，症状が持続し，機能障害や苦痛を引き起こしています。本障害は広くみられ，人口の約6％に生じ，プライマリケア領域を訪れる患者の16％，二次医療機関を訪れる患者の33％までを占めています。

機能性身体症候群も広くみられますが，これらの患者のうち多数の身体症状を有するのは一部のみです。機能性の身体症状のみを呈する患者は，「合併症を伴わない，単独の機能性身体症候群」と呼ばれる一方，多数の身体症状を有する患者は，「合併症を伴う機能性身体症候群」といわれます[124]。それに代わる，「身体的苦悩障害（bodily distress disorder）」という新たな分類では，機能性身体症候群のおよそ半数は重度の多臓器型の身体的苦悩症候群（bodily distress syndrome）に分類されます。それは一般的な1つの臓器に限定されたタイプとは対照的です[12;126]。機能障害と医療費について考えるとき，これは重要な問題であり，これから後の章でこの問題を確認していきます。

エビデンスに基づいた病因

　不定愁訴，身体表現性障害，機能性身体症候群の病因に関するエビデンスは，その多くが横断的研究によるものです。本節では，これらの横断的研究の知見を簡単に振り返り，前向き研究によって得られた知見も紹介します。そして，慢性化した不定愁訴，身体表現性障害，機能性身体症候群に関連するデータを示します。それらの知見は，どのような患者が機能障害をきたし，医療費の増大につながる危険性が高いのかを示唆してくれる点で重要です。

不定愁訴と身体表現性障害の相互の関連

　身体化に関連する因子として，女性，教育程度の低さ，社会的経済的立場の低さ，他の精神疾患（特に不安やうつ病性障害），最近のストレスフルな出来事，などが知られています[37;127;128;129]。身体症状がなぜ女性に多く生じるのかは明らかではありませんが，理由として以下のことが考えられています。抑うつと不安における性差，疼痛閾値の差，身体症状についての気づき／訴えへの差，幼少時の虐待の経験，社会的に女性が男性に比べて我慢強くないということ，などが考えられています[130]。これらの知見の多くはより重症の身体表現性障害患者に基づいたものです。簡易型身体化障害では女性の優位性はそれほどはっきりしたものではなく，心気症では有病率に性差は見られていません。一方，不安と抑うつとの関連は明らかに示されています[37]。

　ある人々は身体表現性障害を生じやすい素因を持っています。多数の身体症状を生じさせる遺伝的素因についてのエビデンスもいくつか出されています。それが精神障害一般を生じさせる独立した素因であるかどうか明らかではありませんが，それを示唆するいくつかの研究があります[121;131;132]。小児期早期に両親が不健康で神経質であること，小児期の虐待による持続的な腹痛は，身体表現性障害と関連しています[5 ;129;133;134]。神経質な性格傾向は不定愁訴の独立した関連因子で[135;136;137]，身体疾患を以前に経験していることも身体表現性障害を生じやすくしてい

ます。

　身体表現性障害の発症に関連する重要な要素として，身体的，精神的それに/またはストレスフルな生活上の出来事（外傷的出来事への直接の関係，重大な疾患，身近な親族の死）が挙げられます[138;139]。女性であること，社会的地位が低いこと，精神障害の既往（特に不安障害やうつ病），身体疾患，個人の健康への否定的な見方，性的・身体的に外傷となる出来事，などが身体表現性障害の発生に関与していることが，4つの前向き研究によって示されています[26;64;140;141]。

　不定愁訴については，ほとんどの人はこのような症状を無視して問題としない一方で，一部の人々はなぜ患者となり受診するのかについて，研究がなされてきました。それらの特徴はほとんどが認知的なもので，人々の身体症状への反応に依存しています。それはたいへん複雑ですが，痛みへの過敏性，身体感覚への過剰な注意，疾病への不安（健康不安），身体症状を正常な現象や心理的ストレスよりも疾病と結び付ける傾向，などが影響しているようです[127;142;143]。症状の持続性を予測させる，これらの特徴について以下に紹介します。

不定愁訴と身体表現性障害の症状持続性を予測する因子

　身体表現性障害についての前向き研究はわずかなものです。プライマリケア領域を訪れた不定愁訴患者を対象にした研究によれば，症状が持続する患者は，他の不定愁訴患者と比べて以下のような特徴がみられました。それは，高齢者，女性，仕事を持たない，非西洋圏の出身，教育年数が少ない，身体疾患の診断がついた患者よりも心理的問題で紹介されることが多いという特徴です[30]。

　前向き研究によれば，10年以上持続する身体表現性疼痛障害は女性に見られやすい傾向にあり，この他，初回うつ病エピソードの合併も予後予測因子でした[28]。1年間の前方視的研究によれば，うつ病は症状の持続を予測する因子ではなく，高齢であること，健康への自己評価が乏しいこと，仕事での役割が失われていることが予測因子でした[26]。思春期患者についての前向き研究によれば，身体表現性障害を持続させる要素は，女

性であること，うつ病ほかの精神障害の併存，両親の精神障害，否定的な生活上の出来事，でした[65;140]。

　症状が多数となり，健康不安やうつ病が続くと，不定愁訴の症状は持続しがちです[6;27;144]。前節の最後の段落に挙げた心理学的変数は，身体表現性障害の症状の持続を予測する因子と考えられています。ある研究によれば，慢性の身体疾患，否定的な感情，身体への選択的な注意やこだわりは，不定愁訴の持続性と独立して結びついています[59]。重度の不定愁訴で神経内科外来を受診した患者の2/3は症状が1年以上持続していましたが，症状が良くならないだろうという患者の考え，症状の原因とおもわれる心理的問題が不明なこと，疾病により経済的利益を享受していること，が症状持続因子でした[13]。

機能性身体症候群と関連する要素

　すべての機能性身体症候群は，男性よりも女性に多くみられます。若年者，社会的経済的地位の低さ，不安，抑うつ，ストレスフルな生活上の出来事などとの関連が，すべての機能性身体症候群にみられています。それらの特徴が類似していることから，それらは同じ障害の部分症状ではないかとも考えられます[78;145]。HenningsenとZimmermanによるメタ解析によれば，内科外来を受診する機能性身体症候群患者（過敏性腸症候群，機能性胃腸障害，慢性の全身性の疼痛，慢性疲労症候群）は器質性の疾患を持つ患者や健常対照群に比べて，有意に高い割合で不安障害やうつ病を生じていました[146]。

　機能性身体症候群と身体疾患との関連もみられ，地域住民を対象にした調査によれば，慢性疲労と身体疾患との間には明確な関連がみられ，それは潜在的な交絡因子を調整しても明確でした[147;148]。その関連性は幅広い身体疾患でみられ，心血管性疾患，胸部疾患，悪性腫瘍，睡眠障害などが挙げられ[107;149]，身体疾患のための幅広い内服薬も同様です。

　機能性身体症候群の発症に関する研究によれば，感染後過敏性腸症候群は，それに先立つ胃腸の感染，不安障害，うつ病，神経症傾向，最近のストレスフルな生活上の出来事，健康不安などと関連していました[150;

151]。本研究の興味深い点は，不安，ストレス，身体化障害，疾患への否定的な見方，などの心理的要因が，感染後過敏性腸症候群の発症を説明するという結果です[150;152;153]。引き金となる感染症の性質は機能性身体症候群の種類と関連があるというエビデンスがいくつか出されています。例えば，慢性疲労は伝染性単核球症のあとに最も生じやすいと報告されています[153;154;155]。

　幼少期の活動性低下や感染後の活動性低下は，成人後に慢性疲労症候群を生じる危険を高めます[156]。しかし，最近の研究には，幼少期の活動性の過剰と成人期の肥満は，併存する精神障害がない場合，後の慢性疲労の発生と関係しているとするものもあります[157]。併存する精神障害がある場合には，危険因子はやや異なり，否定的な生活上の出来事，精神障害の家族歴が挙げられています[157]。

機能性身体症候群の発症および持続性を予測する因子

　前向き研究によれば，機能性身体症候群を持続させる危険因子として，人口統計学的特徴（女性，高齢者，教育年数が少ない，社会的経済的地位の低さ，失業），報告されている性的虐待の既往，他の幼少時の逆境，多彩な愁訴，慢性身体疾患や精神障害の併存（うつ病，不安障害，気分変調症，パニック障害），社会的ストレス，疾病利得のような社会的に症状を強化する因子などが挙げられています[102;127;129;145;158]。機能性身体症候群を永続させる因子の多くは心理的なものです。重大な疾患にかかっているかもしれないという永続的な心配，身体症状への過敏性，疼痛を「破滅的」にとらえる傾向，疾患が潜んでいるに違いないという強い確信，その疾患がひどい結果を引き起こすという予想，などがこの文脈で理解できます[102;127;129;143;145;156]。

　過敏性腸症候群患者にとって，消化器科医との良好な関係は症状を改善させてくれます。良好な関係は，不安，特にがんや他の重大な疾患に対する不安を軽減し，身体症状をストレスとの関連でとらえる傾向や破滅的にとらえる傾向を減少させてくれるからです[159]。これらの不安は，過敏性腸症候群の症状を持続させる重要な要素であるといえます。

持続性の不定愁訴／身体表現性障害がもたらす影響

機能障害（impairment）

　本節では，不定愁訴，身体表現性障害，機能性身体症候群がいかに機能障害と結びついているかについて述べます。本節の最初には，不定愁訴や身体表現性障害の重症度と機能障害の程度との関係について述べます。不定愁訴と身体表現性障害は機能障害をきたし，それはうつ病などの主要な疾患による機能障害に匹敵します。本節の最後には，不定愁訴や身体表現性障害が，身体疾患や不安障害／うつ病性障害と併存した場合，機能障害への影響が大きくなることを確認します。

　本節では，医学的転帰の研究のために作られた健康状態の尺度（SF 36 やその派生物 SF 20）を用いている研究を引用しました[160]［訳注 8］。

不定愁訴と身体表現性障害
健康障害は不定愁訴の症状の重症度が増すほど悪化する

　不定愁訴の重症度には，機能障害（impairment）の程度に応じてある程度の幅があります。不定愁訴の症状が増すほど，（薬物の）用量―反応関係のように，能力障害（disabling）の程度も悪化するのです[161]。健康な範囲の不安についても同様で[162]，自記式の質問紙（PHQ-15）によりすべての身体症状が記録されるならば，同様の結果が得られるでしょう。

　図 1.2 には，2917 名のプライマリケア領域の患者を，PHQ-15 質問紙を用いて，問題と考えられる身体症状の数によって 4 つのグループに分けたものが示されています[54]。この図からは，健康状態を測る全身性，疼痛，身体，すべての次元で，身体症状の数が増えるほど機能低下の程度も大きくなることがわかります（年齢，性別，教育年数，身体疾患の数による調整済）。身体症状数が上位 10 ％（スコア 15〜30）のものは著明に健康状態が障害されています。英国の消化器科，神経内科，循環器内科外来など，二次医療機関受診者についても，身体症状の数が増えると障害が増えるという同様の関係がみられています[31]。この研究によれば，身体症

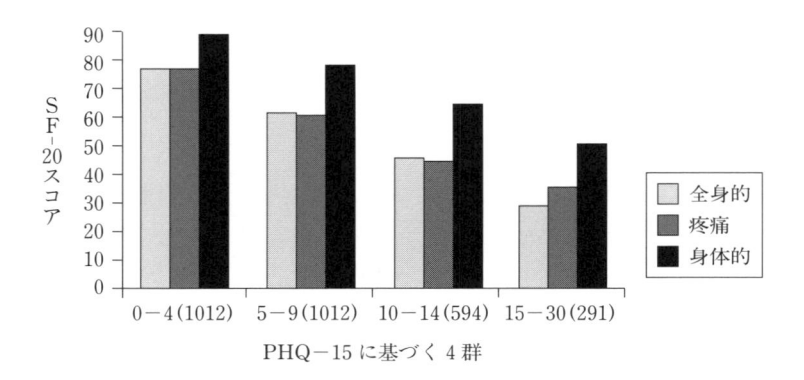

図 1.2　全身的，疼痛，身体的スコアに関する健康状態（Short Form（SF）-20），身体化スコアに基づき4群に分けられている［54］。（SF-20スコアが低いことは障害を表している。）参加者の数はカッコ内に示した。PHQ，患者の健康についての調査票。

状の数と健康状態との関係は，身体症状が医学的に説明困難な場合も説明可能な場合も同じでした。

　上記のデータは自ら評価した障害の程度と関連がみられました。同様の関係は，身体症状の数と病欠した日数との関係においても観察されています。多数の身体症状を訴える患者（PHQ-15における点数が上位10%）は中程度の得点のものの2倍多くの日数欠勤していました（年齢，性別，教育年数，身体疾患の数によって調整済）［47］。

　不定愁訴患者，身体表現性障害患者，健康な対照群を比較した研究によれば，不定愁訴群，身体表現性障害群の2群は対照群に比べてSF 36の身体的項目の得点が著明な機能障害（impairment）を示していました。一方，精神的項目の合計得点では，身体表現性障害患者のみが機能障害を示していました。このように，身体表現性障害の診断基準を満たすほどには重症でない不定愁訴患者は，精神的健康の面では機能障害がみられませんでした。

不定愁訴による健康障害はうつ病性障害や一般的な内科疾患による健康障害に匹敵する

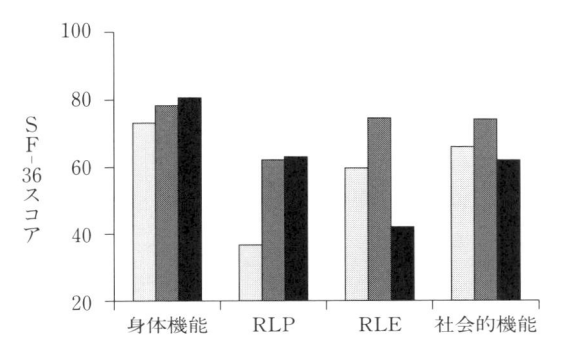

図 1.3 不定愁訴患者（明るい灰色），地域一般住民（濃い灰色），うつ病患者（黒）の Short Form(SF)-36 スコア。高得点は健康状態が良いことを表し，低得点は障害を表している [164]。RLP, role impairment physical；RLE, role impairment emotional

＊プライマリケア領域

　プライマリケア領域では，不定愁訴患者は地域住民と比べて，8 つのうち 7 つの領域において機能障害（impairment）をきたしていたと報告されています[164]。うつ病患者は 5 つの領域で機能障害を生じていて，両者の機能障害のパターンには違いがみられました（図 1.3）。不定愁訴では特に身体機能の障害（階段を上がったり，買い物したりすることへの影響）や日常生活上の役割への制約がみられ，うつ病では感情的機能と社会的機能への影響がみられました。このように，不定愁訴による機能障害は，働き（function）の領域こそ違いますが，うつ病単独による働きの低下に匹敵します。

＊二次医療機関

　消化器科医，神経内科医，循環器内科医などの専門外来を訪れる不定愁訴患者の SF 36 の身体的要素の得点は，器質的疾患で受診する患者の得点に匹敵します[31]。一方，精神的要素の得点については，不定愁訴患者の得点は，器質的疾患が見出された患者の得点と比べて有意に低く，6 カ月後にもこの傾向は同様でした。

不安障害やうつ病に併存して身体表現性障害が生じた場合の機能障害 (impairment)

身体表現性障害は不安や抑うつの一つの形であると考えられていますが，そうではありません。これまで見てきたように，機能障害（impairment）のパターンは，不安や抑うつの患者と，身体表現性障害の患者とでは異なっています。しかし，身体表現性障害に不安や抑うつをともなうと機能障害が加わることは認識しておく必要があります[47]。身体表現性障害がうつ病や不安障害をともなうと機能障害の程度は身体表現性障害のみの場合に比べて約5倍になります[49]。

身体表現性障害，不安障害，うつ病によるプライマリケア領域での機能障害の多くは，これらのうちのふたつの障害の重複によります[52]。精神的，全身的，社会的機能の次元での機能障害の主要な部分は身体表現性障害と不安障害／うつ病の合併によるものです。身体表現性障害に特有の機能障害は，主に疼痛，全身的健康，身体機能の次元においてみられます。

Harrisらは，米国で多変量解析を用いた詳細な研究をおこない，身体症状の数は独立して機能障害（impairment）（社会的機能，日常生活活動の低下）と結び付いていることを明らかにしています。一方，うつ病やいくつかの身体疾患（心不全や末梢血管障害）もまた独立して機能障害と関係していました[165]。言い換えると，これらの疾患を数多く持っていればそれだけ障害も大きくなります。健康上の理由による仕事への制約との関連を探るためにさらに多変量解析を行うと，身体症状の数が多いこと，身体的合併症が多いことが，人口統計学的変数で調整した後の，唯一の独立した関連要素でした。これは重度の機能性身体症候群における結果と同様です。

機能性身体症候群における機能低下

1つ以上の機能性身体症候群を有する人は健康状態や健康関連QOLが低下することはよく知られています[166;167;168]。例えば，システマティックレビューによれば，線維筋痛症を有する人は精神的・身体的健康の合計スコアが1または2標準偏差分，一般住民を下回っています。線維筋痛

症の人はまた，関節リウマチ，変形性関節症，骨粗鬆症，SLE（全身性ループスエリテマトーデス）などの特定の疼痛を有する人と比べて，SF 36 の 8 つの健康状態を示す領域の得点が同等か有意に低いものでした[166]。過敏性腸症候群患者においても同様の傾向がみられ，SF 36 質問紙の 8 領域すべてのスケールで健康な対照群と比べて機能障害を示し，過敏性腸症候群での健康状態の障害は糖尿病，うつ病，胃食道逆流症でみられるものと同等でした[169;170]。

システマティックレビューによれば，いくつかの研究に共通する所見として，慢性疲労症候群には身体機能の低下や失業との関連がみられ[167]，本患者群は健康な対照群よりも雇用される機会が少なくなっていました。しかし，慢性疲労症候群の定義に「職業的，教育的，社会的，すべての個人活動について潜在的な能力低下」が含まれている点が問題を複雑にしています[76]。

より軽症の医学的に説明困難な疲労感は，慢性疲労症候群よりも一般的にみられ，「慢性の能力障害を来すほどの疲労」，「慢性疲労症候群様」，「慢性疲労症候群うたがい」などと表現されてきました[85;171;172]。これら慢性疲労症候群様の人々は，慢性疲労症候群より多数みられ，能力障害が著しく，仕事についていない人の割合が高いと報告されています[171]。この重症度の低い説明困難な疲労感に関連する能力障害については，何らかの評価が必要です。

英国での地域住民を対象とした研究によれば，地域住民の 9 ％には少なくとも 6 カ月間の慢性疲労がみられました[91]。それは能力障害を悪化させていましたが，併存する精神障害によってそれらの能力障害の多くが説明可能でした。慢性疲労症候群のなかには，症状が遷延し，能力障害が強く，抑うつ性疾患を有し，疲労に加えて多数の身体症状を有している一群がみられると報告されています[173]。このことから，うつ病の存在や多数の身体症状は能力障害と強く関連し，慢性疲労スペクトラムのなかで能力障害の重症度には幅があることが示唆されます。

＊機能障害（impairment）は身体化障害を伴っているとき最も大きくな

る

　これまでに示した2つの研究からは，機能性身体症候群を有する誰もが重度の機能障害を有しているわけではないことがわかります[91;173]。ドイツの地域住民を対象にした大規模研究によれば，広範囲に疼痛を有する2つの患者群に，特に重度の機能障害がみられました[174]。この2つの患者群は，診断名，女性が多いこと，社会的経済的状態が低いこと，高齢者であること，という点で共通性がみられました。しかし1つのグループのみが，SF 36の身体的・精神的要素の合計得点が著しく悪い結果でした。このグループには多数の身体症状のほかにうつ病もみられました。それらは全身的な疼痛を有する患者（線維筋痛症）において，健康関連QOLを著しく低下させる重要な要素です。

　線維筋痛症と過敏性腸症候群についての臨床研究によれば，痛みへの感受性が高い，不安や抑うつが強い，性的虐待の既往がある，疼痛を破滅的にとらえがちである，といった特徴に注目すると，最も健康状態が低下するのはこれらの患者群でした[175;176]。これらの特徴は身体化障害スコアが高いことと関連しています[113]。

　プライマリケア領域の過敏性腸症候群患者で，多数の身体症状がある者は能力障害をきたしていました。それらは，身体的・精神的要素の合計得点によって評価されています[111]。障害者年金に占める割合は，身体症状のグループの占める割合（34％）が最も高く，残りは10％でした。二次医療機関においては，過敏性腸症候群患者の健康状態は，身体症状の数と腹痛の程度と密接に関係していました[177;178;179;180]。身体症状の数はまた，1年後の経過観察時の健康状態の最も強力な予測因子でした[113;181]。健康問題に関して失職の唯一の独立した関係要素は，身体症状スコアでした。

医療機関の利用と費用

　本節では，不定愁訴，身体表現性障害，機能性身体症候群が医療費の上昇につながっていることを裏付けるエビデンスを紹介します。このような

表1.8 オランダにおけるもっとも医療費がかかる10大疾患 [182]

診断群	全医療費のパーセンテージ
精神的障害／ダウン症候群	8.1
筋骨格系	6.0
認知症	5.6
他の精神障害a	5.0
症状，徴候：疾病と定義される状態	**4.8**
歯科疾患	4.2
脳卒中	3.2
悪性腫瘍	3.2
妊娠	2.6
冠動脈疾患	2.5

a）認知症，統合失調症，うつ病，アルコールと薬物依存，精神的障害

費用には，医療費，例えば，頻回の受診，膨大な検査と入院費のほか，離職期間，疾患による失職のような社会的費用や，介護者のための費用も含まれています。

*不定愁訴と身体表現性障害に関連する費用

英国保健省（UK Department of Health）のデータによれば，「症候，症状，疾病と定義される状態」（ICD-10による診断名で，コード780～789）という診断名が，英国の外来患者のなかで最も医療費がかかっていて，プライマリケア領域で4番目に医療費がかかっています。この診断は，米国でも医療機関を受診する理由の中で5番目に多く[22]，オランダでも5番目に医療費のかかる診断カテゴリーとされています（表1.8）[182]。これらの医療費は，脳卒中や癌にかかる費用よりも高く，しかもそこには，離職期間，生産性の低下，介護者の時間的損失は含まれていません。

図1.4には，身体症状の数が増えると，受診回数がそれに応じて直線的に増加しているという米国での研究結果を示しました[54]。図1.5は英国

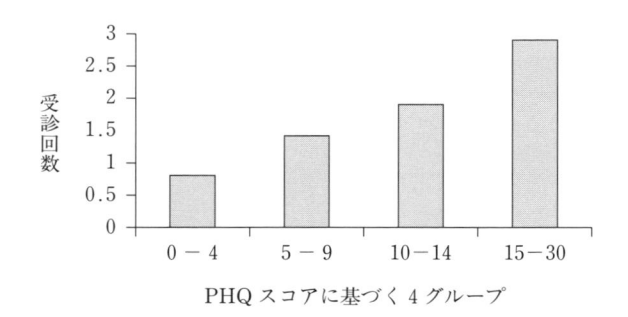

図1.4 以前の3カ月間の受診回数，身体疾患の数と他の交絡因子で調整後，身体化スコアに基づき4つの患者群によって構成されている [54]。

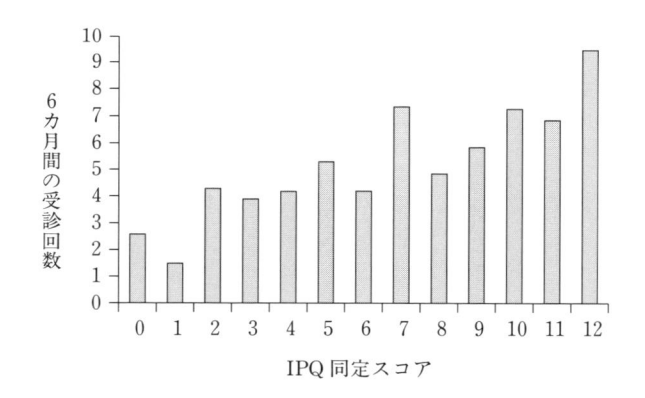

図1.5 クリニックを受診した後の6カ月間の受診回数，身体症状の数による [31]。IPQ同定スコア＝身体症状の数，IPQ：Illness Perception Questionnaire

の二次医療機関における研究結果で，同様のパターンが示されています。身体症状の数と受診回数との関係は，症状が医学的に説明可能であっても説明困難であっても同様でした[31]。両研究において，身体症状の得点が上位10％のものは，症状の得点がわずかな患者の約4倍多く受診していました。

　英国のプライマリケア領域における研究では，身体症状の数は，その後の受診回数を予測する独立した因子であることが示されています。この結果は，慢性の身体疾患，精神障害，病的行動，健康不安，人口統計学的変

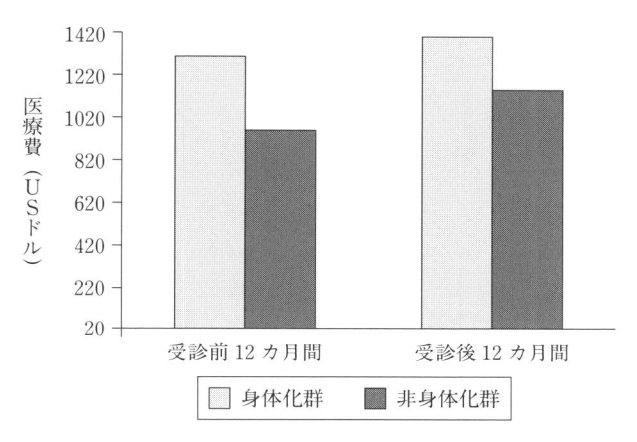

図1.6 身体化障害患者と非身体化障害患者の年間調整医療費，クリニック受診前後の12カ月間の比較［58］。

数で調整されたものです［183］。米国のプライマリケア領域での調査によれば，身体症状の得点が上位14％に入る患者は，そうでない患者に比べてより医療費が高額となっていました［58］。人口統計学的要素と併存する内科疾患の影響を加味しても，これらの多数の身体症状を有する患者はそうでない患者に比べて，年間あたり3回多く外来を受診し，全外来患者にかかる医療費は1年につき約300ドル高かったと報告されています（図1.6）。

同様に，米国のプライマリケア領域での研究では，身体症状の得点が上位20％にある患者は他の患者と比べて，専門医やプライマリケア医を受診する回数，救急外来を受診する回数，入院回数のいずれもより多かったことが報告されています（人口統計学的特徴に加えて，抑うつ，不安，パニック障害や併存する内科疾患を考慮して調整済）［53］。それによると，彼らの調整後の年間総医療費は，患者ひとり当たり5678ドルで，他の患者に比べて2734ドル高くなっていました。この研究結果を米国の総医療費に当てはめると，併存する内科疾患，精神疾患の影響を考慮しても，年間医療費2560億ドルが身体化の影響だけに費やされていることになります。重要なのは，内科疾患や精神疾患を考慮し調整を加えたとしても，身

体化による特有の影響が加わると，高い医療費につながるということです。

　プライマリケア医（GP）が二次医療機関への「門番（gatekeeper）」の役割を果たしている英国でも同様の現状にあります[31]。内科外来患者のなかで，身体症状の得点が上位25％に入るものは，同得点が低いものに比べて，18カ月間で7回多くプライマリケアや二次医療機関を受診していました。

　不定愁訴と医療費の関係を示す手段として，GPの頻回受診（上位10％）につながる要素を調べる方法があります。オランダでの大規模研究によれば，3年間にわたる頻回受診者の25％，1年間のみの頻回受診者の13％，非頻回受診者の6.8％に不定愁訴がみられました[184]。二次医療機関では，頻回に（中央値3年間に18回）内科外来を受診する患者の1/4は，不定愁訴のための紹介でした[185]。頻回に受診する不定愁訴患者では，症状に見合う器質的疾患がある患者に比べて，検査にかかる費用（主として，頭部CT，運動負荷心電図，内視鏡，腹部超音波）は4倍でした[185;186]。

　ShawとCreedによれば，不定愁訴のために精神科医に紹介された患者のうち，可能性のある器質的疾患を検査するために費やされた費用は25ポンド〜2300ポンド（中央値286ポンド）の範囲でした[187]。費用の決定要素は，症状の診断の難しさにより，症状を説明する器質的疾患に対する医師と患者両者の見解の違い，症状への心理的説明を受け入れることへの抵抗に影響を受け，GPの紹介状に示された見解は影響していませんでした。ドイツでの研究によれば，入院して認知行動療法を受けた身体表現性障害患者では，直接費用（-36.7％）と間接費用（-35.3％）を大幅に減らすことができました[188]。

機能性身体症候群に伴う費用

　機能性身体症候群患者では，他の疾患群に比べて多額の医療費がかかり，社会的費用も大きいといわれ，最近では大規模調査も行われています。

線維筋痛症（慢性の全身性の疼痛）

スペインでの 63000 名を対象にした調査によれば，線維筋痛症のために一次医療機関を紹介されたものはひとつの保険提供機関加入者の 1.7 ％ でした[189]。1081 名の線維筋痛症患者には年間平均 613 ユーロかかっていて，これは同疾患を持たない患者より高額でした。線維筋痛症患者は他の患者に比べて，平均して年 5 回多く GP を受診し，平均して年間 300 ユーロ多く薬剤費がかかっていました。線維筋痛症患者は，年平均 21 日間の病欠期間があり，それ以外の人々では平均 8 日間であり，医療以外の損失に大きな違いがみられました（6977 ユーロと 2330 ユーロ，差は 4396 ユーロ）。さらに，線維筋痛症患者は一般の人に比べて早期退職する率が高い（29.5 ％ vs 9.5 ％）という結果がでています。結局，医療費と社会的損失を含む平均的な費用には全体で 5010 ユーロの違いがみられました。すなわち，線維筋痛症患者にかかる費用は 8654 ユーロであったのに対し，線維筋痛症を有さない患者にかかる費用は 3265 ユーロでした。

これらの結果は，米国での大規模調査の結果とも一致します。線維筋痛症患者にかかる年間医療費は同疾患を持たない患者群に比べて高い数値でした（5945 ドル vs 2486 ドル）[173]。線維筋痛症患者に機能障害を生じる確率はそうでない一般の従業員に比べて 2 倍であり，欠勤や能力障害に伴う費用は，医療費と同額かそれよりも大きい額でした。この調査によれば，線維筋痛症患者の訴えの多くは線維筋痛症の症状そのものではなく，他の疾患についてのものでした。最も多いものは，原因不明の背部痛，変形性関節症，関節リウマチ，胸部症状，腹痛，抑うつその他の精神症状であり，それらのすべては線維筋痛症を持たない群の 2 倍の頻度でした。これらの併存症に伴う医療費と能力障害は線維筋痛症にかかる費用よりも多くかかっています。つまり，高い医療費につながるのは線維筋痛症の併存症であり，これら併存症そのものが機能性身体症候群なのです。

同様に，線維筋痛症患者をうつ病の有無によって 2 つの群に分けて比較した研究があります[190]。その研究期間中，9 ％の線維筋痛症患者は同時にうつ病の治療も受けていました。このサブグループには数多くの併存症がみられ，慢性疲労症候群は，うつ病が併存する線維筋痛症患者の 27 ％，うつ病が併存しない線維筋痛症患者の 14 ％，線維筋痛症ではない患

者の2.5％にみられました。それぞれにおける腹痛の割合は，50％，32％，6％でした（そのうち過敏性腸症候群と診断されたものは，12％，5％，0.6％）。うつ病は，機能性の身体症状や症候群を多数併存させている線維筋痛症患者のサブグループにとって重要な指標でした。

　線維筋痛症にかかる医療費を，関節リウマチ患者にかかる医療費と比較した研究もあります。ある大規模調査によれば，線維筋痛症患者にかかる年間平均費用と関節リウマチ患者にかかる年間平均費用は同様でした（10911ドルに対し16860ドル）[191]。失職や機能障害をきたすことに伴う費用は，両者とも同様でした。この調査により，関節リウマチ患者に比べて線維筋痛症患者がいかに多くの併存症を伴っているかがわかります。とりわけよくみられるのは，呼吸器疾患，消化器疾患，筋骨格系疾患，結合織疾患，背部や頸部の疼痛，症状・症候・疾病とみなされる状態，多くの疼痛をともなう神経障害です。

過敏性腸症候群

　システマティックレビューによれば，過敏性腸症候群にともなう損失は，米国と英国の両国ともに大変大きいものです[192]。英国では国民健康保険（National Health Service）のうち2億2411万ポンドが毎年，過敏性腸症候群に費やされています[193]。米国では，10種類の最も費用がかかる消化器疾患のひとつに挙げられていて，直接的費用が13億5300万ドル，間接的費用が2億500万ドルかかっています[194]。米国での詳細な研究によれば，過敏性腸症候群患者にかかる毎年の直接費用は，年齢と性別で適正化すると（4376ドル），胃食道逆流（5144ドル）と同程度で，炎症性腸疾患（7237ドル）よりも少ないものでした[195]。

　過敏性腸症候群にかかる医療費については報告によって大きな差がみられます。最も大規模なプライマリケア領域での研究によれば，それらの患者にかかる費用は比較対象に比べて，123ポンド高かったですが，個人によるばらつきが大きいものでした[193]。米国における詳細な研究によれば，毎年の費用全体の平均は，4000ドルを少し超える額（比較群は2719ドル，SD 7739ドル）でした[195]。この研究によれば，下部消化管症状

にかかわる費用はわずかに33％であり，残りの費用は併存症にかかわるものでした。

ノルウェーでの200例の過敏性腸症候群を対象にした調査でも結果は同様で[196]，6カ月間の調査期間中に過敏性腸症候群にかかった直接的費用は1049（SD 6574）ノルウェイクローネで，併存症による費用は14856（SD 30570）ノルウェイクローネでした。過敏性腸症候群による平均病欠期間が1.7日（SD 16）であったのに対し，併存症による病欠期間は16.3日（SD 43）でした[196][訳注9]。このように，社会的損失という観点からは，過敏性腸症候群そのものよりも腸管外症状が併存している患者で，より生産性が低下し離職期間が長くなっています。これは，慢性疲労症候群，線維筋痛症，間質性のう胞と同様でした[82]。

ノルウェーで，プライマリケア領域における過敏性腸症候群を身体症状の数に応じて，3群に分けたところ，身体症状の数が最も多い一群は最も頻回に総合診療医（GP）を受診しており，障害者年金を受けている者の割合も高かったです[111]。多変量解析によって得られた医療費上昇につながる独立した3つの予測因子として，年齢，器質的疾患の数，調査票に記された身体症状の数，が挙げられました[196]。機能性身体症候群に関する費用の大部分は併存症によるものであり，身体症状の数は費用の独立した予測因子でした。

過敏性腸症候群のために消化器科に通院している患者では，さかのぼってみた医療費は質問紙に記録された身体症状の数によって直線的に変化していることが示されました（症状チェックリスト90-R（SCL 90 R）［訳注10］・身体化サブスケール）[197]。身体症状の得点が，平均からの標準偏差が2以上の患者は，平均よりも2481ドル多く医療費がかかっており，一方，身体症状がごく少ない患者（他の身体症状を伴わない過敏性腸症候群など）では，平均よりも1699ドル医療費が少ないという結果でした。

重度の過敏性腸症候群患者についての研究によれば，特にSCL 90 Rの身体化サブスケールで上位25％（8以上の身体症状を消化管以外に有する者）では医療費が著しく増大していました[113]。この上位1/4の患者の1年間の総医療費は，治療的実験に入る前年には総額2010ポンドでし

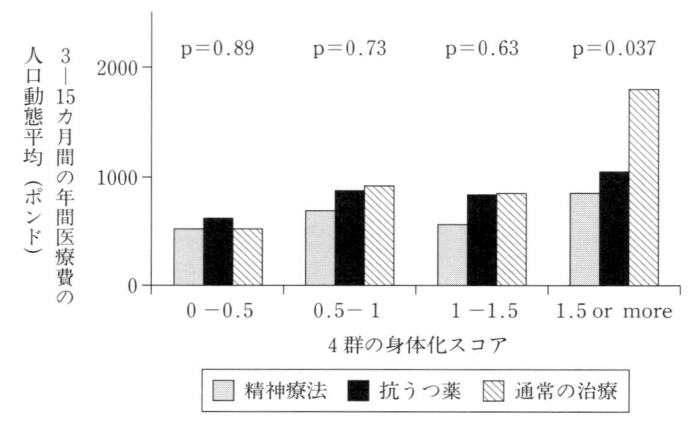

図1.7 臨床研究に組み入れられてから15か月間の全医療費［113］。標本は基準となる身体化スコアに応じて4分割されている（0−0.5を低得点群，1.5以上を高得点群とした）。医療費は4つの治療群に分けて示されている。最も高得点の身体化群（図の右端のカラム）において，通常の治療群の医療費は高い状態にとどまっているが，精神療法群と抗うつ薬群ではより低いものとなっている。

た。人口統計学的特徴，併存する内科疾患で調整された，それ以外の患者の医療費は1080ポンドでした[113]。これらの患者には治療的実験が行われ，積極的な治療を受けた患者では医療費は低下していました（図1.7）。

慢性疲労症候群

　慢性疲労症候群に伴う費用についてのこれまでの調査を表1.9に示しました。本症候群に関連する医療費が高いものとなっていることがわかります。米国での2つの研究によれば，本症候群に毎年700〜900万ドルが費やされています。Reynoldsら[172]によれば，慢性疲労症候群患者の1/4は働いておらず，仕事を続けていたとしても収入が3分の1に減っていました。それによれば，米国における生産性の低下は910万ドルと見積もられています。

　プライマリケア領域の患者を対象に慢性疲労症候群に伴う費用を計算した結果によれば，慢性疲労症候群にかかる費用は3515ポンド，慢性的な疲労症状による能力障害は1176ポンドでした（McCroneらの研究）

表1.9 慢性疲労症候群（CFS）：平均年間医療費の見積もり

研究	対象	直接医療費	社会的損失を含む全医療費	人口あたりの推定
McCrone et al., 2003 [198]	プライマリケア	808ポンド[a]	1人当たり14060ポンド[a]	
Lloyd and Pender, 1994 [199]		2000オーストラリアドル	1人当たり9436オーストラリアドル	2500万オーストラリアドル（政府），5000万オーストラリアドル，社会的に
Bombardier and Buchwald, 1996 [200]	紹介先のクリニック	1013USドル		
Reynolds et al., 2008 [172]	地域住民		患者当たり20000USドル	91億USドル
Jason et al., 2008 [201]	地域住民にみられるCFS	患者2342USドル vs 対照群1333USドル		20万USドル
Jason et al., 2008 [201]	三次医療機関	8675USドル（SD 8854）		70万USドル

a）3カ月間の費用から外挿的に推定された値

[198]。慢性疲労症候群は比較的まれですが，離職期間が長く，介護者の援助を必要とすることから，社会にとって高くつくことは明らかです。慢性的疲労による能力障害はそれよりも一般的にみられ，全体の費用は膨大なものになります。

　当然ながら，慢性疲労症候群にかかる費用はその能力障害と関連しています。医師にかかることは安心を与え励まされることである一方，患者の苦痛を悪化させる場合もあります。例えば，医師が患者の症状の重要性を認識せずに，可能性のある疾患についての検査を行ったとすると，その検査が患者の健康への不安を高めるかもしれません。特に結果が正常であった場合はなおさらです。より有益なのは，医師が患者自身の疾病モデルを受け入れ，支持的な態度をとることです[202;203]。

表 1.10　GP の疾病記録に基づく長期病欠の理由（8 週間以上）（n＝2076，デンマーク）[205]

障害者手当のための理由となっている疾患分類	全体に占めるパーセンテージ
機能性障害	14
精神障害（うつ病と不安障害）	22
'燃え尽き'を含むストレス	7
主観的な器質的疾患，明らかな臨床所見がみられない状態で，片頭痛，五十肩，テニス肘などが挙げられる	4
器質的疾患の疑い，椎間板ヘルニア，狭心症，不明確な器質的疾患（検査中の疾患）など	6
器質的疾患が確定的	41
詳細不明	6

不定愁訴／身体表現性障害または機能性の身体症状の傷病手当にかかる費用

スウェーデンでは，倦怠感は病欠の理由として最も多くみられます[204]。デンマークのオーフス（Aarhus）での研究では，1 年間に 8 週間病欠した者を対象に調査したところ（n＝2076，54％が女性，表1.10）[205]，総合診療医（GP）の診療録上の診断で 14％の病欠が機能性の身体症状によるものでした。しかし，ストレス関連および「主観的には器質的な」診断カテゴリーには多くの不定愁訴が含まれているため，この結果は最低でもこのくらいはいることを示しています。器質的疾患の確定診断はすべての疾患エピソードの約半数に診断されているに過ぎません。

障害給付／早期退職者年金

家庭医を受診している 18 歳から 50 歳までの連続した 191 例を調査した結果によると，ICD-10 によって身体表現性障害と診断されている患者の 37.5％が社会保障，年金，障害者給付を受けていました。一方，他の患者で年金または障害者給付を受けていた者はわずかに 10.8％でした

表1.11 症候群とされる症例：診断と年数に応じた州単位での早期退職者年金／障害者手当 [205]

	2000	2001	2002	2003	2004	2005
身体表現性障害	56	31	79	65	68	74
慢性疲労症候群	40	36	33	32	9	13
線維筋痛症	305	262	336	262	227	203
恥骨結合機能不全	12	12	13	10	8	3
慢性疼痛	27	15	29	36	34	39
むち打ち症	293	276	337	229	251	227
上記の合計	**733**	**632**	**827**	**634**	**597**	**559**
年金／手当の合計	14110	14971	17404	15173	15835	14706
全ての機能性障害の年金に占めるパーセンテージ	5.2	4.2	4.7	4.2	3.8	3.8

($p<0.003$) [206]。また，18歳から50歳までの家庭医を受診した患者（連続した1750例）を調査したところ，そのうち4.9％が早期退職者年金／障害者給付を受けていました[204]。家庭医によって症状が「医学的に説明困難」とみなされた患者はそのうち7.8％でした[207]。デンマークでは，1998年1月1日から2000年12月31日までに障害者給付／早期退職者年金に登録されたデータに基づく調査が行われています。それによれば，デンマークで年金受給者と認定された人の8.3％には機能性身体症候群の診断名がついており，女性の11％，男性の5％でした[205]。表1.11には登録された同じ患者からのデータが示されていますが，2000年から2005年の期間のものであり，図は分類された機能性身体症候群と身体表現性障害に分けられています。これらの診断名によって，デンマークの毎年すべての早期退職者年金／障害給付受給者の3.8～9.8％が説明されます[12]。

身体表現性障害と能力障害（disability）

ヨーロッパの国々では，障害者給付の理由として受け入れられるものに

はかなり幅があります。例えば，英国では筋骨格系の障害が最もよく用いられる病欠の理由でしたが（診断書の23％を占める）[208]，近年では，筋骨格系の障害から精神障害へと移行しつつあります。傷病手当を求める患者の比率が高いグラスゴーでは，病欠の理由として筋骨格系の障害を訴える患者が減るとともに，33.6％の患者が精神障害や行動障害を訴えています[209]。

傷病手当を得る精神や行動の障害の約70％は，うつ病，不安障害，その他の神経系の障害によって説明され，身体表現性障害は決して用いられない診断名です[209]。重要なのは，特別な治療法がないということです。作業現場での能力障害を予防するための介入として，Cochraneのシステマティックレビューが認めた唯一のものは，筋骨格系の障害，適応障害への介入でした[210]。身体表現性障害に合わせた認知行動療法的介入はあり得るだろうし，能力障害を軽減するために治療のひとつに加えられるべきです。しかしこの診断名が用いられることがなければそういったこともないでしょう。

まとめ

本章では，不定愁訴が地域住民に広くみられ，プライマリケア領域では専門医への紹介が必要なことから医療費が増大していることをみてきました。ほとんどの不定愁訴は一過性ですが，一部は遷延し潜在的な能力障害を引き起こし，医療と社会にとって高くつくものとなっています。これらのうち遷延するものが身体表現性障害と診断されています。ヨーロッパにおける有病率調査によれば，18〜65歳のEU住人のうち1890万人に最近の12ヵ月間に身体表現性障害がみられました[69]。

機能性の身体症状も同様に一般的であり，ヨーロッパ議会宣言（2009）によれば，線維筋痛症はEUで1400万人にみられるといいます。同様に，過敏性腸症候群，慢性疲労症候群にも多くの医療費がかかっているとみられています。さらに，合併症のない機能性身体症候群（あるいはひとつの臓器にとどまる身体的苦悩症候群）ではそれほどの能力障害はなく，医療

費もそれほどかかりませんが，多くの身体症状を伴う機能性身体症候群（複数合併した機能性身体症候群，または多臓器にわたる身体的苦悩症候群）では，離職期間が長期化し，受診が頻回となり，医療費の増大や社会的損失をきたしています。

　身体表現性障害あるいは身体的苦悩症候群は，医療費，離職による時間的損失という点で高くつく症状群であり，取り組む価値のある重要な分野です。本書では，本症候群について今日までに分かっていることについて，またそれらに苦しむ患者の治療を改善するために必要な評価尺度について解説します。後の章に示されるように，EU全体にわたってこの問題は今日ほとんど認識されていません。

【訳者解説】
　本書の全体を通して，不定愁訴への取り組みが，医療費，社会的損失との関係で論じられています。このような視点は，我が国の医学論文のなかではあまり強調されていません。医療に携わる者が経済的な問題を論じることは歓迎されない空気が日本社会にこれまであったかもしれません。しかし，高齢化社会に伴い医療費の増大が問題視されるなか，不定愁訴患者の医療費，社会的損失は我が国でも避けては通れない問題です。不定愁訴患者に適切な医療を提供することは，医療費削減だけでなく，患者の利益にもつながることが，本書の全体を通じて論じられています。

＊訳注
1．不定愁訴（medically unexplained symptoms）：medically unexplained symptoms は，直訳すれば，説明困難な身体症状となる。我が国で最もこれに近い言葉が，不定愁訴と思われる。不定愁訴は，石川中によれば，訴えられる症状に見合うだけの器質的疾患を見出しえない，多彩で易変動の症状，と定義されている（心身医学用語辞典 p 193, 1999）。我が国の自律神経失調症，国際分類のなかの身体表現性障害も類似の内容を持った言葉だが，本書では最も広い意味を含んだ，medically unexplained symptom が包括的用語として用いられている。

2．機能性身体症候群：Barsky AJ によれば，疾患に特異的な，明らかな構造や機能の異常から予想される以上に，強い症状，苦痛，障害をきたすという特徴を有するいくつかの症候群を示している（Barsky AJ：Functinal somatic syndromes. Ann Intern Med 1999；130：910-921）。
3．身体表現性障害：ICD-10 および，DSM-IVによって定義されている不定愁訴患者の一群。多くの身体症状を訴えているがそれに見合うだけの身体疾患が見いだせないケースを指している。
4．身体症状指数（Somatic Symptom Index；SSI）は，Escobar JI らによって提唱された診断ツール（J Nerv Ment Dis 1989）で，DSM-IIIをもとに開発された。地域住民を対象にした検証によれば，DSM によって診断される身体化障害患者が0.3-0.7％にとどまるのに対して，SSI を用いることによって4.4％-20％の患者を見出すことができるとされる。その後，DSM-IVについても検証が行われ，DSM の改定後もそれまで同様に有効であるとされている。
5．構造化面接：臨床研究のために，評価すべき項目をあらかじめ決められた手順で聴取していく面接方法。通常の面接と異なり面接者の裁量は著しく制限を受けるが，それによって客観性を確保しようとするものである。本文中には一般的なのとして，SCAN（Schedule for Clinical Assessment in Neuropsychiatry）[55]，PRIME‐MD（Primary Care Evaluation of Mental Disorders）[56]，地域住民を対象としたものとしてCIDI（Composite International Diagnostic Interview）[57] が挙げられている。
6．鑑別不能型身体表現性障害：身体表現性障害の下位分類の1つで，外来でみられる身体表現性障害患者の多くはこの鑑別不能型に分類される。
7．障害の分類：WHO は国際障害分類を刊行しており，そこでは障害は，impairment（機能障害），disability（能力障害），handicapped（社会的な不利）に分けられている。疾患などにより機能障害を生じ，それによって能力障害が生じ，それが社会的不利をもたらすという考え方である。
8．SF 36, SF 20：健康状態の尺度の1つ。本文中の説明を以下に引用する。これは自記式の質問紙で，幾つかの領域における能力障害を評価し，2つの合計点数によってグループ化される。身体的要素の合計点数には，階段を上る，買い物に出かける，疾患や疼痛や健康状態に応じた役割の制限（疾患による日常生活への影響），などが含まれる。精神的要素の合計点数には，精神的に病的であるか，それがどのように日常生活に影響しているのか，生命力や社会的機能はどうか，などが含まれている。これらの主観的報告は，病気でない時の客観的な日常生活記録によって補完される。

9. 原論文に当たると，208名の連続した患者を対象としたコホート研究であり，診断基準にはRome II 診断基準が用いられている。過敏性腸症候群のみの病欠期間が平均1.7日であるのに対し，併存症を有した場合には16.3日と報告されている。SD値が大きい印象を受けるが原論文にもそのように記載されている。また，原論文によれば，1ユーロは8ノルウェークローネに当たる。
10. SCL-90-R（Symptom Check List -90-Revised）：Derogatisにより開発された自記式の質問票で，精神症状，身体症状合わせて90項目の質問から成る。

文　献

1. Nimnuan C, Hotopf M, Wessely S. Medically unexplained symptoms: how often and why are they missed? *QJM - Monthly Journal of the Association of Physicians* 2000; **93**(1): 21-8.
2. Van Hemert AM, Hengeveld MW, Bolk JH, Rooijmans HG, Vandenbroucke JP. Psychiatric disorders in relation to medical illness among patients of a general medical out-patient clinic. *Psychological Medicine* 1993; **23**(1): 167-73.
3. Hamilton J, Campos R, Creed F. Anxiety, depression and management of medically unexplained symptoms in medical clinics. *Journal of the Royal College of Physicians of London* 1996; **30**(1): 18-20.
4. Nimnuan C, Hotopf M, Wessely S. Medically unexplained symptoms: an epidemiological study in seven specialities. *Journal of Psychosomatic Research* 2001; **51**(1): 361-7.
5. Fiddler M, Jackson J, Kapur N, Wells A, Creed F, Fiddler M et al. Childhood adversity and frequent medical consultations. *General Hospital Psychiatry* 2004; **26**(5): 367-77.
6. Kooiman CG, Bolk JH, Rooijmans HG, Trijsburg RW. Alexithymia does not predict the persistence of medically unexplained physical symptoms. *Psychosomatic Medicine* 2004; **66**(2): 224-32.
7. Targosz SA, Kapur N, Creed F. Medically unexplained symptoms, illness perception and childhood experience in neurology outpatients. *Irish Journal of Psychological Medicine* 2001; **18**(1): 16-20.
8. Carson AJ, Ringbauer B, MacKenzie L, Warlow C, Sharpe M. Neurological disease, emotional disorder, and disability: they are related: a study of 300 consecutive new referrals to a neurology outpatient department. *Journal of Neurology Neurosurgery and Psychiatry* 2000; **68**(2): 202-6.
9. Stone J, Carson A, Duncan R, Coleman R, Roberts R, Warlow C et al. Symptoms 'unexplained by organic disease' in 1144 new neurology out-patients: how often does the diagnosis change at follow-up? *Brain* 2009; **132**: 2878-88.
10. Mangwana S, Burlinson S, Creed F. Medically unexplained symptoms presenting at secondary care - a comparison of white Europeans and people of south Asian ethnicity. *International Journal of Psychiatry in Medicine* 2009; **39**(1): 33-44.
11. Kroenke K, Mangelsdorff AD. Common symptoms in ambulatory care - incidence, evaluation, therapy, and outcome. *American Journal of Medicine* 1989; **86**(3): 262-6.
12. Fink P, Toft T, Morten SH, Ørnbøl E, Olesen F. Symptoms and syndromes of bodily distress: An exploratory study of 978 internal medical, neurological, and primary care patients. *Psychosomatic Medicine* 2007; **69**: 30-9.
13. Sharpe M, Stone J, Hibberd C, Warlow C, Duncan R, Coleman R et al. Neurology out-patients with symptoms unexplained by disease: illness beliefs and financial benefits predict 1-year outcome. *Psychological Medicine* 2010; **40**:689-98.
14. Mumford DB, Devereux TA, Maddy PJ, Johnston JV. Factors leading to the reporting of functional somatic symptoms by general-practice attenders. *British Journal of General Practice* 1991; **41**(352): 454-8.
15. Peveler R, Kilkenny L, Kinmouth AL. Medically unexplained physical symptoms in primary care: a comparison of self-report screening questionnaires and clinical opinion. *Journal of Psychosomatic Research* 1997; **42**: 245-52.
16. Kirmayer LJ, Robbins JM. Three forms of somatization in primary care: prevalence, co-occurrence, and sociodemographic characteristics. *Journal of Nervous and Mental Disease* 1991; **179**: 647-55.
17. Palsson N. Functional somatic symptoms and hypochondriasis among general-practice patients - a pilot-study. *Acta Psychiatrica Scandinavica* 1988; **78**(2): 191-7.

18. Kisely S, Goldberg D, Simon G. A Comparison between somatic symptoms with and without clear organic cause: results of an international study. *Psychological Medicine* 1997; **27**(5): 1011–19.
19. Duddu V, Husain N, Dickens C. Medically unexplained presentations and quality of life: a study of a predominantly South Asian primary care population in England. *Journal of Psychosomatic Research* 2008; **65**(4): 311–17.
20. Burton C. Beyond somatisation: a review of the understanding and treatment of medically unexplained physical symptoms (MUPS). *British Journal of General Practice* 2003; **53**(488): 231–9.
21. Rosendal M, Bro F, Fink P, Christensen KS, Olesen F, Rosendal M *et al*. Diagnosis of somatisation: effect of an educational intervention in a cluster randomised controlled trial. *British Journal of General Practice* 2003; **53**(497): 917–22.
22. Cherry DK, Woodwell DA, Rechsteiner EA. *National Ambulatory Medical Care Survey: 2005*. Hyattsville, MD: US Dept of Health and Human Services, Centres for Disease Control and Prevention, National Centre for Health Statistics.
23. Kroenke K, Price RK. Symptoms in the community – prevalence, classification, and psychiatric comorbidity. *Archives of Internal Medicine* 1993; **153**(21): 2474–80.
24. Hiller W, Rief W, Brahler E, Hiller W, Rief W, Brahler E. Somatization in the population: from mild bodily misperceptions to disabling symptoms. *Social Psychiatry and Psychiatric Epidemiology* 2006; **41**(9): 704–12.
25. Simon G, Gureje O. Stability of somatisation disorder and somatisation symptoms among primary care patients. *Archives of General Psychiatry* 1999; **56**: 90–5.
26. Gureje O, Simon GE. The natural history of somatization in primary care. *Psychological Medicine* 1999; **29**(3): 669–76.
27. olde Hartman TC, Borghuis MS, Lucassen PL, van de Laar FA, Speckens A, van Weel C. Medically unexplained symptoms, somatisation disorder and hypochondriasis: Course and prognosis. A systematic review. *Journal of Psychosomatic Research* 2009; **66**: 363–77.
28. Leiknes KA, Finset A, Moum T, Sandanger I. Course and predictors of medically unexplained pain symptoms in the general population. *Journal of Psychosomatic Research* 2007; **62**(2): 119–28.
29. Escobar JI, Cook B, Chen CN, Gara MA, Alegría M, Interian A *et al*. Whether medically unexplained or not, three or more concurrent somatic symptoms predict psychopathology and service use in community populations. *Journal of Psychosomatic Research* 2010; **69**(1): 1–8.
30. Verhaak PF, Meijer SA, Visser AP, Wolters G. Persistent presentation of medically unexplained symptoms in general practice. *Family Practice* 2006; **23**(4): 414–20.
31. Jackson J, Fiddler M, Kapur N, Wells A, Tomenson B, Creed F *et al*. Number of bodily symptoms predicts outcome more accurately than health anxiety in patients attending neurology, cardiology, and gastroenterology clinics. *Journal of Psychosomatic Research* 2006; **60**(4): 357–63.
32. American Psychiatric Association. *Diagnostic and Statistical Manual of Mental Disorders – DSM-IV*, 4th edn. Washington, DC: American Psychiatric Association; 1994.
33. World Health Organization. *The ICD-10 Classification of Mental and Behavioural Disorders Clinical Descriptions and Diagnostic Guidelines*. Geneva: World Health Organization; 1992: XII+362P.
34. Rief W, Heuser J, Mayrhuber E, Stelzer I, Hiller W, Fichter MM. The classification of multiple somatoform symptoms. *Journal of Nervous and Mental Disease* 1996; **184**(11): 680–7.
35. Escobar JI, Gara M, Silver RC, Waitzkin H, Holman A, Compton W. Somatisation disorder in primary care. *British Journal of Psychiatry* 1998; **173**: 262–6.
36. Kroenke K, Spitzer RL, deGruy FV III,

36. Hahn SR, Linzer M, Williams JB et al. Multisomatoform disorder. An alternative to undifferentiated somatoform disorder for the somatizing patient in primary care. *Archives of General Psychiatry* 1997; **54**(4): 352-8.
37. Creed FH, Barsky A. A systematic review of somatisation and hypochondriasis. *Journal of Psychosomatic Research* 2004; **56**: 391-408.
38. Gureje O, Ustun TB, Simon GE. The syndrome of hypochondriasis: a cross-national study in primary care. *Psychological Medicine* 1997; **27**(5): 1001-10.
39. Looper KJ, Kirmayer LJ, Looper KJ, Kirmayer LJ. Hypochondriacal concerns in a community population. *Psychological Medicine* 2001; **31**(4): 577-84.
40. Frohlich C, Jacobi F, Wittchen HU, Frohlich C, Jacobi F, Wittchen HU. DSM-IV pain disorder in the general population. An exploration of the structure and threshold of medically unexplained pain symptoms. *European Archives of Psychiatry and Clinical Neuroscience* 2006; **256**(3): 187-96.
41. Schaefert R, Laux G, Kaufmann C, Schellberg D, Bolter R, Szecsenyi J et al. Diagnosing somatisation disorder (P75) in routine general practice using the International classification of primary care. *Journal of Psychosomatic Research* 2010; **69**(3): 267-77.
42. Ruddy R, House A. Psychosocial interventions for conversion disorder. *Cochrane Database of Systematic Reviews* 2005; **4**: CD005331.
43. Veale D. Cosmetic procedures. In: Lloyd GG, Guthrie E, eds. *Handbook of Liaison Psychiatry*. Cambridge: Cambridge University Press; 2007: 617-31.
44. Phillips KA, Wilhelm S, Koran LM, Didie ER, Fallon BA, Feusner J et al. Body dysmorphic disorder: some key issues for DSM-V. *Depression and Anxiety* 2010; **27**(6): 573-91.
45. Phillips KA, Didie ER, Feusner J, Wilhelm S. Body dysmorphic disorder: treating an underrecognized disorder. *American Journal of Psychiatry* 2008; **165**(9): 1111-18.
46. Fink P, Sorensen L, Engberg M, Holm M, Munk-Jorgensen P. Somatization in primary care. Prevalence, health care utilization, and general practitioner recognition. *Psychosomatics* 1999; **40**: 330-8.
47. de Waal MW, Arnold IA, Eekhof JA, van Hemert AM. Somatoform disorders in general practice: prevalence, functional impairment and comorbidity with anxiety and depressive disorders. *British Journal of Psychiatry* 2004; **184**: 470-6.
48. Toft T, Fink P, Oernboel E, Christensen K, Frostholm L, Olesen F. Mental disorders in primary care: prevalence and co-morbidity among disorders. Results from the functional illness in primary care (FIP) study. *Psychological Medicine* 2005; **35**(8): 1175-84.
49. Hanel G, Henningsen P, Herzog W, Sauer N, Schaefert R, Szecenyi J et al. Depression, anxiety, and somatoform disorders: vague or distinct categories in primary care? Results from a large cross-sectional study. *Journal of Psychosomatic Research* 2009; **67**: 189-97.
50. Jackson JL, Kroenke K. Prevalence, impact, and prognosis of multisomatoform disorder in primary care: a 5-year follow-up study. *Psychosomatic Medicine* 2008; **70**(4): 430-4.
51. Ustun TB, Sartorius N. *Mental Illness in General Health Care. An International Study*. Chichester: Wiley; 1995.
52. Lowe B, Spitzer RL, Williams JB, Mussell M, Schellberg D, Kroenke K et al. Depression, anxiety and somatization in primary care: syndrome overlap and functional impairment. *General Hospital Psychiatry* 2008; **30**(3): 191-9.
53. Barsky AJ, Orav EJ, Bates DW. Somatization increases medical utilization and costs independent of psychiatric and medical comorbidity. *Archives of General Psychiatry* 2005; **62**(8): 903-10.
54. Kroenke K, Spitzer RL, Williams JB.

The PHQ-15: validity of a new measure for evaluating the severity of somatic symptoms. *Psychosomatic Medicine* 2002; **64**(2): 258–66.
55. World Health Organisation, Division of Mental Health. *Schedules for Clinical Assessment in Neuropsychiatry*. Geneva: World Health Organization; 1994.
56. Spitzer RL, Williams JB, Kroenke K, Linzer M, deGruy FV III, Hahn SR *et al*. Utility of a new procedure for diagnosing mental disorders in primary care. The PRIME-MD 1000 study. *Journal of the American Medical Association* 1994; **272**(22): 1749–56.
57. Wittchen HU. Reliability and validity studies of the WHO – Composite International Diagnostic Interview (CIDI): a critical review. *Journal of Psychiatric Research* 1994; **28**(1): 57–84.
58. Barsky AJ, Ettner SL, Horsky J, Bates DW. Resource utilization of patients with hypochondriacal health anxiety and somatization. *Medical Care* 2001; **39**(7): 705–15.
59. Kolk AM, Schagen S, Hanewald GJ. Multiple medically unexplained physical symptoms and health care utilization: outcome of psychological intervention and patient-related predictors of change. *Journal of Psychosomatic Research* 2004; **57**(4): 379–89.
60. Fink P, Hansen MS, Oxhoj ML. The prevalence of somatoform disorders among internal medical inpatients. *Journal of Psychosomatic Research* 2004; **56**(4): 413–18.
61. Harter M, Baumeister H, Reuter K, Jacobi F, Hofler M, Bengel J *et al*. Increased 12-month prevalence rates of mental disorders in patients with chronic somatic diseases. *Psychotherapy and Psychosomatics* 2007; **76**: 354–60.
62. Essau CA. Course and outcome of somatoform disorders in non-referred adolescents. *Psychosomatics* 2007; **48**(6): 502–9.
63. Essau CA, Conradt J, Petermann F. Course and outcome of anxiety disorders in adolescents. *Journal of Anxiety Disorder* 2002; **16**: 67–81.
64. Lieb R, Zimmermann P, Friis RH, Hofler M, Tholen S, Wittchen HU. The natural course of DSM-IV somatoform disorders and syndromes among adolescents and young adults: a prospective-longitudinal community study. *European Psychiatry: Journal of the Association of European Psychiatrists* 2002; **17**(6): 321–31.
65. Lieb R, Isensee B, von Sydow K, Wittchen HU. The early developmental stages of psychopathology study (EDSP), a methodological update. *European Addiction Research* 2000; **6**: 170–82.
66. Leiknes KA, Finset A, Moum T, Sandanger I. Current somatoform disorders in Norway: prevalence, risk factors and comorbidity with anxiety, depression and musculoskeletal disorders. *Social Psychiatry and Psychiatric Epidemiology* 2007; **42**(9): 698–710.
67. Jacobi F, Wittchen HU, Holting C, Hofler M, Pfister H, Muller N *et al*. Prevalence, co-morbidity and correlates of mental disorders in the general population: results from the German Health Interview and Examination Survey (GHS). *Psychological Medicine* 2004; **34**(4): 597–611.
68. Wittchen HU, Jacobi F. Size and burden of mental disorders in Europe – a critical review and appraisal of 27 studies. *European Neuropsychopharmacology* 2005; **15**(4): 357–76.
69. Wittchen HU, Nelson CB, Lachner G. Prevalence of mental disorders and psychosocial impairments in adolescents and young adults. *Psychological Medicine* 1998; **28**: 109–26.
70. Kringlen E, Torgersen S, Cramer V. Mental illness in a rural area – a Norwegian psychiatric epidemiological study. *Social Psychiatry and Psychiatric Epidemiology* 2006; **41**(9): 713–19.
71. Kringlen E, Torgersen S, Cramer V. A Norwegian psychiatric epidemiological study. *American Journal of Psychiatry* 2001; **158**(7): 1091–8.

72. Sandanger I, Nygard JF, Ingebrigtsen G, Sorensen T, Dalgard OS. Prevalence, incidence and age at onset of psychiatric disorders in Norway. *Social Psychiatry and Psychiatric Epidemiology* 1999; **34**(11): 570–9.

73. Rief W, Hessel A, Braehler E. Somatization symptoms and hypochondriacal features in the general population. *Psychosomatic Medicine* 2001; **63**(4): 595–602.

74. Rief W, Rojas G, Rief W, Rojas G. Stability of somatoform symptoms – implications for classification. *Psychosomatic Medicine* 2007; **69**(9): 864–9.

75. Drossman DA, ed. *Rome III: The Functional Gastrointestinal Disorders*, 3rd edn. McLean, VA: Degnon Associates; 2006.

76. Fukuda K, Straus SE, Hickie I, Sharpe MC, Dobbins JG, Komaroff A et al. The chronic fatigue syndrome – a comprehensive approach to its definition and study. *Annals of Internal Medicine* 1994; **121**(12): 953–9.

77. Wolfe F, Smythe HA, Yunus MB, Bennett RM, Bombardier C, Goldenberg DL et al. The American College of Rheumatology 1990 criteria for the classification of fibromyalgia. Report of the Multicenter Criteria Committee. *Arthritis and Rheumatism* 1990; **33**(2): 160–72.

78. Wessely S, Nimnuan C, Sharpe M. Functional somatic syndromes: one or many? *The Lancet* 1999; **354**(9182): 936–9.

79. Aaron LA, Buchwald D. A review of the evidence for overlap among unexplained clinical conditions. *Annals of Internal Medicine* 2001; **134**: 868–81.

80. Aggarwal V, McBeth J, Zakrzewska JM, Lunt M, Macfarlane GJ. The epidemiology of chronic syndromes that are frequently unexplained: do they have common associated factors? *International Journal of Epidemiology* 2006; **35**: 468–76.

81. Thompson WG, Heaton KW, Smyth GT, Smyth C. Irritable bowel syndrome in general practice: Prevalence, characteristics, and referral. *Gut* 2000; **46**: 78–82.

82. American College of Gastroenterology Task Force on Irritable Bowel Syndrome; Brandt LJ, Chey WD, Foxx-Orenstein AE, Schiller LR, Schoenfeld PS et al. An evidence-based position statement on the management of irritable bowel syndrome. *American Journal of Gastroenterology* 2009; **104**(Suppl 1): S1–S35.

83. Cathebras PJ, Robbins JM, Kirmayer LJ, Hayton BC. Fatigue in primary care – prevalence, psychiatric comorbidity, illness behavior, and outcome. *Journal of General Internal Medicine* 1992; **7**(3): 276–86.

84. Fuhrer R, Wessely S. The epidemiology of fatigue and depression – a French primary-care study. *Psychological Medicine* 1995; **25**(5): 895–905.

85. Darbishire L, Ridsdale L, Seed PT. Distinguishing patients with chronic fatigue from those with chronic fatigue syndrome: a diagnostic study in UK primary care. *British Journal of General Practice* 2003; **53**(491): 441–5.

86. Rohrbeck J, Jordan K, Croft P. The frequency and characteristics of chronic widespread pain in general practice: a case-control study. *British Journal of General Practice* 2007; **57**(535): 109–15.

87. Nimnuan C, Rabe-Hesketh S, Wessely S, Hotopf M, Nimnuan C, Rabe-Hesketh S et al. How many functional somatic syndromes? *Journal of Psychosomatic Research* 2001; **51**(4): 549–57.

88. Buskila D, Neumann L, Odes LR, Schleifer E, Depsames R, Abu-Shakra M. The prevalence of musculoskeletal pain and fibromyalgia in patients hospitalized on internal medicine wards. *Seminars in Arthritis and Rheumatism* 2001; **30**(6): 411–17.

89. Reeves WC, Jones JF, Maloney E, Heim C, Hoaglin DC, Boneva RS et al. Prevalence of chronic fatigue syndrome in metropolitan, urban, and rural Georgia. *Population Health Metrics* 2007; **5**: 5.

90. Wessely S, Chalder T, Hirsch S, Wallace P, Wright D. The prevalence and morbidity of chronic fatigue and chronic fatigue syndrome: A prospective primary care study. *American Journal of Public Health* 1997; **87**(9): 1449–55.

91. Skapinakis P, Lewis G, Meltzer H. Clarifying the relationship between unexplained chronic fatigue and psychiatric morbidity: results from a community survey in Great Britain. *American Journal of Psychiatry* 2000; **157**(9): 1492–8.

92. Lawrence RC, Felson DT, Helmick CG, Arnold LM, Choi H, Deyo RA et al. Estimates of the prevalence of arthritis and other rheumatic conditions in the United States. *Arthritis and Rheumatism* 2008; **58**(1): 26–35.

93. Wolfe F, Ross K, Anderson J, Russell IJ, Hebert L. The prevalence and characteristics of fibromyalgia in the general population. *Arthritis and Rheumatism* 1995; **38**(1): 19–28.

94. White KP, Speechley M, Harth M, Ostbye T. The London fibromyalgia epidemiology study: The prevalence of fibromyalgia syndrome in London, Ontario. *Journal of Rheumatology* 1999; **26**(7): 1570–6.

95. Coster L, Kendall S, Gerdle B, Henriksson C, Henriksson KG, Bengtsson A. Chronic widespread musculoskeletal pain – a comparison of those who meet criteria for fibromyalgia and those who do not. *European Journal of Pain* 2008; **12**(5): 600–10.

96. Branco JC, Bannwarth B, Failde I, Carbonell JA, Blotman F, Spaeth M et al. Prevalence of fibromyalgia: a survey in five European countries. *Seminars in Arthritis and Rheumatism* 2010; **39**(6): 448–53.

97. Croft P. The epidemiology of chronic widespread pain. *Journal of Musculoskeletal Pain* 2002; **10**: 191–9.

98. Andersson HI, Ejlertsson G, Leden I, Rosenberg C. Characteristics of subjects with chronic pain, in relation to local and widespread pain report – a prospective study of symptoms, clinical findings and blood tests in subgroups of a geographically defined population. *Scandinavian Journal of Rheumatology* 1996; **25**(3): 146–54.

99. Ledingham J, Doherty S, Doherty M. Primary fibromyalgia syndrome – an outcome study. *British Journal of Rheumatology* 1993; **32**(2): 139–42.

100. Kroenke K, Wood DR, Mangelsdorff AD, Meier NJ, Powell JB. Chronic fatigue in primary care – prevalence, patient characteristics, and outcome. *Journal of the American Medical Association* 1988; **260**(7): 929–34.

101. Thompson WG. A world view of IBS. In: Camilleri M, Spiller RC, eds. *Irritable Bowel Syndrome. Diagnosis and Treatment.* Edinburgh: WB Saunders; 2002: 17–26.

102. Joyce J, Hotopf M, Wessely S. The prognosis of chronic fatigue and chronic fatigue syndrome: a systematic review. *QJM – Monthly Journal of the Association of Physicians* 1997; **90**(3): 223–33.

103. McBeth J, Symmons DP, Silman AJ, Allison T, Webb R, Brammah T et al. Musculoskeletal pain is associated with a long-term increased risk of cancer and cardiovascular-related mortality. *Rheumatology* 2009; **48**(4): 459.

104. McBeth J, Symmons DP, Silman AJ, Webb R, Macfarlane GJ. Comment on: Musculoskeletal pain is associated with a long-term increased risk of cancer and cardiovascular-related mortality: reply. *Rheumatology* 2009; **48**(5): 595.

105. Macfarlane GJ, McBeth J, Silman AJ. Widespread body pain and mortality: prospective population-based study. *BMJ* 2001; **323**(7314): 662–4B.

106. Dreyer L, Kendall S, Danneskiold-Samsøe B, Bartels EM, Bliddal H. Mortality in a cohort of Danish patient with fibromyalgia – increased suicide, liver disease and cerebrovascular disease. *Arthritis and Rheumatism* 2010; **62**(10): 3101–8.

107. Nisenbaum R, Jones JF, Unger ER, Reyes M, Reeves WC. A population-based study of the clinical course of chronic fatigue syndrome. *Health and Quality of Life Outcomes* 2003; **1**: 49.

108. McBeth J, Macfarlane GJ, Hunt IM, Silman AJ. Risk factors for persistent chronic widespread pain: a community-based study. *Rheumatology* 2001; **40**(1): 95–101.

109. Koloski NA, Boyce PM, Talley NJ. Somatization an independent psychosocial risk factor for irritable bowel syndrome but not dyspepsia: a population-based study. *European Journal of Gastroenterology and Hepatology* 2006; **18**(10): 1101–9.

110. Locke GR, Weaver AL, Melton LJ, Talley NJ. Psychosocial factors are linked to functional gastrointestinal disorders: a population-based nested case-control study. *American Journal of Gastroenterology* 2004; **99**(2): 350–7.

111. Vandvik PO, Wilhelmsen I, Ihlebaek C, Farup PG. Comorbidity of irritable bowel syndrome in general practice: a striking feature with clinical implications. *Alimentary Pharmacology and Therapeutics* 2004; **20**(10): 1195–203.

112. North CS, Downs D, Clouse RE, Alrakawi A, Dokucu ME, Cox J et al. The presentation of irritable bowel syndrome in the context of somatization disorder. *Clinical Gastroenterology and Hepatology* 2004; **2**(9): 787–95.

113. Creed F, Tomenson B, Guthrie E, Ratcliffe J, Fernandes L, Read N et al. The relationship between somatisation and outcome in patients with severe irritable bowel syndrome. *Journal of Psychosomatic Research* 2008; **64**: 613–20.

114. Whitehead WE, Palsson O, Jones KR. Systematic review of the comorbidity of irritable bowel syndrome with other disorders: what are the causes and implications? *Gastroenterology* 2002; **122**(4): 1140–56.

115. Riedl A, Schmidtmann M, Stengel A, Goebel M, Wisser AS, Klapp BF et al. Somatic comorbidities of irritable bowel syndrome: a systematic analysis. *Journal of Psychosomatic Research* 2008; **64**(6): 573–82.

116. Baad-Hansen L, Leijon G, Svensson P, List T, Baad-Hansen L, Leijon G et al. Comparison of clinical findings and psychosocial factors in patients with atypical odontalgia and temporomandibular disorders. *Journal of Orofacial Pain* 2008; **22**(1): 7–14.

117. Plesh O, Sinisi SE, Crawford PB, Gansky SA. Diagnoses based on the Research Diagnostic Criteria for Temporomandibular Disorders in a biracial population of young women. *Journal of Orofacial Pain* 2005; **19**(1): 65–75.

118. Yunus MB, Yunus MB. Central sensitivity syndromes: a new paradigm and group nosology for fibromyalgia and overlapping conditions, and the related issue of disease versus illness. *Seminars in Arthritis and Rheumatism* 2008; **37**(6): 339–52.

119. Palmer KT, Calnan M, Wainwright D, Poole J, O'Neill C, Winterbottom A et al. Disabling musculoskeletal pain and its relation to somatization: a community-based postal survey. *Occupational Medicine (Oxford)* 2005; **55**(8): 612–17.

120. Zaman MS, Chavez NF, Krueger R, Talley NJ, Lembo T. Extra-intestinal symptoms in patients with irritable bowel syndrome (IBS). *Gastroenterology* 2001; **120**(Suppl 1):A636.

121. Lembo AJ, Zaman M, Krueger RF, Tomenson B, Creed FH. Psychiatric disorder, irritable bowel syndrome, and extra-intestinal symptoms in a population-based sample of twins. *American Journal of Gastroenterology* 2009; **104**(3): 686–94.

122. Henningsen P, Herzog W, Henningsen P, Herzog W. Irritable bowel syndrome and somatoform disorders. *Journal of Psychosomatic Research* 2008; **64**(6): 625–9.

123. Alpers DH, Alpers DH. Multi-dimensionality of symptom complexes in irritable bowel syndrome and other functional gastrointestinal disorders. *Journal of Psychosomatic Research* 2008; **64**(6): 567–72.

124. Henningsen P, Zipfel S, Herzog W. Management of functional somatic syndromes. *The Lancet* 2007; **369**(9565): 946–55.

125. Creed FH. Somatisation and pain syndromes. In: Mayer EA, Bushnell MC, eds. *Functional*

Pain Syndromes: Presentation and Pathophysiology. Seattle, WA: IASP; 2009: 227–44.

126. Fink P, Schroeder A. One single diagnosis, Bodily distress syndrome, succeeded to capture ten diagnostic categories of functional somatic syndromes and somatoform disorders. *Journal of Psychosomatic Research* 2010; **68**: 415–26.

127. Deary V, Chalder T, Sharpe M, Deary V, Chalder T, Sharpe M. The cognitive behavioural model of medically unexplained symptoms: a theoretical and empirical review. *Clinical Psychology Review* 2007; **27**(7): 781–97.

128. Mayou R, Bass C, Sharpe M. Overview of epidemiology, classification and aetiology. In: Mayou R, Bass C, Sharpe M, eds. *Treatment of Functional Somatic Symptoms.* Oxford: Oxford University Press; 1995: 42–65.

129. Katon W, Sullivan M, Walker E. Medical symptoms without identified pathology: relationship to psychiatric disorders, childhood and adult trauma, and personality traits. *Annals of Internal Medicine* 2001; **134**: 917–25.

130. Barsky AJ, Peekna HM, Borus JF. Somatic symptom reporting in women and men. *Journal of General Internal Medicine* 2001; **16**(4): 266–75.

131. Gillespie NA, Zhu G, Heath AC, Hickie IB, Martin NG. The genetic aetiology of somatic distress. *Psychological Medicine* 2000; **30**(5): 1051–61.

132. Kato K, Sullivan P, Evengard B, Pedersen N. A population-based twin study of functional somatic syndromes. *Psychological Medicine* 2009; **39**: 487–505.

133. Hotopf M, Mayou R, Wadsworth M, Wessely S, Hotopf M, Mayou R et al. Childhood risk factors for adults with medically unexplained symptoms: results from a national birth cohort study. *American Journal of Psychiatry* 1999; **156**(11): 1796–800.

134. Hotopf M, Wilson-Jones C, Mayou R, Wadsworth M, Wessely S. Childhood predictors of adult medically unexplained hospitalisations. Results from a national birth cohort study. *British Journal of Psychiatry* 2000; **176**: 273–80.

135. De Gucht V. Neuroticism, alexithymia, negative affect and positive affect as predictors of medically unexplained symptoms in primary care. *Acta Neuropsychiatrica* 2002; **14**(4): 181–5.

136. Watson D, Pennebaker JW, Watson D, Pennebaker JW. Health complaints, stress, and distress: exploring the central role of negative affectivity. *Psychological Review* 1989; **96**(2): 234–54.

137. Rosmalen JG, Neeleman J, Gans RO, de Jonge P, Rosmalen JGM, Neeleman J et al. The association between neuroticism and self-reported common somatic symptoms in a population cohort. *Journal of Psychosomatic Research* 2007; **62**(3): 305–11.

138. LeResche L, Mancl LA, Drangsholt MT, Huang G, Von Korff M, LeResche L et al. Predictors of onset of facial pain and temporomandibular disorders in early adolescence. *Pain* 2007; **129**(3): 269–78.

139. VonKorff M, LeResche L, Dworkin SF. First onset of common pain symptoms – a prospective-study of depression as a risk factor. *Pain* 1993; **55**(2): 251–8.

140. Eek F, Karlson B, Osterberg K, Ostergren PO. Factors associated with prospective development of environmental annoyance. *Journal of Psychosomatic Research* 2010; **69**(1): 9–15.

141. Leiknes KA, Finset A, Moum T, Sandanger I. Overlap, comorbidity, and stability of somatoform disorders and the use of current versus lifetime criteria. *Psychosomatics* 2008; **49**(2): 152–62.

142. Rief W, Nanke A, Emmerich J, Bender A, Zech T. Causal illness attributions in somatoform disorders: associations with comorbidity and illness behavior. *Journal of Psychosomatic Research* 2004; **57**(4): 367–71.

143. Rief W, Broadbent E, Rief W, Broadbent E. Explaining medically unexplained symptoms-models and mechanisms. *Clinical Psychology Review* 2007; **27**(7): 821–41.

144. Jackson JL, Passamonti M. The outcomes among patients presenting in primary care with a physical symptom at 5 years. *Journal of General Internal Medicine* 2005; **20**(11): 1032–7.

145. Barsky AJ, Borus JF. Functional somatic syndromes. *Annals of Internal Medicine* 1999; **130**(11): 910–21.

146. Henningsen P, Zimmermann P. Medically unexplained physical symptoms, anxiety, and depression: a meta-analytic review. *Psychosomatic Medicine* 2003; **65**(4): 528–33.

147. Watanabe N, Stewart R, Jenkins R, Bhugra DK, Furukawa TA, Watanabe N et al. The epidemiology of chronic fatigue, physical illness, and symptoms of common mental disorders: a cross-sectional survey from the second British National Survey of Psychiatric Morbidity. *Journal of Psychosomatic Research* 2008; **64**(4): 357–62.

148. Lerdal A, Wahl AK, Rustoen T, Hanestad BR, Moum T. Fatigue in the general population: a translation and test of the psychometric properties of the Norwegian version of the fatigue severity scale. *Scandinavian Journal of Public Health* 2005; **33**(2): 123–30.

149. Ahlberg K, Ekman T, Gaston-Johansson F, Mock V. Assessment and management of cancer-related fatigue in adults. *The Lancet* 2003; **362**(9384): 640–50.

150. Dunlop SP, Jenkins D, Spiller RC. Distinctive clinical, psychological, and histological features of postinfective irritable bowel syndrome. *American Journal of Gastroenterology* 2003; **98**(7): 1578–83.

151. Gwee KA, Leong YL, Graham C, McKendrick MW, Collins SM, Walters SJ et al. The role of psychological and biological factors in postinfective gut dysfunction. *Gut* 1999; **44**(3): 400–6.

152. Spence MJ, Moss-Morris R, Spence MJ, Moss-Morris R. The cognitive behavioural model of irritable bowel syndrome: a prospective investigation of patients with gastroenteritis. *Gut* 2007; **56**(8): 1066–71.

153. Spence M, Moss-Morris R. To 'lump' or to 'split' the functional somatic syndromes: can infectious and emotional risk factors differentiate between the onset of chronic fatigue syndrome and irritable bowel syndrome? *Psychosomatic Medicine* 2006; **68**(3): 463–9.

154. Hamilton WT, Gallagher AM, Thomas JM, White PD. Risk markers for both chronic fatigue and irritable bowel syndromes: a prospective case-control study in primary care. *Psychological Medicine* 2009; **39**:1913–21.

155. Petersen I, Thomas JM, Hamilton WT, White PD. Risk and predictors of fatigue after infectious mononucleosis in a large primary-care cohort. *QJM – Monthly Journal of the Association of Physicians* 2006; **99**(1): 49–55.

156. Prins JB, van der Meer JWM, Bleijenberg G. Chronic fatigue syndrome. *The Lancet* 2006; **367**(9507): 346–55.

157. Harvey SB, Wessely S, Kuh D, Hotopf M. The relationship between fatigue and psychiatric disorders: Evidence for the concept of neurasthenia. *Journal of Psychosomatic Research* 2009; **66**(5): 445–54.

158. Nijrolder I, van der Horst H, van der Windt D. Prognosis of fatigue. A systematic review. *Journal of Psychosomatic Research* 2008; **64**: 335–49.

159. van Dulmen AM, Fennis JF, Mokkink HG, Van der Velden HG, Bleijenberg G. Doctor-dependent changes in complaint-related cognitions and anxiety during medical consultations in functional abdominal complaints. *Psychological Medicine* 1995; **25**(5): 1011–18.

160. Ware JE Jr., Sherbourne CD. The MOS 36-item short-form health survey (SF-36). I. Conceptual framework and item selection. *Medical Care* 1992; **30**(6): 473–83.

161. Katon W, Lin EH, Von Korff M, Russo J, Lipscomb P, Bush T. Somatization: a spectrum of severity. *American Journal of Psychiatry* 1991; **148**: 34–40.

162. Hansen MS, Fink P, Frydenberg M, Oxhoj ML. Use of health services, mental illness, and self-rated disability and health in medical inpatients. *Psychosomatic Medicine* 2002; **64**(4): 668–75.

163. Smith RC, Gardiner JC, Lyles JS, Sirbu C, Dwamena FC, Hodges A et al. Exploration of DSM-IV criteria in primary care patients with medically unexplained symptoms. *Psychosomatic Medicine* 2005; **67**(1): 123–9.

164. Koch H, van Bokhoven MA, ter Riet G, van der WT, Dinant GJ, Bindels PJ. Demographic characteristics and quality of life of patients with unexplained complaints: a descriptive study in general practice. *Quality of Life Research* 2007; **16**(9): 1483–9.

165. Harris AM, Orav EJ, Bates DW, Barsky AJ. Somatization increases disability independent of comorbidity. *Journal of General Internal Medicine* 2009; **24**(2): 155–61.

166. Hoffman DL, Dukes EM. The health status burden of people with fibromyalgia: a review of studies that assessed health status with the SF-36 or the SF-12. *International Journal of Clinical Practice* 2008; **62**:115–26.

167. Ross SD, Estok RP, Frame D, Stone LR, Ludensky V, Levine CB. Disability and chronic fatigue syndrome – a focus on function. *Archives of Internal Medicine* 2004; **164**(10): 1098–107.

168. El Serag HB, Olden K, Bjorkman D. Health-related quality of life among persons with irritable bowel syndrome: a systematic review. *Alimentary Pharmacology and Therapeutics* 2002; **16**(6): 1171–85.

169. El Serag HB. Impact of irritable bowel syndrome: prevalence and effect on health-related quality of life. *Reviews in Gastroenterological Disorders* 2003; **3**(Suppl 2): S3–11.

170. Gralnek IM, Hays RD, Kilbourne A, Naliboff B, Mayer E. The impact of irritable bowel syndrome on health-related quality of life. *Gastroenterology* 2000; **119**(3): 655–60.

171. Solomon L, Nisenbaum R, Reyes M, Papanicolaou DA, Reeves WC. Functional status of persons with chronic fatigue syndrome in the Wichita, Kansas population. *Health and Quality of Life Outcomes* 2003; **1**: 48.

172. Reynolds KJ, Vernon SD, Bouchery E, Reeves WC. The economic impact of chronic fatigue syndrome. *Cost Effectiveness and Resource Allocation* 2008; **2**(1): 4.

173. Robinson RL, Birnbaum HG, Morley MA, Sisitsky T, Greenberg PE, Claxton AJ. Economic cost and epidemiological characteristics of patients with fibromyalgia claims. *Journal of Rheumatology* 2003; **30**(6): 1318–25.

174. Hauser W, Schmutzer G, Brahler E, Glaesmer H. A cluster within the continuum of biopsychosocial distress can be labeled 'fibromyalgia syndrome' – evidence from a representative German population survey. *Journal of Rheumatology* 2009; **36**(12): 2806–12.

175. Guthrie E, Creed F, Fernandes L, Ratcliffe J, Van Der JJ, Martin J et al. Cluster analysis of symptoms and health-seeking behaviour differentiates subgroups of patients with severe irritable bowel syndrome. *Gut* 2003; **52**(11): 1616–22.

176. Giesecke T, Williams DA, Harris RE, Cupps TR, Tian X, Tian TX et al. Subgrouping of fibromyalgia patients on the basis of pressure-pain thresholds and psychological factors. *Arthritis and Rheumatism* 2003; **48**(10): 2916–22.

177. Naliboff BD, Balice G, Mayer EA. Psychosocial moderators of quality of life in irritable bowel syndrome. *European Journal of Surgery Supplements* 1998; **583**: 57–9.

178. Spiegel BM, Gralnek IM, Bolus R, Chang L, Dulai GS, Mayer EA et al. Clinical determinants of health-related quality of life in patients with irritable bowel syndrome. *Archives of Internal Medicine* 2004; **164**(16): 1773–80.

179. Creed F, Ratcliffe J, Fernandes L, Palmer S, Rigby C, Tomenson B et al. Outcome in severe irritable bowel syndrome with and without accompanying depressive, panic and neurasthenic disorders. *British Journal of Psychiatry* 2005; **186**:507–15.

180. Creed F, Ratcliffe J, Fernandez L, Tomenson B, Palmer S, Rigby C et al. Health-related quality of life and health care costs in severe, refractory irritable bowel syndrome. *Annals of Internal Medicine* 2001; **134**: 860–8.

181. Creed F, Guthrie E, Ratcliffe J, Fernandes L, Rigby C, Tomenson B et al. Does psychological treatment help only those patients with severe irritable bowel syndrome who also have a concurrent psychiatric disorder? *Australian and New Zealand Journal of Psychiatry* 2005; **39**(9): 807–15.

182. Meerding WJ, Bonneux L, Polder JJ, Koopmanschap MA, van der Maas PJ, Meerding WJ et al. Demographic and epidemiological determinants of health-care costs in Netherlands: cost of illness study. *British Medical Journal* 1998; **317**(7151): 111–15.

183. Kapur N, Hunt I. Psychosocial and illness related predictors of consultation rates in primary care – a cohort study. *Psychological Medicine* 2004; **34**(4): 719–28.

184. Smits FT, Brouwer HJ, van Weert. Epidemiology of frequent attenders: a 3-year historic cohort study comparing attendance, morbidity and prescriptions of one-year and persistent frequent attenders. *BMC Public Health* 2009; **9**: 36.

185. Reid S, Whooley D, Crayford T, Hotopf M. Medically unexplained symptoms – GPs' attitudes towards their cause and management. *Family Practice* 2001; **18**(5): 519–23.

186. Reid S, Wessely S, Crayford T, Hotopf M. Frequent attenders with medically unexplained symptoms: service use and costs in secondary care. *British Journal of Psychiatry* 2002; **180**: 248–53.

187. Shaw J, Creed F. The cost of somatization. *Journal of Psychosomatic Research* 1991; **35**(2–3): 307–12.

188. Hiller W, Kroymann R, Leibbrand R, Cebulla M, Korn HJ, Rief W et al. Effects and cost-effectiveness analysis of inpatient treatment for somatoform disorders. *Fortschritte der Neurologie-Psychiatrie* 2004; **72**(3): 136–46.

189. Sicras-Mainar A, Rejas J, Blanca M, Morcillo A, Larios R, Velasco S et al. Treating patients with fibromyalgia in primary care settings under routine medical practice: a claim database cost and burden of illness study. *Arthritis Research and Therapy* 2009; **11**(2): R54.

190. Robinson RL, Birnbaum HG, Morley MA, Sisitsky T, Greenberg PE, Wolfe F. Depression and fibromyalgia: treatment and cost when diagnosed separately or concurrently. *Journal of Rheumatology* 2004; **31**(8): 1621–9.

191. Silverman S, Dukes EM, Johnston SS, Brandenburg NA, Sadosky A, Huse DM. The economic burden of fibromyalgia: comparative analysis with rheumatoid arthritis. *Current Medical Research and Opinion* 2009; **25**(4): 829–40.

192. Maxion-Bergemann S, Thielecke F, Abel F, Bergemann R, Maxion-Bergemann S, Thielecke F et al. Costs of irritable bowel syndrome in the UK and US. *Pharmacoeconomics* 2006; **24**(1): 21–37.

193. Akehurst RL, Brazier JE, Mathers N, O'Keefe C, Kaltenthaler E, Morgan A et al. Health-related quality of life and cost impact of irritable bowel syndrome in a UK primary care setting. *Pharmacoeconomics* 2002; **20**(7): 455–62.

194. Sandler RS, Everhart JE, Donowitz M, Adams E, Cronin K, Goodman C et al. The burden of selected digestive diseases in the United States. *Gastroenterology*

2002; **122**(5): 1500–11.
195. Levy RL, Von Korff M, Whitehead WE, Stang P, Saunders K, Jhingran P et al. Costs of care for irritable bowel syndrome patients in a health maintenance organization. *American Journal of Gastroenterology* 2001; **96**(11): 3122–9.
196. Johansson PA, Farup PG, Bracco A, Vandvik PO. How does comorbidity affect cost of health care in patients with irritable bowel syndrome? A cohort study in general practice. *BMC Gastroenterology* 2010; **10**: 31.
197. Spiegel BM, Kanwal F, Naliboff B, Mayer E. The impact of somatization on the use of gastrointestinal health-care resources in patients with irritable bowel syndrome. *American Journal of Gastroenterology* 2005; **100**(10): 2262–73.
198. McCrone P, Darbishire L, Ridsdale L, Seed P. The economic cost of chronic fatigue and chronic fatigue syndrome in UK primary care. *Psychological Medicine* 2003; **33**(2): 253–61.
199. Lloyd A, Pender H. Chronic fatigue syndrome: does it need more healthcare resources? *Pharmacoeconomics* 1994; **5**(6): 460–4.
200. Bombardier CH, Buchwald D. Chronic fatigue, chronic fatigue syndrome, and fibromyalgia. Disability and health-care use. *Medical Care* 1996; **34**(9): 924–30.
201. Jason LA, Benton MC, Valentine L, Johnson A, Torres-Harding S. The economic impact of ME/CFS: individual and societal costs. *Dynamic Medicine* 2008; **7**: 6.
202. Salmon P, Peters S, Stanley I. Patients' perceptions of medical explanations for somatisation disorders: qualitative analysis. *British Medical Journal* 1999; **318**(7180): 372–6.
203. Salmon P. Why do primary care physicians propose medical care to patients with medically unexplained symptoms? A new method of sequence analysis to test theories of patient pressure. *Psychosomatic Medicine* 2006; **68**(2): 269–76.
204. Fink P, Sorensen L, Engberg M, Holm M, Munk-Jorgensen P. Somatization in primary care. Prevalence, health care utilization, and general practitioner recognition. *Psychosomatics* 1999; **40**(4): 330–8.
205. Stenager EN, Svendsen MA, Stenager E. Disability retirement pension for patients with syndrome diagnoses: a register study on the basis of data from the Social Appeal Board. (Article in Danish). *Ugeskr Laeger* 2003; **165**(5): 469–74.
206. Fink p, Ørnbøl E, Tomas T, Sparle KC, Frostholm L, Olesen F. A new empirically established hypochondriasis diagnosis. *American Journal of Psychiatry* 2004; **161**: 1680–91.
207. Frostholm L, Ørnbøl E, Christensen KS, Toft T, Olesen F, Weinman J et al. Do illness perceptions predict health outcomes in primary care patients? A 2-year follow-up study. *Journal of Psychosomatic Research* 2007; **62**(2): 129–38.
208. Waddell G. Preventing incapacity in people with musculoskeletal disorders. *British Medical Bulletin* 2006; **77–78**: 55–69.
209. Brown J, Hanlon P, Turok I, Webster D, Arnott J, Macdonald EB. Mental health as a reason for claiming incapacity benefit – a comparison of national and local trends. *Journal of Public Health* 2009; **31**(1): 74–80.
210. van Oostrom SH, Driessen MT, de Vet HC, Franche RL, Schonstein E, Loisel P et al. Workplace interventions for preventing work disability. *Cochrane Database of Systematic Reviews* 2009; **2**: CD006955.

第2章 用語，分類，概念

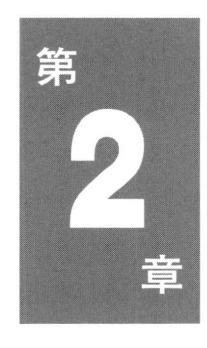

Peter Henningsen, Per Fink, Constanze Hausteiner-Wiehle and Winfried Rief

はじめに

　疼痛，めまい，倦怠感など，各種の身体症状に苦しんでいながら，それらを説明する器官や身体システムの構造的な病理が見いだせない患者群があります。その症状分類と専門用語については，多くの課題が残されていて，難題ではありますが取り組む価値のある課題です。これらの患者には，受診した医師の専門領域や関心の違いによって，さまざまな異なる用語や診断名がつけられています[1；2；3]。それらの用語や診断分類は，明確さや一貫性に欠け，患者の治療法を改善しようとする際の障壁になっています。これは複雑な問題ですが，本章ではまず「私たちは実際のところ何について話しているのか？」という一般的な疑問について，いくつかの側面から検討します。

　本章のはじめに，専門用語（terminology）を取り上げます。「不定愁訴」という概念は難しいため，代案としての用語が提案されています。それらについての賛成意見，反対意見を紹介します。そして，それらの疾患分類を5つの観点から検討します。1）現行の疾患分類についての否定的見解とその歴史について，2）現在提案されている代替用語について，3）この領域での積極的な心理行動学的分類の重要性について，4）症状の臨床的重要度が明らかでない時点での予備分類案について述べ，そして最後に，5）臨床的に重要な身体症状についての2つの新分類，DSM-5における「複合性身体症状障害（complex somatic symptom disorder)」と「身体的苦悩症候群（bodily distress syndrome）」について述べます。本章の最後には，一般的な分類や疾病分類学の概念について述べます。また，隠された疾患を意味しない身体感覚が何を意味しているのか，本症状を引き起こし持続させる中枢および末梢神経の関係はどのようなものなのか，について述べます。

　専門用語や疾患分類について解決策を見出すのは容易ではありません。それでも各方面の知見をまとめて改善していく余地は大きいことが，本章を通じてお分かりいただけるでしょう。

専門用語

不定愁訴（medically unexplained symptoms，あるいは medically unexplained physical symptoms）

　「不定愁訴（説明困難な身体症状）」という用語は，原因が不明な身体症状を呈する患者を表すために，近年，総合診療医の間で広く用いられるようになりました。この用語は，その症状が器質的な身体病理によっては十分に説明されないということを暗示しています。このように「不定愁訴」は診断前の状態のようにも受けとれます。つまり，現在は「器質的原因」がみつかっていないが，今後隠れた原因がみつかる余地があるということを暗に示しているのです[4]。

　「不定愁訴」という用語は広く知られているため，本書のタイトルにも用いられています。この用語には，純粋に記述的であり，診断上も中立的であるという利点がありますが，それ以上に，今後の使用への信頼が損なわれるという不利益が大きいと考えられます。「不定愁訴」には，臨床的には患者が必要としている症状への積極的な説明や支援を留保するという否定的な意味合いがあり[5;6]，また概念的には少なくとも以下の2つの点で曖昧さがあります[4]。

- 何をもって症状への医学的説明とするのかが明確ではありません。それには，症状と証明済みの器質的な病理との関係が明確で，機能的，解剖学的，かつ病態生理学的な説明を含む用語がよいでしょう。例えば，疼

痛のような主観的症状に対する中枢神経による説明の方が，それが直接の原因ではないとしても適切です。
- 症状が「医学的に」説明困難であるという表現は，患者からは，医療は何も提供できないと受けとられかねません。たとえ医師にそのような意図がなかったとしても，このようなラベルを貼ることで，治療法がない患者を医師が払いのけているようにも受け取れます[7]。

「不定愁訴」という概念が抱えるより基本的な問題は，それが派生させる二元論です。患者の症状が器質的なもの，すなわち医学的に説明可能であったとしても，医学的に説明困難であったとしても，それは心理的原因を暗示しています。今日では，人々の疾患は，生物・心理・社会的要因の混合物であると理解されていますが，この二元論は我々の疾患分類の中にいまだに大切に残されています。例えば，ICDは精神障害のための別冊を用意し，DSMは精神障害についてのみ言及しています。

専門用語を評価するための10の基準

「医学的に説明困難な」症状で頻回に受診する患者の症状を表すのに今日用いられるか，あるいは将来の疾患概念となる可能性のある用語は，膨大な数に上ります。重要なものとしては，身体表現性障害，機能性障害あるいは機能性身体症候群，身体的苦悩症候群／障害，身体ストレス症候群／障害，（複合性）身体症状障害，精神身体的／精神生理学的障害，心身障害，症状によって定義された疾患／症候群，があります。いずれにしても，心理社会的ストレスへの反応として，身体的苦痛を生じて医療機関を受診する傾向には「身体化」との関連がみられます。その身体化の特徴はさまざまな形で表れてきます。

これらの専門用語の価値を評価するためには，以下のような10の基準が有効です[4]。もちろん，ここに挙げた項目は完全とは言えませんが，重要な側面は捉えることができているでしょう。その基準とは，その用語が，

1．患者にとって受け入れられるものであること

2．医師や他の医療従事者が日常臨床に用いることができ，彼らにも受け入れられるものであること
3．意味のない二元論的思考を強いないこと
4．既存の疾患病理を有している患者にも用いることが可能なこと
5．十分に他から独立した診断基準になり得ること
6．明確な核となる理論的概念を持つこと
7．学際的治療（医学的および心理学的）の可能性を促進すること
8．異なる文化圏においても同様の意味を持つこと
9．病理と病態については中立的であること
10．満足できる頭字語をもつこと

　これらの基準に照らすと，ICD-10 や DSM-Ⅳで今日用いられている用語には問題があります。それは心理的原因を暗示し，そのために患者からはほとんど受け入れられず，二元論的思考を強化するからです。この用語は一部の国々，例えばドイツなどでは，英国や米国でよりも広く受け入れられています。しかし，「症状によって定義された疾患／症候群」という用語は，患者に広く受け入れられるとは思えないし，医師にとっても同様です。それは，明確な核となる概念を欠いており，病理が確立された併存疾患とは簡単に組み合わせにくいからです。

　「（複合性）身体症状障害」は，その状態が，不釣り合いな苦痛や心理行動面の特徴ではなく，まさに身体症状によって定義されています[8]。このことからも，本障害を定義することの難しさがわかります。本疾患概念は，核となる概念が明確ではなく，文化を超えて受け入れられるのか疑問が残り，多職種による治療の促進にはつながりそうにありません。それに加えて，ある現象を同時に症状と呼んだり障害と呼んだりする点が不自然であり，「複合性」という概念は「単純」というカテゴリーと比較しなければ明確化し難いものです。しかし，DSM 作業グループは今日，「身体症状に影響を与える心理的諸因子」と「虚偽性障害」を合わせて，「身体表現性障害患者」を「身体症状障害」として再び命名し，従来の身体表現性障害の下位分類を「複合性身体症状障害」のもとに包括することを提案

しています[8]。一見すると，上記の基準に最も適した用語は，身体的苦悩症候群／障害，心身障害または心理生理的障害，機能性（身体）症候群／障害と思われます。

　「身体的苦悩障害（bodily distress disorder）」という用語は前述の基準のほとんどを満たすものの10番目の基準は満たしていません。BDDという頭字語が身体醜形障害（body dysmorphic disorder）を示すものとしてすでに用いられているからです[1]。この領域の専門家による国際的な議論の中では，distress（苦悩）概念の意味があいまいであることが指摘されました。デンマークとドイツでは，この言葉は必ずしも心理的要素を暗示するものではなく，疼痛やめまいなどの身体症状だけであってもdistress（苦悩，不調，不全）となり得ます。一方，英国ではdistress（苦悩，不調，不全）の概念は心理的状態と切り離すことはできません。疼痛や他の身体症状は苦悩を「引き起こす」のであって，症状そのものが苦悩ではないのです[4]。

　「心身障害（psychosomatic disorder）」もまた上記の基準のほとんどを満たしています。この言葉は正確には心理的要素と身体的要素の両方を示すためのものですが，身体を離れて広く否定的な意味を含んでいて，特にドイツ語圏諸国ではその傾向が強いようです[9;10]。この違いはおそらく，アングロサクソン語圏の国々ではこの言葉が多かれ少なかれフロイト以降の疾患を心因性に説明する伝統と結びついているためでしょう。これらの国々では，「心身医学」という言葉はより広く受け入れられており，精神科医が「心身医学」や「心理学的医学」クリニックを開いても，患者がこのような診断名を嫌うことはありません。このように，我々が，「心身医学」という言葉を症状／障害を表すために用いるのか，医療の一部を表すために用いるのかによって状況は違ってきます。「精神身体的／精神生理学的障害」の直接の意味は「心身障害」と同様です。この用語には，伝統的な心因性の疾患という意味と結びついていないという長所がありますが，「身体的」という用語は身体症状を記述するものとしては一般的ではありません。

　「機能性身体障害／症候群」はほとんどの基準を満たしています。それ

は精神的なものか器質的なものかという症状の背景には中立的な用語であるため，広く受け入れられているのです[10]。しかし，この用語の核となる概念については若干の混乱もあります。というのも，それが身体症状と関連する臓器の機能障害や（伝統的な見方である），症状の体験にかかわる大脳システムの機能的障害（今日受け入れられやすい見方である）に言及しているからです。

疾患分類

DSM-ⅣとICD-10における今日の疾患分類

　器質的な病理が明らかでない身体症状を継続して訴える患者のための疾患分類としては，米国精神医学会による診断と統計のためのマニュアル第4版（DSM-Ⅳ），世界保健機構による国際疾患分類第10版（ICD-10）が広く用いられています。

身体表現性障害

　精神障害を持つこれらの患者の分類における「標準用語」は，DSM-ⅣやICD-10のFブロック（精神障害）に含まれる「身体表現性障害」というカテゴリーです。このカテゴリーについては，過去数年間，廃止すべきという厳しい意見のほか，修正すべきであるとする意見も提出されてきました[11;12]。現在，DSMとICDの次版への移行過程は順調に進んでおり，私たちは簡単に4つの問題点を指摘するにとどめます［訳注1］。

- 身体表現性障害には症状があまり重度とは言えない患者についてのカテゴリーがない：身体表現性障害の最も稀な病態である「身体化障害」についてのほとんどの大規模研究は疫学的調査です。その結果，身体的苦痛を継続して訴える患者の機能障害，能力障害，医療機関受診がこれまで過小評価されてきました。「身体化障害」の診断は日常臨床で用いるにはあまりに硬直的で，診断基準を満たすのは特徴的な症状を持った重症例のみです。多愁訴のほとんどの患者は残遺的カテゴリーである「鑑別不能型」または「特定不能の」身体表現性障害と診断されます[12;

13]。このため，ICD-10 や DSM-IV のあり方について幾つもの意見が出されてきました。
- 身体表現性障害の定義には積極的な心理行動面の特徴が欠けている：身体表現性障害の定義は基本的には除外診断に基づいています。その診断には症状を説明できる器質的な病態を除外する必要がありますが，「不定愁訴（説明困難な身体症状）」と同様，その用語自体が問題を含んでいます。この診断分類には，これらの症状を有する患者を積極的に定義する心理行動学的特徴が決定的に欠けています[12]。
- 内的矛盾：DSM-IV と ICD-10 の身体表現性障害カテゴリーそのもの，あるいは両診断名の間には，多くの矛盾があります。「転換性障害」は DSM-IV では身体表現性障害カテゴリーの1つとなっていますが，ICD-10 では解離性障害の1つとされています。「神経衰弱」は ICD-10 では身体表現性障害の1つですが，DSM-IV には含まれていません。また ICD-10 における下位分類「身体表現性自律神経機能不全」は DSM IV には存在しません。DSM-IV における「疼痛性障害」は ICD-10 における「持続性身体表現性疼痛障害」とは異なります。
- うつ病や不安障害との関係が不明確である：多くの研究によれば，身体表現性障害や機能性身体症候群の患者は，健常者と比べ，また症状を説明することができる器質的疾患を有する患者と比べても，うつ病や不安障害を高率に合併しています[14]。疫学的にみれば，これらの病態が重複しているのは，例外的というより法則的なものであり，「併存症」とするにはやや無理があります。一方，「仮面うつ病」のような概念も持続的な身体症状を有する患者を示していますが，これらの患者群は抑うつや不安が強くないという点で問題があります。

機能性身体症候群

　「機能性身体症候群（functional somatic syndrome；FSS）」という用語は確立されたものではなく，著者らはこの見出しのもとに包括される症候群には賛成ではありません。FSS のひな形として引き合いに出されるのは，「過敏性腸症候群（IBS）」「線維筋痛症」「慢性疲労症候群」の3

表 2.1 専門科別にグループ分けされた機能性身体症候群 [15]

専門科	機能性身体症候群
消化器科	過敏性腸症候群，非潰瘍性機能障害
産婦人科	骨盤関節症，月経前症候群，慢性骨盤痛
リウマチ科	線維筋痛症，慢性腰痛
循環器科	非典型的あるいは非心原性の胸痛
呼吸器科	過換気症候群
感染症科	慢性疲労症候群（CFS/ME）
神経内科	緊張型頭痛，偽性てんかん発作
歯科	顎関節症，非定型的顔面痛
耳鼻咽喉科	ヒステリー球
アレルギー科	化学物質過敏症
整形外科	むちうち関連障害
麻酔科	慢性良性疼痛障害
精神科	身体表現性障害，神経衰弱，転換性障害

ME，筋痛性脳脊髄炎（訳注：慢性疲労症候群の別名）

つです。慢性疲労症候群について付け加えると，ICD-10 が提示しているのはウイルス感染後の疲労症状のみです。おそらくそれらが多くの研究者を惹きつけ，ICD-10 による公式の診断基準のほかに入念な研究用診断基準が作られています。例えば，IBS には Rome 基準が，線維筋痛症には米国リウマチ学会（ACR）の基準が，慢性疲労症候群には米国疾患管理予防センター基準があります。この他にも，研究用診断基準はありませんが，しばしば取り上げられるものに，「多重化学物質過敏症（MCS）」「緊張型頭痛」「顎関節症」「非特異的胸痛」「非潰瘍性胃腸障害」など多数あります。「間質性のう胞」や「耳鳴り」などのいくつかの症候群も稀に挙げられています。新たな概念も提案されてはいますが，その実態は時代遅れとなっています（表 2.1）[15]。FSS は精神障害の領域の外側，例えば，消化器系疾患，筋骨格系疾患など，異なる臓器系統ごとに命名されています。「身体表現性障害」や「機能性身体症候群」といった疾患分類の背景

には明確な論理がないという点では衆目の意見が一致しています。これまで述べてきたように，例えば慢性的な各所の疼痛を有する患者が「持続性身体表現性疼痛障害」になるのか「線維筋痛症」になるのかは，誰が診断をしたのかに依存し，患者の病態とは関係がありません[15]。

さらに，症状が単独のFSSを分離するには問題があります。一番目には，各FSSの間には症状の重複がかなりみられることです。例えば，慢性疲労症候群や線維筋痛症の筋痛などです。二番目には，1つのFSS症状だけの症例がある一方で，多くの症例は複数のFSS基準を満たしています。三番目には，異なるFSSであっても同じ種類の治療，すなわち精神療法，抗うつ薬など多様な治療に反応します。このように，単症状のFSSは基本的には今日の専門分化した医療システムが産み出した診断と治療の人工物であると，多くの医師は考えています[2;15;16;17;18]。

今日の診断分類の歴史

「身体化障害」概念の起源はヒステリーにあります。この名称は，身体表現性障害という新しい疾患群の1つとして，1980年にDSM-Ⅲに紹介されました。1960年代初期に，PerleyとGuzeは精神科病棟に入院中の「ヒステリー」と診断された39名の女性の症状をもとにヒステリーの診断基準をまとめました[19]。後にそれは「Briquet症候群」と名付けられました[19]。すべての症状の因子分析から，59の身体的・心理的症状が抽出され，10のグループに分類され，そのうち25の症状がBriquet症候群の診断を確定するために求められました。症状クラスターを同定するために因子分析を最初に用いた先駆的な試みでしたが，その診断基準は偏った事例を基に作られたため，代表的な事例とは隔たったものとなりました。症状の構成は，調査の設定背景の影響を受け，患者の性別や当時ヒステリーの特徴と考えられていたものが強く反映されたものになりました。DSM-Ⅲにおいて「Briquet症候群」が「身体化障害」として紹介される際に修正を受け，他の精神医学的診断名との重複を避けるために心理的症状は除外されました。

DSM-Ⅳにおいて診断基準は大きな改定を受けました。この診断基準で

は、4つの症状群（疼痛、消化器系、性的、偽性神経性）のうち3つが求められていますが、それらの根拠は不明です。身体表現性障害の診断カテゴリーは、1992年に出されたICD-10にも含まれていますが、その症状リストはDSMとは異なり、求められている症状の数や診断名が両者の間で異なっている点で混乱を招いています。この診断基準は、DSMの後の版において修正されたものの、その遺産は失われていません。他の身体表現性障害の基準は、DSMにおいてもICDにおいても曖昧です。

「身体化障害」の診断感度を増すために、Escobarら[20]は簡易型身体化障害指数（abridged somatization index）を提案しました。この指数では、DSM-IIIにおける37個の身体症リストのうち、男性の場合4つの症状、女性の場合6つの症状を必要としており、DSM-IIIが身体化障害の診断基準として12から14個の症状を求めていたのと比べて簡略化されています。Kroenkeら[21]は、「多重身体表現性障害」を提案し、その定義は、少なくとも2年間症状が続いていて、15の症状リストのうち3つ以上の説明困難な身体症状を認めるものとしています。

しかし、これらの簡易版には原版と同じ基本的な問題があります。すなわち、診断の質を高めるたに選ばれた症状数は恣意的であり、経験に基づいたものではありません。その上、多くの研究がDSM-IIIの症状リストから引用され、前もって定められた症状リスト、CIDI（Composite International Diagnostic Interview）、非専門家向けCIDI、DIS（Diagnostic Interview Schedule）など広く用いられている診断ツールに頼りながら、DSM-IIIの症状リストに含まれる症状のみを調査しています。すなわち、もとの基準を超える診断基準を見出そうとするものではありません。PSE（Present State Examination）、SCAN（Schedule of Clinical Assessment in Neuropsychiatry）、診断に縛られない独自のツールを用いた研究はほとんどありません。

認知・行動面についての積極的な記述

不定愁訴についての今日の専門用語と疾患分類には多くの問題がみられるので、将来的な分類には根本的に異なるアプローチが求められています。

このための重要な手法として，積極的な心理行動学的基準が提案されています[12, 22, 23]。近年の地域住民を対象とした研究によれば，身体症状を有し，医療の助けを必要としている人には，10種類の心理行動学的特徴がみられます。例えば，「身体的活動を回避すること」「身体的疾患の影響によるバイアス」「身体的に虚弱であるというその人自身の考え」「身体症状のための絶望」です[23]。心理的症状によって疾患の経過と治療の転帰を予測することができるとする幾つかのエビデンスも示されています[22]。診断の過程から心理行動学的特徴に焦点を当てることで，その後の治療もその特徴に応じて修正することができます。一方，不定愁訴患者の多くはプライマリケア医や身体科の各専門医を受診しますが，それらの医師が心理行動学的特徴を評価するとなると，あまりに多くの時間がかかり，また専門的知識も必要となります。以下では，積極的な心理行動学的特徴の経験的な裏付けについて，またそれらの診断基準としての適切性について述べます。

自らに向けられた注意，身体的自己観察

　Barskyらは，「身体感覚の増幅」という視点を提案しています[24]。Barskyらによれば，不定愁訴を有する人は身体感覚に注意を向ける傾向が強いようです。このように注意を向けることで感覚は過敏となり，さらに強い身体感覚が，さらに否定的で破滅的な解釈に至る危険を高めています。Barskyの理論は，身体感覚の増幅を評価する自記式スケールの結果に基づいています[25]。それ以降のほとんどの研究（全てではない）では，「身体スキャニング」は，身体化障害や心気症患者においてより顕著であることが確認されています[26, 27]。精神的身体スキャニングの過程では，さまざまな身体の部分と機能が調べられ，それらが正しく機能しているかどうかが評価されています。例えば，患者は疼痛の強さを確かめつつ癌の兆候がないか調べています。多くの患者は社会的活動を減らし，外的刺激の源を減らすことで，さらに身体症状などの内的刺激が強まり，身体症状が持続する過程が強化されるのです[23]。身体感覚の増幅が「医学的に説明困難な」「身体表現性の」「機能性の」症状を生じさせ維持する役割を果

たしているとする最近の研究によれば，それらの役割の重要性は相対的なものです[22;23;31]。

一方，脳の画像研究によれば，注意の集中により身体症状への感覚が強まり，注意をそらすとその感覚は減弱するという仮説が支持されています[29]。疼痛基質への大脳の活動は人が痛み刺激から注意をそらすと減少することを，著者らも明らかにしてきました。一方で，身体症状への持続的な注意集中により神経感覚は過敏となり，慢性化の過程が強化されています[30]。

身体症状の過剰な解釈

Barskyの身体感覚増幅モデルの心理行動学的特徴のひとつは，身体症状が破滅的なものであるという過剰な解釈です。このモデルによれば，身体化する患者には身体感覚を過剰に解釈する傾向がみられます。症状の解釈の仕方の特徴については，身体表現性障害では明確な結果は得られていません[31]。慢性疼痛については「破滅的な身体症状」を示す傾向が強い患者は慢性化の危険も高いと報告されています[32]。このため，「破滅的な身体症状」は症状の持続とそれに先立つ12カ月間の医療機関受診についての注意信号と考えられます[23]。破滅的な解釈を不定愁訴や「身体表現性障害」の特徴を表す重要な要素とみなし，破滅的な解釈を修正することで予後は改善されると報告されています[22;31]。

身体疾患があるという思い込みは身体化障害に必須なものだろうか？

「医学的に説明困難な」「身体表現性の」「機能性の」症状を有する患者の特徴としてしばしば指摘されてきたのは，患者の身体疾患への強い思い込みです。実際に，精神医学，心身医学，臨床心理学に携わる多くの治療者は，患者の身体疾患への過剰な思い込みに手を焼いてきました。しかし，経験的なデータからはやや異なる結論が報告されています。確かに，多くの不定愁訴患者は硬直した身体疾患への確信を持っていますが，原因はそれだけではありません。実際のところ，患者による解釈モデルはいくつもあり，心理学的解釈モデルもその1つです[33;34]。心理学的解釈モデル

をとる患者ほど，能力障害も強い傾向がみられます。このため，1つの病態説明に固執することなく，さまざまな視点から身体症状を説明する柔軟な姿勢が大切です。多くの総説によれば，「医学的に説明困難な」「身体表現性の」「機能性の」症状を有する患者の症状の原因は，器質的疾患の背景があったとしても，うつ病患者に比べて，1つの原因によって簡単に説明することはできません[22;28;31]。これについては今後も調査が必要です。

身体的に脆弱であるという自己概念
　慢性の「説明困難な」症状を有する患者は，自分は脆弱でストレスや身体的な負荷に耐えられないという，否定的な自己概念を持っていることが分かってきました[26;27]。私たちは，患者のこのような見方を「破滅的な身体感覚の解釈」によって混乱させるべきではありません。破滅的な解釈が現在の症状の理解に焦点を当てているのに対し，否定的な自己概念は移ろいやすく，身体症状がない時にも存在します。このため否定的な自己概念は，慢性で持続的な危険因子とみなすことができます。従来のデータの再分析によれば，否定的な自己概念は，心理的治療介入における最も強力な予後不良因子のひとつです。地域住民を対象にした研究によれば，身体的に脆弱であるという自己概念は，身体症状を有する患者で特に医療的介入を要し能力障害が重度の患者群を同定する独立した因子です[23]。

予期と記憶
　症状を予期することで身体症状への感覚が強まります。症状を予期することも，症状の記憶もともに脳の構造の同様の部分を活性化させます[35;36]。Brownは，症状を悪いものとして認識するというモデルを提唱し[37;38]，症状を認識するためにこれまでの記憶をたどることは，他の外的内的な刺激によって引き起こすことができるとしています。症状に対する悪性の感覚が引き起こされる傾向は「医学的に説明困難な」症状を有する患者でより顕著です。身体症状が生じ持続する過程に記憶がどうかかわっているのかについては，さらに研究が必要です[31]

健康不安と健康への関心

　健康不安（疾患への心配ということもできます）は心気症の中心的病理です。しかし，心気症に限らず，「医学的に説明困難な」「身体表現性の」「機能性の」の症状を有する多くの患者では，健康不安得点が上昇しています[22;27;31]。Rief らは，地域住民のデータをもとに，臨床の場で不定愁訴を同定するための新たな疾患分類には，身体症状，健康や疾患への絶え間ない不安を反映させることが必要であるとしています[23]。健康不安は，不定愁訴患者の診断に必須ではありませんが，広くみられます。医師から生命を脅かすような疾患による症状ではないと保証され，それを理解しながらも身体症状を訴える患者は少なくありません。

病的な疾病行動

　Pilowsky[39] は，身体化障害患者や心気症患者には彼らに特徴的な病的な疾病行動がみられるという仮説を提出しています。しかし，彼が仮定した疾病行動の構造は，幅広く多面的であり，「医学的に説明困難な」「身体表現性の」「機能性の」症状を有する患者を分類するための基準としては用いにくいものです。疾病行動は医療システムに大きく依存し，医師の交流パターン，診察時間，医師の個人的技量などに依存しています。一方，幾つかの研究によれば，医療機関の受診頻度は患者の身体症状の数と密接に関連しています[40]。身体表現性の症状を有する患者が頻回に受診することは，併存するうつ病によっては説明できません[41;42]。その上，受療行動は均質ではありません。繰り返し診断名を確認するなど医学的保証を求める患者がいる一方で，投薬などを求める患者，また社会的ネットワークを通じて症状を訴える患者もいます[43]。受診頻度の増加は「医学的に説明困難な」「身体表現性の」「機能性の」症状を有する患者に特異的なものではありません。それは，心気症，うつ病，不安障害でも生じます[31]。不定愁訴と病的な疾病行動との間には何らかの関係があるように思われますが，いまだ十分には解明されていません[28]。病的な疾病行動という考え方には，患者のニーズの多様性を考慮した修正が必要です。

身体的活動の回避と症状を引き起こすと思われるその他の刺激

　身体症状のために医療機関を頼り，能力障害をきたす患者がいる一方で，身体症状はあっても医療の助けを必要とせず活動能力も保たれている人々がいます。この両者を分ける最も強力な要素は身体的活動の回避です[23]。この身体化の傾向は，疼痛患者についての研究で確認されており，症状による身体的活動の減少は，疼痛が持続することを予測させる最も重要な要素でした[44]。身体的活動の回避は，全般的な活動回避だけではなく，廃用症候群など身体の一部分の活動回避の場合もあります。「疼痛回避モデル」からは，身体的活動を回避することで症状がいかに悪化し，身体症状への知覚が強化されるのかがわかります[45]。心気症患者の場合，強迫的に健康関連の情報を集める患者がいる一方で，多くの患者は健康や疾患についての情報を遠ざけています。さらに，身体化障害患者や心気症患者の多くは身体的活動を避けるだけでなく，身体症状をきたす場所，情報，社会的接触をも避けることで「安全」を保とうとしています。

対人関係の問題

　「医学的に説明困難な」「身体表現性の」「機能性の」症状を有する患者の医療への満足を考えるとき，対人関係という視点が重要です。これらの患者との間に良好な医師患者関係を作ることは，医師にとっても患者にとっても難しい課題です。身体化している患者は，重度の器質的疾患を有する患者に比べて医療への満足度が低い傾向がみられ，これは，治療の期間，種類，集中度を考慮に入れても同様でした[27;46;47]。このように患者が医療に不満を抱くと，適切な受診は妨げられ，頻回に受診先を変更したり，治療を中断したり，それまでの検査結果が生かされなくなる，などの問題が生じます。私たちの医療システムは身体表現性障害患者を治療する準備が十分には出来ていないかもしれません。しかし，患者側の不満足度は，単に不十分な治療への反応とするよりはおそらく大きいものです。身体化している患者は，そもそも対人関係における接触の仕方が不安定となりがちで，単なる治療場面での問題というよりは，より深く人格の成長が妨げ

られている可能性も考えられています[48]。

　つまり，これらの患者群を特徴付ける心理行動面の特徴を定義することができれば，患者の早期発見につながり，患者の認知と行動を修正するための治療計画をたてる助けになるでしょう。心理行動面の特徴についての経験的データを診断基準として用いることが許されるのか，またこれらの特徴が症状を形成し維持するのにどの程度影響しているのかは明らかではありません。これらの心理行動面の特徴は，症状に先行するものばかりではなく，症状の結果や転帰を予測する因子にもなります。

　DSM-5においても，DSM-Ⅳと同様，病因には言及せずに現象を基盤にするという合意がなされています。心理行動面の特徴を定義する項目を診断基準に入れる場合，それは純粋な記述子（descriptor）として用いられる必要があります。DSM-5分類における複合性身体症状障害（CSSD）案はこの心理行動面の特徴を含んでいます[8]。心理行動学的基準の感度と特異度についてのエビデンスは限られています。プライマリケア領域で身体症状を評価する作業が複雑化しないように，心理行動面の特徴の単なる羅列を超える基準が必要です。現在，「医学的な説明不能性」を求めることなく，身体症状のみに基盤を置くアプローチ，「身体的苦悩症候群（BDS）」の概念が，Finkらによって提案されています[1]。

　これらの2つの分類手法を詳細に議論する前に重要なことは，不定愁訴の臨床的重要性はその発生時や初診時にはほとんど明確ではないということです。このため，「医学的に説明困難な」「身体表現性の」「機能性の」症状についての予備的な分類が求められています。

診断が確定するまでの「不定愁訴（説明困難な身体症状）」についての予備的分類

　ある種の身体的な不快感に悩まされている人は多数います。通常，これらの症状は自己制御の範囲内に収まっていて，重大な障害や苦痛を生じることはありません。このため，これらの症状を「障害」に分類するには，ある程度の主観的な重症度と期間が必要で，例えばそれは数カ月間程度です。「医学的に説明困難な」，「身体表現性の」，あるいは「機能性の」症状

についての予備的な診断は，主としてプライマリケア領域で問題となり，特に診断過程の早期に問題となります。プライマリケア領域では，このような潜在的，一過性の感覚や症状は一般的です。私たちはこれらの現象にICD-10 ブロック R 00-R 99，すなわち中立的な名前である「症状」あるいは「特発性症状」を用いることを基本的には勧めています。国際プライマリケア分類（ICPC）-2 は診断の「症状成分」として，この問題を強調しています。症状診断には，このようにいまだ明確化されていない症状，さらなる検索や治療を必要としていない症状，特定の ICD-10 診断に当てはまらない持続的な症状，などが含まれています。身体症状を呈する軽症の事例が症状診断に当てはまり，患者がその「診断」を疾患と誤解しない限り現実的な解決策です。しかし，プライマリケア医がより「重度の」精神医学的診断名，「身体化障害」などを用いる代わりに，偏見を避けるために症状診断を用いるとすれば問題です[49]。

　症状を「身体的障害」あるいは不定愁訴と呼ぶ時の診断名には幅は広い選択肢があるため[49]，国際プライマリケア分類（ICPC）では，早期あるいは軽症の状態を示す診断名として「多重症状（multiple symptoms）」という用語が提案されています。「多重症状」診断は精神科領域の診断名ではないので，内科領域の患者にも受け入れやすいものと思われます。正常と病的な状態との境界領域において多次元的アプローチを用いるのは良い方法です。「多重症状」診断は，患者が6カ月間に3つ以上の症状で繰り返しプライマリケア医を受診している時に用いられます。このため，この診断は，より重度の臨床的診断のための注意信号であるともいえます。

臨床的な意義を持つ不定愁訴についての2つの新提案
複合性身体症状障害（complex somatic symptom disorder；CSSD）
　2010年初めに，DSM-5 身体症状障害ワーキンググループによって，「身体表現性障害」カテゴリーについての重要な変更が提案されました[8]。本書ではそれについて簡単に触れます。CSSD には4つの大きな変更点がみられます。

- CSSD は身体表現性障害の見出しとしてまとめられていたすべての障害を包括している：CSSD には，身体化障害，鑑別不能型身体表現性障害，心気症，心理的要素と一般身体疾患の両者と関連する疼痛性障害，心理的要素と関連する疼痛性障害が含まれています。CSSD という新しい名称は，原因についての仮説に触れずに，身体症状の存在を強調している点で，おそらく医師にとっても患者にとっても受け入れられるものでしょう。
- 身体症状に加えて積極的な心理行動学的基準による定義がなされている：はじめに，患者が明確な心理行動学的特徴を示すことが求められています。現在の案では「苦痛を与え，さらに／または日常生活を妨げる，1つ以上の身体症状」と「3つの心理行動学的特徴（健康に関する不安，不適切で持続的な関心，症状や健康への関心に費やされる過剰な時間とエネルギー）のうち少なくとも2つ」が求められていて（表2.2）[8]，これは重要な前進です。
- 症状が医学的に説明困難であるという中核基準を除外している：これは CSSD における最も重要な変更点です。カテゴリーの説明には「症状には既知の身体疾患との関連がある場合もない場合もある」とされています。例えば，多発性硬化症では，他の状態（慢性的であること）が当てはまるならば，患者は不快な疲労を経験し，病状進行への不安を抱え（強い健康不安），持続的な器質的障害による疲労があることで，CSSD 診断の基準を満たします。典型的な器質的病態で説明できない症状との関連性を外すことで，診断カテゴリーの鑑別的な価値が失われるかどうかについては検討中です。「その患者の苦痛や訴えが器質的病態で通常示される程度を超えている」という基準は，より穏当で，代替となるかもしれません。
- それに加えて，CSSD 案は3つの特定すべき選択肢を挙げていて，定められた方法で障害の重症度を評価することを推奨しています。

まとめると，この提案は「不快な（しばしば多重の）症状と，過度のまたは不適切な症状への反応，あるいは健康への不安，との組み合わせ」を

表2.2 DSM-V案：'複合性身体症状障害'診断基準（米国精神医学会の承認を得て作成）[8]

CSSDと診断するには，A，B，Cを満たすことが必要	
A．身体症状	日常生活を阻害するような苦痛を伴う身体症状が1つ以上存在する
B．これらの症状あるいは健康についての過度の考え，感覚，行動	少なくとも以下のうち2つを満たすことが必要 (1) 強い健康への不安， (2) その症状が重大な疾患によるものではないかという不適切で継続的な関心， (3) これらの症状や健康状態*についやされる過剰な時間とエネルギー
C．慢性化	どの症状も継続的には生じていないにもかかわらず，症状を呈している状態が慢性化している（少なくとも6カ月間）
CSSDの診断基準を満たす患者は，それぞれの優勢な臨床的特徴に応じて**以下の分類を特定する**	XXX.1 身体症状が優勢（かつての身体化障害） XXX.2 健康不安が優勢（かつての心気症）。患者が最小限の身体症状に対して健康不安を訴えていれば，不安障害を有すると診断する方が適切かもしれない。 XXX.3 疼痛が優勢（かつての疼痛性障害）。診断基準Bのうち，疼痛の訴えが優勢な場合に特定する。他の疼痛を訴える患者は適応障害あるいは身体疾患に影響を与える心理的因子のような精神医学的診断が適切である。

＊身体症状障害作業グループによれば，診断基準Bについてはいまだ議論の最中である。CSSDの**重症度**分類には，身体症状の存在と重症度を評価するための基準がある（PHQ[50]など）。(Whiteley調査票[51]のような) 患者の過度の症状や健康への関心を評価するものもある。

求めています。患者の苦痛はその「医学的説明性」にかかわらず本当のものです[8]。その最大の長所は，二元論的に症状を捉える立場を捨て，心理行動学的領域の知見を取り入れたところにあります。短所は選択された心理行動学的基準の科学的根拠がいまだ不十分なことです。最近の総説によれば，CSSDはすべての診断案のなかで最もよくできていて，記述的な

表2.3 '身体的苦悩症候群'の症状と診断基準 [1]

はい	いいえ	症状群
		3つ以上の心肺／自律神経亢進症状 動悸／心悸亢進，前胸部不快感，運動時以外の息切れ，過換気，発汗や冷や汗，震え，口腔乾燥，胃のむかつき，バタフライ様発赤
		3つ以上の胃腸の亢進症状 腹痛，腸管蠕動の頻回の運動低下，腹部膨満感／ガス充満感／腹部の張り，逆流，便秘，下痢，嘔気，嘔吐，胸やけ
		3つ以上の筋骨格系の緊張症状 腕や下肢の疼痛，筋肉痛，関節痛，麻痺感覚や一部の筋力低下，背部痛，移動する痛み，不快なしびれや刺すような痛み
		3つ以上の全身的症状 集中力低下，記憶力低下，強い疲労感，頭痛，めまい
		4つ以上の上記の各群の症状

診断基準：
'はい'が1－3：軽症のあるいは単一臓器の身体苦悩症候群
'はい'が4－5：重度あるいは多臓器にわたる身体苦悩症候群

妥当性があり，今日の身体化についての生物・心理・社会的モデルのすべての次元を反映しています。それは，身体・心理行動学的な症状の側面を取り入れたことで，症状の数を数えるだけの診断を超えています[22]。

身体的苦悩症候群（bodily distress syndrome；BDS）

近年，「身体的苦悩症候群」が代替用語として紹介されています。この言葉は臨床経験に基づいた診断名で，診断上の混乱を解決してくれるかもしれません[1]。BDSという病名は，さまざまな身体症状に苦しんでいる患者から太鼓判を押されています。

各種の医療状況のもとで大規模研究が行われ，BDSの診断基準についての経験的な基盤が提供されています[1]。研究によれば，ひとつの症状だけでは，多愁訴の患者を鑑別することはできませんが，主成分分析によって，心肺・自律神経系，筋骨格系，消化器系のという3系統の症状群が同定されています（表2.3）。一方，潜在クラス分析によれば，これら3

表2.4 不定愁訴患者にみられる症状クラスターや要素

DSM IV／ICD-10	Gara ら [53] N=1456	Simon ら [52] N=NA	Fink ら [1] N=978	Rosmalen ら (私信, 2009)*
評価の手段	CIDI, DIS	CIDI	SCAN	CIDI
設定：症状クラスター：	プライマリケア	プライマリケア	プライマリケア，神経内科，内科	一般地域住民
胃腸系++	+	+	+	+
筋骨格系+(+)	+	+	+	+
循環器呼吸器系+	+	+	+	+
泌尿器生殖器系+	+	−	+	+
神経系+	−	+	−	−
性機能系+	−	−	−	−
頭痛	+	−	−	−
多愁訴など高度なヒエラルキーの症状群	+	NA	+	−

＊症状クラスターモデルの検証的因子分析は Fink らによって示された（私信，2010）。
CIDI：Composite International Diagnostic Interview, SCAN：Schedule of Clinical Assessment in Neuropsychiatry, DIS：Diagnostic Interview Schedule

系統の症状だけでは患者を明確にグループ分けすることはできませんでした。なかには，倦怠感，頭痛，めまい，集中困難のような1系統に限定されない幅広い症状を有する患者もいるからです。そこで，これら3系統の症状に，5つの一般的かつ非特異的な症状を加えた潜在クラス分析が行われ，BDSの臨床的診断基準が作られました。患者は，身体症状のない群，多数の臓器系にわたる重度の身体症状をもつ患者群（有病率3.3％），ひとつの臓器系由来の中等度の症状をもつ患者群（有病率25.3％）の3つに分類されました（表2.3）。ひとつの臓器系由来の患者はさらに，循環器・呼吸器系，消化器系，筋骨格系，全身系亜型という4つの亜型に分けられます。注目すべきことには，これらの症状は他の様々な研究によって指摘されているものと同様であり，これらの分類の構成は地域住民を対象

にした調査で確かめられています（表2.4）[3;52;53;54;55;Rosmalen (2009, 私信)]。このような基盤があるので，BDSの亜型分類についての知見は極めて力強いものと考えられます。

　同様のデータからは，いずれかの機能性身体症候群（慢性疲労症候群，線維筋痛症，過敏性腸症候群，非心原性胸痛，過換気症候群，疼痛症候群の6つ）またはDSM-IVによる身体表現性障害と患者が診断される場合，この新しい診断名BDSもそれを捉えることができることが確認されました[56]。BDSは，線維筋痛症，慢性疲労症候群，過換気症候群のすべての患者，また98％の過敏性腸症候群患者，そして少なくとも90％の非心原性胸痛，疼痛症候群，身体表現性障害を包括していることが明らかにされました（図2.1）。これらの診断カテゴリーのすべてへの一致率は95％でした。このように，BDSは既知の身体疾患によって説明不能な身体症状を示す，「身体表現性」あるいは「機能性」症候群のほとんどを包括しています。機能性身体症候群の併存症についてはこれまでさまざまな議論がなされてきましたが，BDSはこの併存症の問題も解決してくれるでしょう[2]。

　BDSは，その診断基準に心理的症状や行動面の特徴を含んではいないものの，ほとんどの身体表現性障害患者を包括しています。表2.5に示したように，情緒面／行動面の症状は，身体表現性障害患者と同様に，さまざまな機能性身体症候群の患者にもみられます[56;57]。BDSの診断基準は「精神医学的」症状群と「非精神医学的」症状群という区分をしていません。患者群の間には，社会的・人口統計学的特徴に違いがあるかもしれませんが，転帰には違いがみられません[55]。すなわち，心理行動面の特徴はあまり重要ではなく，診断分類におけるその必要性が問われているのです。現実的には，BDSに情緒面や行動面の症状がみられる場合には，それがうつ病による症状かどうか確認することかもしれません。

　BDS概念は，私たちに専門性を超えて患者を理解するための共通した基盤を提供してくれます。それによって，能力障害をきたす持続性の身体症状は理解しやすくなり，意見交換がしやすくなるでしょう。似たような治療がさまざまな機能性身体症候群や身体表現性障害に奏功することが示

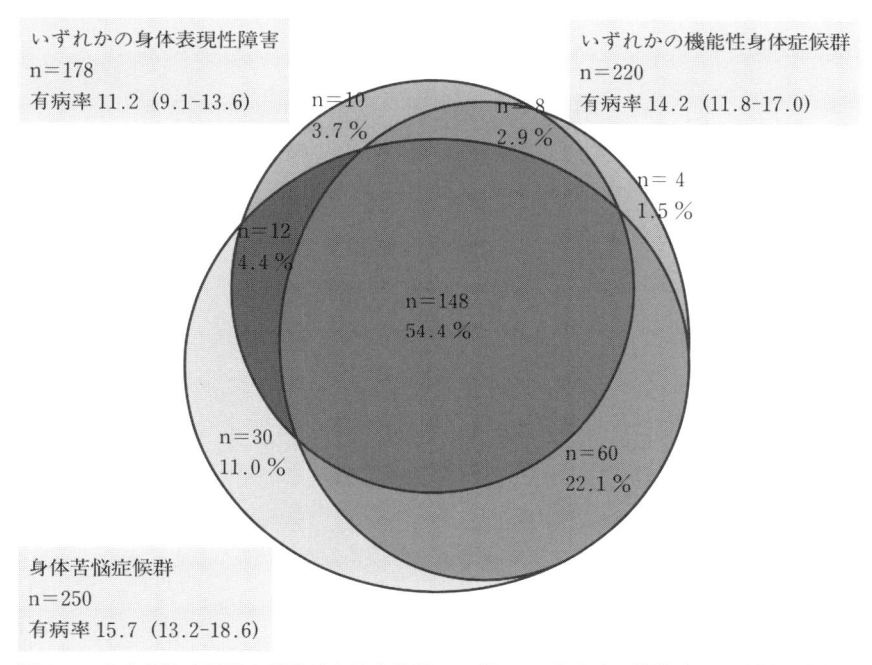

図2.1 '身体苦悩症候群'と機能性身体症候群，いずれかの身体表現性障害との診断の重なり [1 ; 56]

され，患者の治療も促進されるでしょう[15;58;59;60;61;62]。さまざまな診断名がひとつの同じ診断名にまとめられることで，治療の提供も容易になるでしょう。

　BDS概念は，症状クラスターからの症状の算定に基盤を置いています。これまでの研究によれば，これらの症状リストは実際の臨床場面で不定愁訴を同定するのに有用です。特に，身体症状の数は能力障害の強力な予測因子であることが示されています[22]。一方で，今日の身体化障害のように症状のパターンを用いることは臨床的な利便性を低下させます[22]。

　心理行動面の特徴はBDSの診断基準には含まれていません。本書の著者のなかには，その点をこの診断の弱点と考えている者もいますが[63]，実際にはこれはBDSの長所かもしれません。大多数の精神科以外の医師は，併存するか潜んでいる心理行動学的現象にはなじみがありません。こ

表2.5 さまざまな症候群へのうつ病，不安障害の併存 [56]

	線維筋痛症	慢性疲労症候群	過敏性腸症候群	胸痛	過換気症候群	疼痛症候群
	(n=58)	(n=54)	(n=43)	(n=129)	(n=49)	(n=130)
	pr[a]=3.7 (2.6−5.3)	pr=2.9 (2.2−3.8)	pr=2.8 (1.9−4.3)	pr=7.7 (6.2−9.5)	pr=2.6 (1.9−3.5)	pr=8.6 (6.7−10.9)
	n/%	n/%	n/%	n/%	n/%	n/%
うつ病 (n=181)	21	23	19	51	25	43
(計18.5%)	36.2	42.6	44.2	39.5	51.0	33.1
不安障害 (n=181)	16	21	21	46	33	44
(計18.5%)	27.6	38.9	48.8	35.7	67.3	33.8

a）プライマリケア，内科，神経内科を受診した一連の患者における有病率(95% CI, n=2277)

のため，それらを含まない BDS 診断は，医師にとっても，精神医学的診断名の受け入れに消極的な患者にとっても，受け入れやすく，BDS の長所といえるのです。

　これまで述べてきたように，経験に基づく BDS 概念は，複合性身体症状障害（CSSD）概念に代わる経済的な診断名で，身体科の各科やプライマリケア領域においてより実用的なものです。BDS 概念によって，集中度の高い治療を必要としている患者を見つけ出すことができますが，機能障害（impairment），認知機能低下，行動の障害には触れられていません。現象学的に見ても，それは心理社会的苦痛ではなく身体に焦点を当てています。BDS は，さまざまな「機能的」身体症状（57％）に基盤を置き，既知の身体疾患よりも身体的苦痛を表しています。一方，BDS は診断の指標として心理行動学的特徴を含まない点で CSSD とは異なっています。その代わり，BDS の診断では，ある種の症状パターンと精神医学的・器質的鑑別疾患が重視されています。そこでは，器質的疾患によって

症状が説明可能かどうかは問われていません。

　要約すると,「不定愁訴」の分類についての2つの提案,CSSDとBDSは,あいまいで不均質で二元論的な手法によるこれまでの用語と分類よりも明らかに進歩しています。しかし,これら2つの構造は基本的に異なっています。CSSDは症状によって能力障害や心理行動学的特徴がみられていないかという付加的な所見を求めていますが,BDSは中立的／非判断的立場から慎重に身体症状のみに基盤を置いています。

概念についての問題

　能力障害をもたらす持続的な身体症状を有する患者の専門用語と疾患分類について,私たちは本章で十分に述べてきましたが,疾患概念についてはあまり触れていません。この問題については少なくとも以下の2点が重要です。
- 患者を分類する意味を理解することがまず重要なため,この領域での分類学の現状を理解する必要があります。
- 今日の分類では理論から距離を置くことが求められていますが,これらの身体症状の病態生理を理解することも必要です。

　これらについて以下に説明します。

疾患分類を確立する意味

　この領域の疾患分類を確立することがどのような意味を持つのでしょうか？　疾患分類は,「教授がそう言ったから」というような,専門家の意見や合意以上の価値を持ったものでなければなりません[64]。RobinsとGuze[65],後にKendell[66]は,臨床的な症候群の妥当性を科学的に検証するための戦略を幅広くまとめています（表2.6）。それによれば,最初に症候群を「臨床的直観」またはクラスター分析によって同定し記述します。2番目に統計的手法を使って関連する症候群の間の境界や「珍しい特徴」を示します。3番目に経過や転帰の違いを明らかにする経過観察研

表2.6 臨床的症候群の妥当性の裏付け [64；65；66]

妥当性を示すもの	科学的手法
症候群の同定と記述	'臨床的直観'またはクラスター分析による
境界の確定または関連する症候群と比べた'珍しい点'	判別関数分析，潜在クラス分析，などによる
経過観察研究	経過観察研究を通して経過や転帰についての違いを確認する
治療的介入研究	治療への反応性の違いを確認する
家族研究	症候群が'真実を育む'ことを示す
生物学的関連要素	より基礎的な異常（組織学的，心理学的，生物学的，分子生物学的）との関連を示す
特定の暴露因子	
代表的な適切な地域住民から患者標本を集める必要がある	
結果はクロスバリデーションスタディで確かめる必要がある？	
患者は適切な方法で評価される必要がある（質問紙ではなく）	

究を行います。4番目に治療に対する反応性の違いを明らかにするための臨床試験を行い，5番目に家族研究によってそれらの症候群が「真実を育てる（breeds true）」ことを示し，最後に，解剖学，生化学，分子生物学のような，より基礎的な異常との結びつきを示します。さらに3つの法則をリストに追加することが必要で，第一には適切な地域住民を選択して標本を抽出すること，第二には横断研究によって妥当性を検証する必要があること，第三には患者を適切な方法で評価するということです[64]。

診断の最も重要な側面はその実用性といわれており[67]，確かに実用性は重要ですが，必ずしもそれだけで診断の価値が保証される訳ではありません。過敏性腸症候群，化学物質過敏症，慢性疲労症候群，線維筋痛症のような機能性身体症候群は，強固な患者組織，製薬会社，補完的治療を行う人々などの膨大なネットワーク，特定の診断名に特化したクリニック，

保険会社などによって支えられています。これらのグループにとって診断名は高い実用性を持っています。それは，お金を産むからであり，学術的なメリットがあるからであり，患者にとって診断がつくことは彼らの疾患が精神障害ではなく「本当の病気」であるという理解につながるからです[68]。しかし，これらの診断は患者の治療上はほとんど実用性がなく，適切な治療を妨げているともいえます。

　私たちは，最も伝統的で一見明確な精神医学的診断でさえも，その妥当性と実用性を証明することは大変難しいことを心に留めなければなりません。たとえば，統合失調症と双極性障害の間でも，両者の境界や「珍しい特徴」は明確ではありません[67]。また，DSMシステムによる「診断的逐語主義」や「科学的進歩主義」については批判もあります。わずかに変更され，一見よさそうにみえる基準が新しい症候群を生み出し，他の基準は診断名のなかから突然消えてしまう。「身体表現性障害」に代わって，複合性身体症状障害（CSSD）という新しい概念が紹介される時にも同様の問題が生じるでしょう。同時にこの診断システムによって，これらの障害についての「豊かな」現象学的説明も妨げられています。

　KendlerとZacharは「精神医学的分類学の驚くべき不確実性」というタイトルの論文のなかで，このジレンマから抜け出す方法は，より幅広く，より高い秩序をもつ疾患分類を作ることであると述べています[69]。このような高い秩序をもった構造は，診断システムが変化しても，状況依存的に障害の外観が変化しても，揺らぐことはありません。ここで論じられているのは，高い秩序をもつ可能性がある構造として，身体的，抑うつ的，不安の症状は，それぞれ除外すべきものではなく，重複しているという事実に基づいた構造が提案されています。この考えをもとに，何人かの著者は「内面化障害（internalising disorders）」というモデルを提唱しています。最初のモデルは不安と抑うつにのみ注目しているのに対し，新しいモデルは身体症状や身体化を取り上げています。そこでは，より広く共通する要素（「陰性感情」と呼ばれることが多い）と，抑うつと身体化を鑑別する特異的要素などが挙げられています[70]。

　高い秩序をもつ診断分類となる可能性がある他の候補として，「一般身

体医学−精神医学境界面障害（general medicine-psychiatry interface disorders）」を挙げることができます。この「境界面障害」は，原理的には，それが心理学的障害なのか器質的障害なのかという二分法の視点につながる問題があります。実際のところ，包括的カテゴリーとして有用なものは，「機能性身体症候群」，「身体表現性障害」であり，将来的には「複合性身体症状障害（CSSD）」や「身体的苦悩症候群（BDS）」も包括的カテゴリーになるかもしれません。それらは，精神障害でもなければ器質的障害でもなく，その特徴は特に治療時にみられます（身体症状への注意集中，と同時に主観的体験や行動への注意集中）。

疾患分類と異常精神生理学

　能力障害をきたす身体症状についての疾患分類には，概念的な問題が影響を与えています。DSMやICD分類システムは，公式には「脱理論的」で記述的であろうとしています。しかし理想はそうであっても，実際には異常精神生理学モデルが疾患分類に大きく影響しています。一例として「身体表現性自律神経機能不全」という診断カテゴリーが挙げられます。現時点では，それらの機能不全についての十分な根拠は明らかではありませんが，この名称は，心臓，呼吸，消化などの愁訴の基盤として自律神経系の機能不全を仮定しています。もう1つの例として「転換性障害」が挙げられます。この名称自体にも，診断基準のなかにも，発症の原因として心理的要因が求められていて，明らかに心因性の病態が仮定されています。

　精神生理学的モデルについては2つの疑問があります。身体症状によってどのような現象や体験が生じているのか，そして最も可能性のある精神生理学的基盤は何か，ということです。典型的には，最初の疑問はあまり注目されておらず，ある現象の病態を説明しようとすると，まず定義がうまくできず，誤解を招きがちです。まず，身体症状という現象について簡単に何が言えるでしょうか？

　身体的兆候や感覚は日常生活の一部であり，人にとって生存に必要なものであるともいえます。身体は，走っている時には休息が必要だと私たちに告げ，触れているものが熱いと知らせることでやけどを防ぎ，筋の緊張

を伝えることで椅子に座るのをやめさせるのです。人はまた日常のストレッサーに反応して，筋骨格系の疼痛や頭痛などの身体感覚や症状を生じます。混乱したとき，抑うつ的な時，神経過敏な時にも同様の形で反応しています。このように，ストレッサーへの情緒反応と体の反応には並行関係がみられます。体の反応は，情緒反応への二次的な反応ではなくストレッサーへの直接の反応とみるべきでしょう。時には，恐怖を引き起こすストレッサーに対して，不安を表すことなく震えを生じ，情緒と身体とが結びついているかのようにみえますが，それは「身体化された」情緒反応ではありません。古くから身体症状は自らの感情を表現できない人々にみられる未熟な反応と見做されてきましたが，症状は常に覆い隠された感情を表しているわけではないのです。

　このような身体感覚や反応は疾患分類に組み込まれてはいませんし，またそうするべきでもないでしょう。それらは，身体感覚が医学的関心を引いたり，生活の妨げになったり，あるいは患者が症状として訴えたり，医師が疾患とみなした時に，はじめて症状となるのです。そのために潜在的には疾患分類の対象です。問題なのは，日常言語や日常臨床において，私たちがしばしば，症状と疾患の症状としての身体感覚とを区別せずに用いていることです。「症状」という言葉はこれら両者の現象に対して用いられ，疾患の症状としての身体感覚とみることで用いられる閾値が低くなっています。また，身体感覚やそれと同様の用語は，患者に苦痛をもたらしている身体症状を軽視する傾向につながっています。

　いったん感覚が医学的注目を集めたならば，それはまた鑑別診断のテーマとなります。医師も患者も同様に，基本的には生物・医学的視点でものを考えがちです。そこでは症状は器質的疾患の指標とみなされています。患者はこのような視点を好む傾向にあります。なぜなら，患者は，生物・医学的説明や，彼ら自身の愁訴についての解釈を，その愁訴の正当性を証明するものと考えているからです。医師が，症状はストレスへの反応であり，その他の感覚変化に基づくものであるという可能性を考慮しないならば，不必要な検査や治療により医原性の傷害を患者に負わせるかもしれません。それらの検査や治療は意味がなく，ときには有害です。苦痛と能力

障害を引き起こす症状について生物学的な説明だけでは不十分であるということは，あまり理解されていません。2つの理由から，ストレス反応として十分には理解されていないのです。第一には，苦痛と能力障害を引き起こす身体症状が，身体症状を感情と結びつけて説明できるような状況がなくともしばしば生じているからです。例えば，近づくべきか避けるべきかという，動機と感覚が結合した，個人の陽性あるいは陰性の原子価を帯びた状況などが考えられます。これらの症例では，その後の経過を特に精神療法過程について振り返ってみた時，身体症状と情緒反応との関連が明らかとなるでしょう。それは例えば，恐怖や他の葛藤状況で，当初はそのようには意識されずに経験されたことです。第二には，これらの症状の維持には，ストレスとは独立した多くの機序が，神経学的レベル（神経の可塑性など）と同様，心理社会的レベル（オペラント条件付けなど）でも働いているからです。

このため，広い意味では，苦痛を伴う身体症状は，全体のホメオスタシスが阻害された結果の表れと言えるかもしれません。またそれは，ホメオスタシスをもつ情緒の内的反応として疼痛を説明したCraigの観点でいえば，情緒的反応の純粋な身体的な表れかもしれません。あるいは，心理的・神経学的レベルで説明される，他の機序による恒常性の妨げかもしれません[71;72]。

このような一般的な説明をみると，疾患分類には，心理的基盤と同様，生理的基盤を見出すことが重要であるといえます。まず初めに，ホメオスタシスを妨げるものとして受け止められる，苦痛な身体症状の生理的原因は，病的な末梢からの刺激ではないでしょう。そのような「病的な」末梢過程と「正常の」中枢過程という考え方は，典型的な器質的疾患には当てはまるかもしれませんが，「医学的に説明困難な」「身体表現性の」「機能性の」症状には当てはまりません。このような身体的苦痛を生じている患者における生理的機能不全の原因は，中枢神経系に見出すことができます。機能的，構造的な脳の画像所見からは，これらを支持する多くの根拠が示されています。また，見落とされがちなことですが，簡単には合致しない2つのモデルに，中枢神経系への異常精神生理学的役割を割り当てること

は概念的には可能です。今日，より一般的なモデルは，中枢神経系の機能不全を，正常の末梢神経からの刺激が変化を加えられ増幅された過程であるとしています。この増幅過程では，注意，焦点，身体過程についての思考の転換が心理学的に説明されており，そこでは，古い心理-身体の二分法が維持されています。もう1つのモデルは，中枢神経系の機能不全を末梢からの刺激の誤った理解としてではなく，ホメオスタシスに変更が加わった結果であるとしています。そこでは，末梢からの刺激は，より自律的な中枢過程に材料を提供する，恣意的な役割を果たしています[73]。この第二のモデルにおいては，身体的苦痛の経験は，より一元的な心理的・身体的あるいは有機的な過程と考えられており，身体と認知的情緒的要素とは簡単には分けられていません。

　中枢神経系の過程に中心的な役割を置くことで，身体症状がしばしば抑うつや不安とともに生じることが理解しやすくなります。すなわち，中枢神経系が機能不全をきたす過程で，情緒的反応が生じる異常なストレス反応症候群とみることができます。私たちの中心テーマである診断分類には，この近接性が反映されています。例えば，疫学的には例外というよりも法則となっている，ともに生じることを意味する「併存症」という言葉は避けられています。それに代わる包括的なモデルは，不安，抑うつ，身体症状の3つをまったく同じものでなく互いに関連するものとして示し，よりよい分類の基盤を提案しています[70]。それにもかかわらず，分類のためにこれまでに提示された2つの「中枢神経モデル」の間には違いがあります。第一のモデル，すなわち臨床的に「医学的に説明困難な」「身体表現性の」「機能性の」症状に適合するモデル（身体的苦悩症候群など）は，その病態を症状への「過敏性」と「増幅」という認知的情緒的過程として心理学的に「精神障害」として説明しています。第二の適合モデルは，身体的苦悩症候群の説明のために，「通常の」身体医学と「通常の」心理的医学という常識を超えた境界面カテゴリーを作り出そうとしています。なぜなら，この「有機的機能障害」は何にも適合することはなく，身体医学と心理的医学の両者から最も離れたところに位置しているからです[15; 74]。

「医学的に説明困難な」「身体表現性の」「機能性の」症状に関する専門用語と疾患分類を見直そうとするとき，これまでの議論からいくつかの結論が導かれます。新しい概念である CSSD と BDS は，両者とも同様に受け入れやすい提案です。CSSD は，いくらか慎重に「身体症状」という現象を厳密にとらえ，その病態についてはほとんど知られていないことを認めています。BDS はそれよりも記述的な用語ですが，身体症状が精神的苦痛の表れであるという病因論にはあえて言及していません。中枢神経系が不定愁訴の発生と維持に及ぼす役割については，2 つの用語の両者とも「精神障害」としての分類に根拠を与えるような「精神的」過程を暗示はしていません。

これらの 2 つの疾患分類のうち，CSSD は患者の苦痛という主観的要素を取り入れつつも，心理行動学的「症状」と身体症状を診断に求めることで，心理的領域と身体的領域とを分けています。CSSD は，生物・心理・社会的モデルを強く推進している訳ではなく，各領域ごとの評価は積極的にはなされていません。

BDS は，一見すると「身体表現性障害」における従来の症状リストから進歩していないようにみえますが，「説明可能性」を抜きに純粋に身体症状を求めるという反二元論の立場をとり，症状の原因に触れていない点で進歩しています。BDS 概念の多次元的な性質は，少なくともその「中等度」と「重度」の定義については，症状を数えるという単純なアプローチに由来しています。

まとめ

本章では，能力障害をもたらす持続的な身体症状を伴う患者の疾患分類について，実践的側面から理論的側面にわたって考察し，「全体を俯瞰する旅」をしてきました。

・診断分類は，妥当性と有用性が示され，患者にとってわかりやすいものである必要があり，また医療に携わるあらゆる専門家やさまざまな職種の者にとっても可能な限りわかりやすいものである必要があります。こ

れらの観点からは，現行の身体表現性障害，および機能性身体症候群による分類は十分とはいえません。
- 症状の持続期間や重症度から不定愁訴の臨床的妥当性が確かめられる前に，それは「装飾されない（特発性の）症状」として分類される必要があります。たとえば，ICD-10 の R ブロックや ICPC-2 の症状成分のように。
- CSSD と BDS という 2 つの新たな提案は，臨床的に妥当性のある不定愁訴を表す専門用語，疾患分類として，両者ともに多くの点で進歩がみられます。BDS は，さまざまな場面での実用性が高く，心理行動学的基準についての知見が不十分であることから，若干優位といえるでしょう。「身体的苦悩」の説明に異常精神生理学的モデルを補うことで説明はより適切なものとなり，前向きで統合的な用語を産み出すことが促されるでしょう。
- 私たちは本書で，BDS という独自の概念を，これまで「医学的に説明困難な」，「身体表現性の」，「機能性の」症状と呼ばれてきた一群を包括する用語として用います。

【訳者解説】
　本章では，不定愁訴臨床を難しくしている要因の 1 つ，疾患概念，疾患分類の問題について詳しく論じられています。不定愁訴を包括する概念として，これまで精神科領域から身体表現性障害と言う概念が提案され，内科領域からは medically unexplained symptoms，わが国では自律神経失調症，が提案されてきました。精神科領域での操作的診断基準は学問的に研究への共通基盤を与えたという意味でひとつの貢献でしたが，実臨床に有用な病名かどうかについては疑問が残ります。本章の CSSD，BDS をめぐる議論からは，慎重に二元論を避け，患者にとって受け入れられる疾患概念を構築しようとする姿勢がうかがえます。本章では，bodily distress syndrome が中立的で使いやすい概念として推奨されています。
　また，不定愁訴のメカニズムについても本章では論じられています。わ

が国では，森田療法の開祖である森田正馬が心身症の症状形成メカニズムについて，精神交互作用という仮説で説明しています。何らかのきっかけで自らの身体感覚に対して注意を向けるようになると，身体感覚はさらに鋭敏となり症状が増幅されるというものです。Barskyのsomato-sensory amplification（p 69）は森田正馬のいう精神交互作用と同様の考え方です。洋の東西を問わず，身体症状について同様の現象と問題が存在し，またそれに対する似たような解釈がなされていることは興味深いことです。

　本章ではさらに，二分法的思考への警鐘が鳴らされています。検査で異常がみられない時，「精神的なものです」と医師は断言しがちです。検査で異常が見つからないと言われて，「精神疾患扱いされた」と憤慨する患者もなかにはいます。しかし，身体疾患が見つからないことと精神的な異常が見られることは同義ではありません。医師の側も患者の側も心身二元論の二分思考的な落とし穴にはまっていないでしょうか。本書に述べられているように，医師も患者も「納得のいく説明」だけを目的とすることなく，ともに協力して解決策を見つけていくことが重要です。

＊訳注
1．身体症状障害（Somatic Symptom Disorder）：原著が執筆された時点では改訂作業中であったDSMは，本翻訳書が発行される時点ではDSM-5として上梓されている。そのなかで不定愁訴関係の領域は，Somatic Symptom and related disordersの項目としてまとめられている。

文　献

1. Fink P, Toft T, Hansen MS, Ørnbøl E, Olesen F. Symptoms and syndromes of bodily distress: an exploratory study of 978 internal medical, neurological, and primary care patients. *Psychosomatic Medicine* 2007; **69**: 30-9.
2. Wessely S, Nimnuan C, Sharpe M. Functional somatic syndromes: one or many? *Lancet* 1999; **354**(9182): 936-9.
3. Fink P, Rosendal M, Olesen F. Classification of somatisation and functional somatic symptoms in primary care. *Australian and New Zealand Journal of Psychiatry* 2005; **39**: 772-81.
4. Creed F, Guthrie E, Fink P, Henningsen P, Rief W, Sharpe M et al. Is there a better term than 'medically unexplained symptoms'? *Journal of Psychosomatic Research* 2010; **68**: 5-8.
5. Ring A, Dowrick CF, Humphris GM, Salmon P. The somatising effect of clinical consultation: what patients and doctors say and do not say when patients present medically unexplained physical symptoms. *Social Science and Medicine* 2005; **61**: 1505-15.
6. Salmon P, Humphris GM, Ring A, Davies JC, Dowrick CF. What do general practice patients want when they present medically unexplained symptoms, and why do their doctors feel pressurized? *Journal of Psychosomatic Research* 2005; **59**: 255-60.
7. Salmon P, Peters S, Stanley I. Patients' perceptions of medical explanations for somatisation disorders: qualitative analysis. *British Medical Journal* 1999; **318**: 372-6.
8. DSM-V Somatic Disorders Work Group. *Current Proposal for Somatoform Disorders*. Available at: www.dsm5.org/ProposedRevisions/Pages/SomatoformDisorders.aspx (Accessed November 25, 2010).
9. Stone J, Colyer M, Feltbower S, Carson A, Sharpe M. 'Psychosomatic': a systematic review of its meaning in newspaper articles. *Psychosomatics* 2004; **45**: 287-90.
10. Stone J, Wojcik W, Durrance D, Carson A, Lewis S, MacKenzie L et al. What should we say to patients with symptoms unexplained by disease? The number needed to offend. *BMJ* 2002; **325**: 1449-50.
11. Mayou R, Kirmayer LJ, Simon G, Kroenke K, Sharpe M. Somatoform disorders: time for a new approach in DSM-V. *American Journal of Psychiatry* 2005; **162**: 847-55.
12. Kroenke K, Sharpe M, Sykes R. Revising the classification of somatoform disorders: key questions and preliminary recommendations. *Psychosomatics* 2007; **48**: 277-85.
13. Murphy MR. Classification of the somatoform disorders. In: Bass C, ed. *Somatisation: Physical Symptoms & Psychological Illness*. Oxford: Blackwell; 1990: 10-39.
14. Henningsen P, Zimmermann T, Sattel H. Medically unexplained physical symptoms, anxiety, and depression: a meta-analytic review. *Psychosomatic Medicine* 2003; **65**: 528-33.
15. Henningsen P, Zipfel S, Herzog W. Management of functional somatic syndromes. *The Lancet* 2007; **369**(9565): 946-95.
16. Barsky AJ, Borus JF. Functional somatic syndromes. *Annals of Internal Medicine* 1999; **130**: 910-21.
17. Aaron LA, Buchwald D. A review of the evidence for overlap among unexplained clinical conditions. *Annals of Internal Medicine* 2001; **134**: 868-81.
18. Nimnuan C, Rabe-Hesketh S, Wessely S, Hotopf M. How many functional somatic syndromes? *Journal of Psychosomatic Research* 2001; **51**: 549-57.
19. Perley MJ, Guze SB. Hysteria – The stability and usefulness of clinical criteria. A quantitative study based on a follow-up period of six to eight years in 39 patients. *New England Journal of Medicine* 1962; **266**: 421-6.

20. Escobar JI, Manu P, Matthews D, Lane T, Swartz M, Canino G. Medically unexplained physical symptoms, somatisation disorder and abridged somatization: studies with the Diagnostic Interview Schedule. *Psychiatric Development* 1989; **7**: 235–45.

21. Kroenke K, Spitzer RL, deGruy FV, Hahn SR, Linzer M, Williams JB et al. Multisomatoform disorder. An alternative to undifferentiated somatoform disorder for the somatizing patient in primary care. *Archives of General Psychiatry* 1997; **54**: 352–8.

22. Voigt K, Nagel A, Meyer B, Langs G, Braukhaus C, Löwe B. Towards positive diagnostic criteria: a systematic review of somatoform disorder diagnoses and suggestions for future classification. *Journal of Psychosomatic Research* 2010; **68**: 403–14.

23. Rief W, Mewes R, Martin A, Glaesmer H, Braehler E. Are psychological features useful in classifying patients with somatic symptoms? *Psychosomatic Medicine* 2010; **72**: 648–55.

24. Barsky AJ, Wyshak GL. Hypochondriasis and somatosensory amplification. *British Journal of Psychiatry* 1990; **157**: 404–9.

25. Barsky AJ. Amplification, somatisation, and the somatoform disorders. *Psychosomatics* 1992; **33**: 28–34.

26. Rief W, Hiller W, Margraf J. Cognitive aspects of hypochondriasis and the somatisation syndrome. *Journal of Abnormal Psychology* 1998; **107**: 587–95.

27. Hausteiner C, Bornschein S, Bubel E, Groben S, Lahmann C, Grosber M et al. Psychobehavioral predictors of somatoform disorders in patients with suspected allergies. *Psychosomatic Medicine* 2009; **71**: 1004–11.

28. Duddu V, Isaac MK, Chaturvedi SK. Somatization, somatosensory amplification, attribution styles and illness behaviour: a review. *International Review of Psychiatry* 2006; **18**: 25–33.

29. Bantick SJ, Wise RG, Ploghaus A, Clare S, Smith SM, Tracey I. Imaging how attention modulates pain in humans using functional MRI. *Brain* 2002; **125**: 310–19.

30. Smith BW, Tooley EM, Montague EQ, Robinson AE, Cosper CJ, Mullins PG. Habituation and sensitization to heat and cold pain in women with fibromyalgia and healthy controls. *Pain* 2008; **140**: 420–8.

31. Rief W, Broadbent E. Explaining medically unexplained symptoms-models and mechanisms. *Clinical Psychology Review* 2007; **27**: 821–41.

32. Bishop SR, Warr D. Coping, catastrophizing and chronic pain in breast cancer. *Journal of Behavioral Medicine* 2003; **26**(3): 265–81.

33. Rief W, Nanke A, Emmerich J, Bender A, Zech T. Causal illness attributions in somatoform disorders – associations with comorbidity and illness behavior. *Journal of Psychosomatic Research* 2004; **57**: 367–71.

34. Groben S, Hausteiner C. Somatoform disorder patients in an allergy department: Do somatic causal attributions matter? *Journal of Psychosomatic Research* 2011; **70**: 229–38.

35. Witthöft M, Hiller W. Psychological approaches to origins and treatments of somatoform disorders. *Annual Review of Clinical Psychology* 2010; **6**: 257–83.

36. Keltner JR, Furst A, Fan C, Redfern R, Inglis B, Fields HL. Isolating the modulatory effect of expectation on pain transmission: a functional magnetic resonance imaging study. *Journal of Neuroscience* 2006; **26**: 4437–43.

37. Koyama T, McHaffie JG, Laurienti PJ, Coghill RC. The subjective experience of pain: where expectations become reality. *Proceedings of the National Academy of Sciences of the U S A* 2005; **102**: 12950–5.

38. Brown RJ. Psychological mechanisms of medically unexplained symptoms: an integrative conceptual model. *Psychological Bulletin* 2004; **130**: 793–812.

39. Pilowsky I. Aspects of abnormal illness behaviour. *Psychotherapy and Psychosomatics* 1993; **60**: 62–74.

40. Al-Windi A. The influence of complaint symptoms on health care utilisation, medicine use, and sickness absence. A comparison between retrospective and prospective utilisation. *Journal of Psychosomatic Research* 2005; **59**: 139–46.

41. Barsky AJ, Orav J, Bates DW. Somatization increases medical utilization and costs independent of psychiatric and medical morbidity. *Archives of General Psychiatry* 2005; **62**: 903–10.

42. Rief W, Martin A, Klaiberg A, Brähler E. Specific effects of depression, panic, and somatic symptoms on illness behavior. *Psychosomatic Medicine* 2005; **67**: 596–601.

43. Rief W, Ihle D, Pilger F. A new approach to assess illness behaviour. *Journal of Psychosomatic Research* 2003; **54**: 405–14.

44. Heneweer H, Vanhees L, Picavet HSJ. Physical activity and low back pain: a U-shaped relation? *Pain* 2009; **143**: 21–5.

45. Vlaeyen JWS, Linton SJ. Fear-avoidance and its consequences in chronic musculoskeletal pain: a state of the art. *Pain* 2000; **85**: 317–32.

46. Noyes R Jr, Langbehn DR, Happel RL, Sieren LR, Muller BA. Health attitude survey. A scale for assessing somatizing patients. *Psychosomatics* 1999; **40**: 470–8.

47. Hahn SR. Physical symptoms and physician-experienced difficulty in the physician–patient relationship. *Annals of Internal Medicine* 2001; **134**: 897–904.

48. Waller E, Scheidt CE. Somatoform disorders as disorders of affect regulation: a development perspective. *International Review of Psychiatry* 2006; **18**: 13–24.

49. Rosendal M, Bro F, Fink P, Christensen KS, Olesen F. General practitioners' diagnosis of somatisation: effect of an educational intervention in a cluster randomised controlled trial. *British Journal of General Practice* 2003; **53**(497): 917–22.

50. Kroenke K, Spitzer RL, Williams JB. The PHQ-15: validity of a new measure for evaluating the severity of somatic symptoms. *Psychosomatic Medicine* 2002; **64**: 258–66.

51. Pilowsky I. Dimensions of hypochondriasis. *British Journal of Psychiatry* 1967; **113**(494): 89–93.

52. Simon G, Gater R, Kisely S, Piccinelli M. Somatic symptoms of distress: an international primary care study. *Psychosomatic Medicine* 1996; **58**: 481–8.

53. Gara MA, Silver RC, Escobar JI, Holman A, Waitzkin H. A hierarchical classes analysis (HICLAS) of primary care patients with medically unexplained somatic symptoms. *Psychiatry Research* 1998; **81**: 77–86.

54. Kato K, Sullivan PF, Evengard B, Pedersen NL. A population-based twin study of functional somatic syndromes. *Psychological Medicine* 2009; **39**: 497–505.

55. Schröder A, Fink P. The proposed diagnosis of somatic symptom disorders in DSM-V: two steps forward and one step backward? *Journal of Psychosomatic Research* 2010; **68**: 95–6.

56. Fink P, Schröder A. One single diagnosis, Bodily Distress Syndrome, succeeded to capture 10 diagnostic categories of functional somatic syndromes and somatoform disorders. *Journal of Psychosomatic Research* 2010; **68**: 415–26.

57. Price J, Leaver L. ABC of psychological medicine: beginning treatment. *BMJ* 2002; **325**(7354): 33–5.

58. Price JR, Mitchell E, Tidy E, Hunot V. Cognitive behaviour therapy for chronic fatigue syndrome in adults. *Cochrane Database of Systematic Reviews* 2008; **3**: CD001027.

59. Ford AC, Talley NJ, Schoenfeld PS, Quigley E, Moayyedi P. Efficacy of anti-depressants and psychological therapies in irritable bowel syndrome: systematic review and meta-analysis. *Gut* 2009; **58**: 367–78.

60. Zijdenbos IL, de Wit NJ, van der Heijden GJ, Rubin G, Quartero AO. Psychological treatments for the management of irritable bowel syndrome. *Cochrane Database of Systematic Reviews* 2009; **1**: CD006442.

61. Kroenke K. Efficacy of treatment for

somatoform disorders: a review of randomized controlled trials. *Psychosomatic Medicine* 2007; **69**: 881–8.

62. Allen LA, Woolfolk RL, Escobar JI, Gara MA, Hamer RM. Cognitive-behavioral therapy for Somatisation Disorder: a randomized controlled trial. *Archives of Internal Medicine* 2006; **166**: 1512–18.

63. Fink P. Somatisation – beyond symptom count. *Journal of Psychosomatic Research* 1996; **40**: 7–10.

64. Fink P, Rosendal M. Recent developments in the understanding and management of functional somatic symptoms in primary care. *Current Opinion in Psychiatry* 2008; **21**: 182–8.

65. Robins E, Guze SB. Establishment of diagnostic validity in psychiatric illness: its application to schizophrenia. *American Journal of Psychiatry* 1970; **126**: 983–7.

66. Kendell RE. Clinical validity. *Psychological Medicine* 1989; **19**: 45–55.

67. Kendell R, Jablensky A. Distinguishing between the validity and utility of psychiatric diagnoses. *American Journal of Psychiatry* 2003; **160**: 4–12.

68. Wolfe F. Fibromyalgia wars. *Journal of Rheumatology* 2009; **36**: 671–8.

69. Kendler KS, Zachar P. The incredible insecurity of psychiatric nosology. In: Kendler KS, Parnas J, eds. *Philosophical Issues in Psychiatry: Explanation, Phenomenology and Nosology*. Baltimore, MD; Johns Hopkins University Press; 2008: 370–85.

70. Goldberg DP, Krueger RF, Andrews G, Hobbs MJ. Emotional disorders: cluster 4 of the proposed meta-structure for DSM-V and ICD-11. *Psychological Medicine* 2009; **39**: 2043–59.

71. Craig AD. How do you feel? Interoception: The sense of the physiological condition of the body. *Nature Reviews Neuroscience* 2002; **3**: 655–66.

72. Mayer EA, Naliboff BD, Craig AD. Neuroimaging of the brain-gut axis: from basic understanding to treatment of functional GI disorders. *Gastroenterology* 2006; **131**: 1925–42.

73. Starobinski J. A short history of bodily sensation. *Psychological Medicine* 1990; **20**: 23–33.

74. Strassnig M, Stowell KR, First MB, Pincus HA. General medical and psychiatric perspectives on somatoform disorders: separated by an uncommon language. *Current Opinion in Psychiatry* 2006; **19**: 194–200.

第3章 エビデンスに基づいた治療

Francis Creed, Kurt Kroenke, Peter Henningsen, Alka Gudi and Peter White

はじめに

　本章では，不定愁訴，身体化障害，機能性身体症候群の治療に関する今日までのエビデンスをまとめて解説します。これらの障害の治療の場，治療の種類は均質なものではないので，さまざまな背景に照らして，今日のエビデンスを見直すことが必要です。私たちは，第1章に示された患者群をもとにデータを見直し，可能な限り最近のシステマティックレビューに目を通しました。機能性の身体症状については，精神療法と抗うつ薬にのみ焦点を当てました。これらの症状に用いられている多数の対症療法については他でも述べられているのでここでは触れません[1]。本章の最後には，これらの障害のすべてに通じる治療の共通項をまとめました。共通する，効果的な治療内容を特定し，その結果をどのように患者サービスの改善につなげていくのかについて述べました。転換性障害についてのエビデンスは十分とはいえないため，その治療効果に関するエビデンスは取り上げていません[2;3]。

プライマリケアと二次医療機関の設定の違い

　不定愁訴患者の治療を改善する方法として，幾つかの異なるアプローチが考えられます。それらは，治療の集中度が異なり，様々な医療の場で応用されています。それぞれのエビデンスを以下に紹介します。

　最初のアプローチは，総合診療医（GP）をトレーニングし，彼らが患

者を扱う自信と技術を高める方法です。GPは，新たにあるいは持続的に症状を抱える多くの患者にとって，医療への窓口になっています。GPはあらゆる身体器官に関係する症状の扱いに習熟していて，軽度から潜在的に命を脅かすものまで幅広い重症度の症状に日常的に関わっています。彼らは，診断のための検査手段が限られた状況で，専門家ではなく，一般医としての知識を用いて医療に携わっています。GPは患者との間で長期に及ぶ医師患者関係を築いています。それは医師と患者，両者による努力と信頼の賜物で，真の意味で治療的な力を持っています。このようなアプローチの効果を検討した研究の多くは，再帰モデル（reattribution model）［訳注1］によるGPの訓練に関するものです。ストレスや気持ちのつらさが患者の症状に何らかの影響を及ぼしてはいないでしょうか？再帰モデルでは，そのような可能性について医師が患者に尋ねるような対話が促されています［4；5］。

　プライマリケア領域でのもうひとつのアプローチは，メンタルヘルスの専門家が患者と一度面接を行い，患者を評価し，GPに直接伝えるか，あるいは手紙を通して，その診断と治療計画を伝えるというものです。通常この役割は精神科医が担っています。これは，「精神科コンサルテーション」モデル，あるいは「コンサルテーション－リエゾン」モデルとして知られ，うつ病や身体表現性障害の治療に用いられてきました［6］。患者評価のための面接には，患者，精神科医に加えてGPも参加します。治療的なアドバイスのなかでは，検査を最小限にとどめ，身体化や身体的苦痛に伴う過剰な医療費を最小化することがGPには勧められます。

　二次医療機関の意味合いはプライマリケアのそれとは全く異なります。患者は通常，可能性のある器質的疾患についての検査を受け，検査結果は医師から患者に直接伝えられるか，あるいはGPに伝えられます。その定義から言って，検査結果には症状につながる器質的疾患は見出されず，「医学的に説明困難」と表されるでしょう。重要なのは医師やGPによる患者への説明の仕方で，保証の効果に関わってきます。二次医療機関における医師と患者との接触は簡単なものになりがちで，多くの患者は医師から単に「器質的な疾患はみつかりませんでした」とだけ伝えられ，可能性

のある症状についての説明は受けていません。ある場合には，他の専門医へ紹介され，器質的疾患の検索が続けられることになります。そこで紹介元であるGPに戻すという選択肢もあります。その後の治療はGPに引き継がれ，さらに検査を続けるかどうかについてはGPに判断が委ねられます。医療システムによっては患者が専門家を直接受診することができます。その場合，さらに検査を行うかどうかの判断は患者に委ねられています。

　プライマリケア，二次医療機関の両者において，精神療法による介入効果を評価する研究が行われています。それらの研究では，最も一般的な精神療法である，心理系の専門職による認知行動療法（CBT）と，かかりつけ医から処方された抗うつ薬の効果が検討されています。プライマリケアと二次医療機関における治療を比較したシステマティックレビューによれば，機能性身体症候群の治療効果はプライマリケアよりも二次医療機関の方が大きいものでした[7]。おそらく，プライマリケア領域の患者は軽症で自然治癒率が高いことによるのでしょう。一方，二次医療機関では，プライマリケアよりも集中度の高い治療が行われています[7]。また二次医療機関への紹介を受け入れる患者は，精神療法の受け入れもよい一群である可能性があります。次節では，これらの治療効果を調べた研究を概観します。

効果的な治療法についてのエビデンスのまとめ

　Kroenkeは，34のランダム化比較試験（RCT）を含む2006年までのエビデンスを総説にまとめています（その内訳は，不定愁訴患者についての研究10編，身体化障害についての研究4編，「簡易型」身体化障害についての研究9編，心気症についての研究5編，各種身体醜形障害についての研究3編，転換性障害についての研究3編，認知行動療法についての調査13編，抗うつ薬についての研究5編，総合診療医（GP）へのコンサルテーションの調査4編，GPへのトレーニングについての研究3編）[3]。

　総説に用いられた転帰の評価尺度には偏りはなく，患者の症状，機能，心理的苦痛のいずれかに改善がみられた場合，良好な転帰と評価していま

す。平均的イフェクトサイズ［訳注2］は，抗うつ薬では0.92（5つの研究），行動療法では1.43（4つの研究），認知行動療法（CBT）では1.78（5つの研究）でした。イフェクトサイズが0.8以上の場合，治療効果は大きいと判定されるので，これらは臨床的に有意な結果といえます［3］。さらに重要な転帰の評価尺度は，医療費の減少ですが，1/4の研究でそれが達成されています。

　Kroenkeの総説によれば，重症度の高い群ほど，調査での転帰は良好なものでした。軽症の不定愁訴はしばしば自然に回復するためと考えられます。不定愁訴へのランダム化比較試験（RCT）10編の中で認知行動療法（CBT）を取り入れた治療だけが，症状，機能，医療機関受診の面で何らかの改善を認めました。13編の研究は，ある種の身体化障害患者を含んでいました（簡易型身体化障害と多重身体表現性障害を含む，第1章参照）。GPへのコンサルテーションの手紙については，7つのうち5つの研究で，治療効果ありと評価されていました。CBTは7つの研究のうち6つで有効で，抗うつ薬は4つの研究のうち3つで有効でした。

　Kroenkeは今日のエビデンスには限界があるとしています。すなわち，治療状況，障害の定義，介入の種類，その集中度，経過観察期間，評価尺度などが不均一である点に課題が残されています。多くの研究において，対照群は，通常の治療を受けている人や，診察待ちリストに載っている患者で，治療者による一切の注意が払われていない人々です。このように，身体表現性障害患者一般にCBTが有効であるとする結論には注意が必要です［3］。精神科コンサルテーションの返書や，抗うつ薬については，エビデンスはより当てはまりますが，他の治療形態についてのエビデンスは否定的なものであったり結論が出ていません。100名以下の規模による研究が多く，より大規模で質の高い研究が求められています。この分野についての費用対効果を分析した研究はほとんど無く，わずかに医療費削減効果を示した研究がみられます。その一部は，おそらく，GPその他の医師にどうしても必要な場合以外は検査をしないように勧めるコンサルテーションへの返書の直接効果によるものでしょう。しかし，2つの研究においては，返書は対照群にも送られているため，それが唯一の理由ではないか

もしれません[8 ; 9]。

　プライマリケアにおける治療に関するデータをまとめた，2つのシステマティックレビューがあります[6 ;10]。1つ目は，プライマリケアにおける幅広い心理的介入をまとめたもので，身体化の減少を目的としたランダム化比較試験（RCT）など質の高い研究が含まれています[10]。そこでは，修正再帰療法（modified reattribution）［訳注 1 ］についての研究が1つ，CBTについてのものが8つ取り上げられています[11;12]。どちらのレビューもともに，軽度の行動異常，軽度の健康不安，軽度の病臥についての一般的治療は有用であることを示しています。再帰モデルについての研究は，通常の治療と比較して有意な差はみられませんでした[13]。著者らは，GPによる再帰介入モデルは，医療資源の利用，主観的健康，病臥，身体化という点からは，効果は限定的であると結論付けています。

　2つ目のシステマティックレビューは，プライマリケアにおける精神科コンサルテーションの効果に焦点を当てています。ここでは，精神科医が患者を診察してGPに診断と治療計画を授けるという介入についての，4編の研究が取り上げられ，このような治療は通常の治療よりも優れていることが，メタ解析により示されています（全体のイフェクトサイズ＝0.6）[6]。

　Kroenkeは抗うつ薬についての4つの報告をまとめています。オピプラモール［訳注 3 ］を用いた研究ではSCL-90における身体化障害スコアがプラセボに比べてわずかに改善していました。一方，セント・ジョンズ・ワート［訳注 4 ］は同様のスコアでプラセボにかなりの差をつけて有効でした[14;15]。両研究とも，6週間の観察期間で，精神医学的疾患の併存症は除外されていました。一方，Kroenkeは，不安障害，うつ病，多重身体表現性障害の患者のみを対象に調査を行い，身体症状を軽減する意味では，ベンラファキシン［訳注 5 ］はプラセボと比べての有効性は示されませんでした[16]。これらの研究期間が短いこと，多くの患者が抗うつ薬の服用をためらうこと，抗うつ薬の効果が証明されていないことを考えると，疼痛治療での可能性を除くと抗うつ薬の役割ははっきりしません。

最近の再帰療法についての研究

　プライマリケアにおける最近の5つの大規模な研究では，悩ましい結論が報告されています[17;18;19;20;21]。第一の研究は，再帰療法の修正を試みたもので，そこでは患者に身体症状についての信用できる説明が提供されています（ストレスに反応したホルモンの障害と説明される）[20]。比較対象は，20時間の訓練を受けた総合診療医（GP）による介入群と3時間の再帰訓練を受けた対照群です。患者は30分単位のセッションに5回参加します。介入群においては，医師は共感と支持の技法を用いて患者の症状への説明を行い，それらは不定愁訴患者に有用であることがわかっています[22;23]。両群の患者にはMedical Outcome Survey Short Form（SF-36）のすべての次元で改善がみられ，介入後の改善は対照群よりも有意に大きいものでした。介入には簡易精神療法の多くの要素が含まれています。研究のために患者を募集して研究を継続することはうまくいきましたが，研究に参加した医師が応募したGPの半分以下であったことから技法を一般化するには限界があります。

　反対に，最近の2つの大規模研究によれば，これまでの小規模研究の結果が後押しされている一方で，再帰モデルの効果は認められていません[17;21;24;25]。デンマークの研究では，38名のGPがトレーニング群（TERMモデル［訳注1］による）と対照群に無作為に割り付けられ，これらのGPにより治療された461名の不定愁訴および身体表現性障害患者が調査されています[21]。患者の内訳は，身体表現性障害350名，不定愁訴111名でした。GPトレーニングプログラムは，2日間の泊まりでの実習と引き続く3日間の夜間実習から成り，夜間実習ではビデオテープを使ってコンサルテーションについて議論されます。受講者を支援するためのブースターミーティングが3カ月後に，スーパーバイザーによる出張指導が6カ月後に行われます。対照群のGPには機能性身体症候群と身体表現性障害の定義，質問紙の内容だけが教えられました。

　3カ月後には，トレーニングを受けたGPによって管理された患者は，対照群のGPによって管理された患者に比べて身体機能（SF-36）が有意に改善していました。しかし，この差は経過観察中までは維持されませ

でした。このような差は不定愁訴患者においては明らかではありませんでした。その研究によれば，トレーニングを受けたGPは身体表現性障害患者の身体機能を改善しましたが，その効果は小さく，臨床的に有意ではありませんでした。

TERMモデル［訳注1］に基づくGPのトレーニング内容は拡大しています。Finkらが，募集したGPに対して10％の応募者しか募ることができなかった理由の一つはそこにあります[21]。英国でのより短時間の6時間のトレーニング（MUST研究）であっても募集した1/4以下のGPしか集めることができていません[17]。この研究（MUST研究，141名の患者が研究に参加）によれば，GPのトレーニングは医師患者間のコミュニケーションを変えることはできても不定愁訴患者の転帰は改善しません。再帰モデル研究に参加したことのあるGPへの面接調査によれば，彼らは再帰モデルを有用と考え，彼らの日常業務に取り入れていましたが，不定愁訴患者の受診回数を減らすことにはつながっていませんでした。症状日記は有用で患者がそれを実践していることが明らかにされています[11]。

最新の7つのランダム化比較試験（RCT）をまとめたシステマティックレビュー[26]においても，再帰モデルはGPが日常治療に用いることができるような技術は十分に教えることができ，不定愁訴患者へのGPのより積極的な姿勢を作ることはできましたが，患者の転帰については悲惨なものでした。

再帰トレーニングと精神科コンサルテーションを含む共同治療とを組み合わせたアプローチがオランダで提唱されています（Gaskによる総説）[27]。このモデルは，米国における身体表現性障害患者への研究に用いられたモデルと同様のものです。そこでは，プライマリケア医は，抗うつ薬，認知行動療法の技法，患者指向性のコミュニケーションによる医師患者関係の促進，などについて訓練を受けます[28]。これらのオランダと米国における研究は，精神科的合併症の有病率が，それぞれ，86％，60％という点で異なっていました[27;29]。米国での研究では，68％の介入群の患者は十分な量の抗うつ薬を服用し，抗うつ薬の有効性が明らかにされています[30]。オランダでの研究でも同様に，精神科的合併症に対して抗うつ

薬が高率に用いられていました[27]。これに対して，英国における再帰モデル研究では，抗うつ薬を処方された患者は，32％，24％でした[17; 24]。

認知行動療法（CBT）についての最近の研究

Allen らは二次医療機関における身体化障害患者に対してCBTを用いています[8]。それと同様に最近の研究は，プライマリケア領域における不定愁訴患者，特に疼痛患者に対して，CBTが有効であることを明らかにしています[18]。その介入は10回のCBTセッションから成り，身体的苦痛，身体症状へのとらわれ，活動の制御，情緒的な気づきの促進，認知の再構成，対人コミュニケーションに焦点を当てています。この介入は通常の治療よりも有効で，半数の患者で身体症状を減少させ，介入効果は長く保たれました。介入によってうつ病も改善しましたが，その効果は持続しませんでした。著者らによれば，うつ病の改善は身体症状を減らすことには関与していませんでした[18]。

対照的に，最近のスリランカでの研究では，プライマリケア領域にみられる不定愁訴患者において，CBT群と対照群の間に転帰の違いは見られませんでした[19]。この研究では，対照群に対して構造化された治療が行われており，医師が介入する時間と注意が制御されています。ここでは，専門家による詳細な評価がなされ，患者は症状と認知についての日記をつけ，定期的に医師を受診します。患者群はこれまでの研究と同様，多数の身体症状とかなりの苦痛を伴っていました。スリランカでの研究が否定的な結果に終わった理由は，構造化された治療への良好な反応によって説明することができると思われます。CBT群も対照群もともに，慢性化していたにもかかわらず（3年間以上）40％以上症状が軽減されました。構造化された治療は入念なものであり，それ自体が治療的なのです。

不定愁訴と身体表現性障害についての介入研究からの結論

これまで本章で議論されてきた否定的な研究には重要な教訓が含まれています。これまでに述べてきた有意差が得られた研究は，介入群と修正さ

れていない通常の治療またときには治療の順番待ちリストの患者を対照群として比較しています。スリランカでの研究は，不定愁訴患者への構造化された治療的アプローチが有用であることを実証し，患者にとっての有用性という点で通常の治療を改善しました。不定愁訴患者についての質的研究によって，医師患者関係は重要で，患者は医師から支持され，彼らの問題と取り組むよう医師から励まされたと感じた時に，治療は有意義なものとなることが明らかにされてきました[22]。不定愁訴への医学的治療では，診断，特異的な治療戦略，コミュニケーションという，互いに関係する3つの要素を改善することが必要で[31] す。このような改善はスリランカでの研究にみられるような構造化された治療のなかで生じやすいといえます。

　GPは，多くの不定愁訴患者が示す心理的治療のカギを，しばしば見落としています[32]。医師は最初の反応として，患者に保証を与えるという視点から，検査をするかどうかに関わらず，潜在的な医学的問題を取り上げます[33]。一方，GPと患者の両者が，診察時に心理的問題について話し合えば，身体面への介入は減るでしょう[34]。同様に，もし医師が不定愁訴患者に共感を示すならば，患者は対人関係的治療を高く評価するでしょう[35]。質的研究に基づいたスリランカでの研究結果と症状観察は，Rosendalらによって提唱された方法による日常の治療の改善が不定愁訴患者の管理を改善することを強く支持しています[31]。

　消化器科外来で満足な治療を受けている過敏性腸症候群（IBS）患者についての観察研究は一例です[36]。良好な治療関係により，患者の腸管症状は改善し，重大な病気ではないかという不安は軽減され，腹部症状はストレスに関連したものであり，破滅的なものではないと考えられるようになります。これらのすべては，IBSへの心理的介入の目標です。このような変化は，実行された介入の数とは関連がなく，同じ状況で医師への通院を続けることと関連がみられました。症状の改善につながる受診の重要な要素は，医師が初回のコンサルテーションで患者の症状の解釈モデルを正しく受け止めることです。これは恐らく，医師患者関係の質を測るマーカーとなります。患者は症状をストレス関連性のものというよりも身体的

原因に起因するものと捉えたがりますが，患者のそういった傾向を医師が肯定的に受け入れる姿勢によって，その後の柔軟な説明が可能となります。このように，可能性のある器質的疾患を調べるよりも，医師が患者の不定愁訴への見方を理解することの方が重要であることが強調されています。

健康不安（心気症）を保証する介入

　健康不安や特定の疾患への心配への最も一般的な介入は，臨床現場で毎日用いられている保証です。保証は，医師がその知識と技術を用いる現場，プライマリケア領域で広く用いられています。二次医療機関では，可能性のある器質的疾患が否定された後に保証がなされます。しかし，エビデンスに照らすと，多くの患者は正常な検査結果と引き続く医師の説明によって安心することはありません[37;38;39;40]。医師は，その症状が説明のつかないものなのか，一般的な説明が可能であるのかによって患者の症状を標準化しようとしていますが，患者の問題意識に応じた，柔軟で明確な説明が効果的です[41]。

　非心原性胸痛患者への保証は有効でしょうか？　これについて，近年，ランダム化比較試験（RCT）が行われており，運動負荷試験の前に詳細な情報を与えることでその後の保証がより有効になったかどうかが検討されました[42]。検査結果が正常であったことについての簡単な説明の有無に関わらず，その情報はパンフレットの形で伝えられ，心理士が分かりやすくパンフレットの主要な点について繰り返し説明しました。多くの胸痛患者が心臓に何か問題があるかもしれないと心配しているので，検査結果が正常であったということは一般の人と同程度に冠動脈疾患の危険性が低いことを意味していると説明したのです。そこでは，疼痛が心臓と関連したものでないからといってそれが本当の疼痛ではないということではなく，疼痛を引き起こす原因の多くは重篤なものではないことが強調されています。

　調査から1カ月後に，上記の患者群，パンフレット群，対照群の，それぞれ69％，40％，35％が保証され安心できたと受け止めていました。この時点での胸痛の出現率は，3群それぞれ17％，28％，36％でした。著

者らは，検査に先だって検査の意味を説明することで検査が正常であった場合の保証はより効果的なものになるだろうと結論付けています。

　Kroenke[3]やCochrane[43]の総説によれば，精神療法は心気症（健康不安）に有効です。通常は精神療法と言えばある種のCBTを指していますが，対照群に診療待ちリストの患者を用いていることが多いため，そのエビデンスには限界があります。今日までの大規模研究によれば，6セッションの個人療法によるCBT介入は，対照群に比べて，患者の心気的態度，関心，健康不安，社会的機能を，12カ月間にわたり改善していましたが，身体症状はほとんど変化していませんでした[44]。この結果は併存する不安障害やうつ病について調整が行われています。患者が治療を受け入れるかという点については，適応のある患者の1/4以上が治療的介入を拒否し，治療的介入に割りつけられた患者の1/4が3回以下の通院にとどまっていました。

まとめ

　不定愁訴についてのプライマリケアでのシステマティックレビューは多くはありませんが，身体表現性障害患者への治療効果についてのエビデンスをまとめると，抗うつ薬についての研究が1つ，CBTについての研究が5つありました[44]。後者ではCBTは身体表現性障害や機能性身体症候群に有効であると結論付けられていますが，それらの研究には不十分な点もあります。「不定愁訴と身体化症状に対して精神療法は有効と思われるが，その持続性と臨床的有用性がいまだに証明されていない」と結論付けているレビューもなかにはあります[45]。

機能性身体症候群への治療的介入

　身体表現性障害についての研究に比べて，特定の機能性身体症候群へのプライマリケア領域での治療的介入については多数の研究がなされています。そのほとんどは症状に特異的な治療（末梢に働く）についての研究ですが，本節では精神療法と抗うつ薬についての知見を紹介します。ここで

は3つのシステマティックレビューを取り上げ，機能性身体症候群への治療的介入効果のエビデンスを概観します。

システマティックレビュー
機能性身体症候群への認知行動療法（CBT）

　初期のシステマティックレビューは，持続する身体症状を呈する患者に対してCBTが有効であるとするエビデンスをまとめています。このレビューは，身体化障害や心気症患者を少数含む，特定の機能性身体症候群についての研究をまとめています[46]。著者らは，身体症状，心理的苦痛，機能状態の転帰を調べています。それらのうち，身体症状が最も良好な反応を示していました。CBTによる治療を受けた群では，71％の研究で，身体症状は対照群に比べて有意に改善していました。一方で，心理的苦痛の改善が明らかに見られたのは，研究群の38％にとどまっていました。これらの研究の半数では，対照群に比べて，CBT群は機能面でも改善がみられていました。

　この著者らは，身体症状の改善がしばしば心理的苦痛の改善とは独立に生じることに注目し，身体症状に対してCBTを行うことで，抗うつ薬などによるうつ病への追加的治療が必要になるかもしれないと指摘しています。

　このレビューは，介入が多面的で柔軟であるため，CBTの効果が特定のパターンに限定されたものではないことにも注目しています。個人療法であっても集団療法の形であっても有効であり，セッション数も研究によってさまざまでした。ほとんどの研究は紹介患者を対象としたものであり，症状，重症度，慢性度等の性状はさまざまでした。

　このレビューの著者らの指摘によれば，患者がCBTを受け入れるかどうかは重要な問題ですが，多くの研究ではこの問題は強調されておらず，治療への参加率は結果に反映されていません。ほとんどの研究は紹介を受けた専門医のクリニックで行われており，このようなクリニックに通院を望まない患者は排除されてしまっているのです。彼らは，今後の研究では，持続する身体症状を有する患者のプライマリケアにおける割合を調査し，

CBTを勧められた患者のうちどの程度が実際にそれを受け治療を完了できたのか調査する必要があるとしています。

機能性身体症候群への抗うつ薬治療

　94のランダム化比較試験（RCT）（計6595名の患者）をまとめた，抗うつ薬についてのシステマティックレビューがあります[47]。頭痛，線維筋痛症，機能性胃腸障害，疼痛がもっとも多くみられた病態で，全体の3分の2の研究では，プラセボ群に比べて抗うつ薬の投与を受けた患者は3倍の改善を示していました（オッズ比3.4）。この結果は，線維筋痛症，頭痛，慢性疲労，機能性胃腸障害，特発性の疼痛について当てはまっていました。

　このレビューでは，各研究の質について公平に記述されています。症状は慢性の場合が多いですが観察期間は短いものでした。多くの研究が横断的研究ですがこの方法は慢性疾患には向いていません。脱落率は高く（40％の研究で脱落率は20％以上であった），抗うつ薬の忍容性が低いと思われます。抑うつの軽減によって抗うつ薬が効果を発揮しているのかどうかを見極めるにはデータが不十分でした。特定の機能性身体症候群に対する抗うつ薬の使用については以下の段落で述べます。

認知行動療法（CBT）と抗うつ薬についての最新のシステマティックレビュー

　抗うつ薬とCBTの機能性身体症候群への効果についてのシステマティックレビューは最新のものに更新されてきました[48]。そのエビデンスは表3.1にまとめられています。レビューによれば，CBTは彼らが調査した研究のすべてにおいて機能性身体症候群に対して安定した有効性を示していました。抗うつ薬は，頭痛，線維筋痛症，IBSに対して有効であり，弱いながらも背部痛にも有効であり，慢性疲労症候群については有効性についてのエビデンスがみられませんでした（著者らはイフェクトサイズが十分ではなかった点をこの結果の理由に挙げている）。論文の著者らは，他の薬物療法との相互作用がないこと，副作用があったとしてもわずかで

表3.1 機能性身体症候群に対する抗うつ薬と認知行動療法（CBT）の効果[a]

症候群	TCA	SSRI	SNRI	CBT
過敏性腸症候群	++	+		+++
背部痛	+	—	+	++
頭痛	++			++
線維筋痛症	++		++	++
神経因性疼痛	++	—	++	
慢性疲労症候群	—	—		++
耳鳴り				+
更年期障害	+	+		
他の疼痛症候群	+	—		

効果のエビデンス：＋＋＋＝強い；＋＋＝中等度；＋＝軽度；±＝結論が出ていない；－＝エビデンスなし
TCA：三環系抗うつ薬，SNRI：セロトニン・ノルアドレナリン再取り込み阻害薬
a) Jacksonら[47]による

あることをCBTの利点として挙げています。さらにCBTの効果は長期的に持続するというエビデンスもみられます。これらの研究は，身体症状への抗うつ薬の効果はうつ病とは独立したものであることを強調していますが，これはCBTについても同様ではないかと思われます[48]。

背部痛の軽減について抗うつ薬はプラセボよりも有効でしたが，機能状態の改善にはつながっていません。三環系抗うつ薬は頭痛に対して十分なエビデンスを示しています。しかし，選択的セロトニン再取り込み阻害薬（SSRI）は片頭痛患者に対してプラセボと同程度の効果しか示さず，緊張型頭痛に対しても三環系抗うつ薬ほど効果的ではありませんでした（メタ解析による）[49]。CBT，リラクゼーション療法，バイオフィードバックは，片頭痛と緊張型頭痛をかなり改善させ，治療効果は7年以上持続していました[50]。

短期力動的精神療法についての予備的なエビデンス

　身体症状に対する短期力動精神療法についてのシステマティックレビューでは，13のランダム化比較試験（RCT）と治療前後の転帰を評価した10編の症例報告がまとめられています（内訳は，全体で1870名の患者が含まれ，873名が短期力動精神療法を受け，535名が対照群。6編は慢性疼痛患者についての研究で，他は，IBSなどの機能性障害についての研究，クローン病，冠動脈疾患，肺気腫，シェーグレン症候群などの伝統的な内科疾患にともなう身体症状についての研究など）[51]。それらの研究では，身体症状，精神症状，社会的職業的機能，医療機関受診についてはそれぞれ，91.3％，91.6％，76.2％，77.8％に有意な効果あるいは効果のある可能性がみられました。14の研究についてはメタ解析が可能で，身体症状，精神症状，社会適応については有意な効果を示し，長期の経過観察期間中もその効果は持続していました。ここでは短期力動精神療法に潜在的な利点があることも示唆されました。しかし，これらの研究は均一なものではなく，方法論上の問題もあるため，そのエビデンスはCBTに対する結果のように説得力のあるものではありません。

機能性身体症候群に対する精神療法と運動療法の理論的根拠

　過敏性腸症候群（IBS）に対するCBTの理論的根拠は，腹痛は腹部の不快感や腹痛に対する認知的・行動科学的・情緒的な反応によって，維持され強化されるという考えに基づいています。このような症状は，重大な疾患があるのではないかという考えを強化します。これらの認知は腹痛やその他の身体感覚への注意を増幅し，トイレに行く回数を増やします。患者はある種の食物を避け，近くにトイレがない場所には家を離れて出かけるのを避けるようになります。これらの恐れている状況を克服しようとする試みは，不安や，腹部違和感や，下痢が切迫することへの恐怖を増幅します。このように，悪循環が疼痛や下痢を永続させ悪化させています。認知行動療法の技法は，症状と結び付いた根拠の乏しい考え方を明確にすることでこの悪循環を断ち切ることを目指しています。CBTは食事と腸管の動きを正常化させ，症状への注意集中を弱め，ストレスと不安を軽減し，

患者がコーピング戦略をたて，正常な社会活動を取り戻すのを助けてくれます。

同様に，認知行動療法は，線維筋痛症にみられる認知および認知と関連する行動を変化させることを目的としています。身体的活動の回避は急性の疼痛には有用ですが，慢性疼痛には有用ではありません。CBT は，疼痛は重大な障害を示唆し疼痛をなくすには安静が必要であるという信念に挑んでいます。破滅的で頼りない感覚が弱められることで，CBT による疼痛の治療は修正されると考えられています[52;53]。CBT は徐々に正常な動きを回復させ活動量を増やします。自律神経の覚醒とそれに関連した筋緊張もまた慢性疼痛には有害であるため，ストレスの管理とリラクゼーション的要素もまた重要です。CBT は多要素からなり，認知の再構成，疼痛へのコーピングの改善，目標設定，活動度の改善，活動ペース，疼痛緩和のための薬物療法など，さまざまな技法の組み合わせから成り立っています。

線維筋痛症における運動療法の理論的根拠は複雑です[54]。筋肉，他の末梢組織は，中枢の感覚過敏性を促進し維持することを通して，線維筋痛症の慢性疼痛を引き起こすと考えられています[55]。脱条件付けもまた重要と考えられていて，有酸素運動と筋強度の訓練はこれらの一部を変換します。運動訓練はうつ病を改善し眠りも改善します。そのような効果は線維筋痛症患者一般にもみられます。

慢性疲労症候群患者は通常不活発となっています[56]。この不活発性により，筋力や心機能は低下し[57]，自律神経系の変化，視床体—下垂体系のダウンレギュレーション，内臓現象の知覚亢進（遮断），などの生理学的変化が生じます[58;59]。結果的には，眠りや気分も障害され，運動を回避し，脱条件付けされ，労作の後の疲労増大などの悪循環が生じると，疲労が永続化して慢性疲労症候群となるのです[57]。他にも，「急成長して破裂する」常軌を逸した活動パターンを示す患者もいて，調子が良いときは過活動となり，活動性が低下するにつれて症状を生じます[60]。

認知的・行動的要素は，他の機能性身体症候群と同様に，慢性疲労症候群においても重要です[61]。症状を身体的要素のせいにすること，症状を

制御する感覚の低下，身体症状への注意集中，などの特徴が挙げられ，慢性疲労症候群の疲労の重症度に関連しています[62]。CBT は，回復を妨げている患者のあらゆる考えや信念（認知的要素）に挑戦するのを手助けする協同のアプローチです（症状への破滅的な解釈に挑戦することで一時的に活動性を高めるなど）。さらに段階的に活動性を高めていく，段階的運動療法（graded exercise therapy；GET）[訳注 6] は，安定化と引き続く段階的な身体活動の増加，特に運動（努力を要するあらゆる身体活動と定義される）に焦点を当てています。はじめは低レベルの強度の有酸素の代謝を促進する負荷から開始し，1 日 30 分程度の運動から徐々に強度を増していきます。このように，GET は行動的段階的曝露療法として開始され，後に生理的トレーニングプログラムに移行します。

　併存する気分障害は，あらゆる機能性身体症候群の予後に影響し，そもそも治療を要するものですが[58;63;64]，その治療効果についての研究結果はほとんどありません。力動的精神療法は IBS に治療効果を発揮しています[65;66]。この種の治療は，患者の問題は，重要な人間関係が妨げられていることに起因するかまたはそれによって悪化しているという仮説に基づいています。患者は，腹部症状と対人関係ストレスとを結び付けようとはしませんが，患者を励ます，支持的なアプローチは，患者のストレス源をより深く理解することを目的としており，感情や暗喩を探ることを通して，患者の理解を促していきます。治療者は，心理的問題を探るために治療関係や転移を利用します。

機能性身体症候群に抗うつ薬を使用する理論的根拠

　抗うつ薬を IBS や線維筋痛症に用いる理論的根拠は，その鎮静作用，催眠作用によります[67]。セロトニンやノルエピネフリンが，これらの疾患で疼痛への感度を高めることに重要な役割を果たしていると考えられています。セロトニンやノルエピネフリンは，中枢神経において下行性の疼痛抑制路を通して内因性の鎮静メカニズムとして働いています。セロトニン・ノルエピネフリン再取り込み阻害薬（SNRI）は疼痛や抑うつを改善させるため特に注目されています。臨床の現場では，最大量で多くの抑う

つ患者，不安患者に用いられていますが，抗うつ薬の用量は少量での評価がほとんどで大用量での評価はされていないことから，少量での使用が勧められます[68;69]。三環系抗うつ薬はその抗コリン作用を通じて下痢を改善するかもしれません。選択的セロトニン再取り込み阻害薬（SSRI）がどのようにIBS患者に対して効果を発揮するのかについては明らかにされていません[70]。

IBSに対する抗うつ薬の使用は，下剤，ロペラミド，鎮痙薬が効果を発揮しない場合の第二選択の治療とすることが勧められています[67;71]。三環系抗うつ薬は，線維筋痛症において推奨される第一選択治療の1つです。そのほかの治療として，有酸素運動，CBT，多要素からなる治療があります[72]。線維筋痛症に対して12週を超えて抗うつ薬の効果があるかどうかについてはやや疑問視されています[73]。

慢性疲労症候群に対しては薬物療法が有効であるとする信頼できる研究結果は出されていません[74]。少量の三環系抗うつ薬とその関連薬は疼痛と不眠の両方に対して有効かもしれません[74]。SSRIは併存する不安や抑うつを改善すると思われます。デュロキセチンとプレガバリンは線維筋痛症患者の中枢性の疼痛修飾因子に対して効果があります[75;76]。

1つの機能性身体症候群の診断がついた患者は，他の機能性身体症候群をしばしば合併し，同様にうつ病や不安障害も合併していることが多いです[77;78]。このため，患者を治療するときには，その疾患に通常提供されるすべての治療を考慮する必要があります。

特定の機能性身体症候群への治療効果についてのエビデンス

慢性疲労症候群

数多くのシステマティックレビューと少しばかりのメタ解析が出されています。それらは，認知行動療法（CBT）と段階的運動療法（GET）が最も有効であるとしています[79;80;81;82]。

CBTを通常の治療と比較したメタ解析は，臨床的に有意な疲労度の軽

減を示し，CBT治療群が40％の軽減であったのに対して，通常の治療群では26％の軽減であったとしています[82]。活動性を高め，安静時間を減らす，積極的リハビリテーションCBTは通常の治療に比べて疲労度を減らしましたが，活動／安静の変化に焦点を当てていないCBTは疲労度に変化をもたらしませんでした。Malouffらによるメタ解析は，これら2つのCBTを分けていませんが，CBTに好意的な結果が示されていて，コントロール群や通常の治療群と比べてイフェクトサイズは0.48でした[81]。集団療法の設定で行われたCBTについては，改善効果は見られたもののあまり効果的ではなかったとする報告もあります[83]。

　CBTと段階的運動療法（GET）に関する5つのランダム化比較試験（RCT）をまとめたシステマティックレビューによれば，GETは他の介入に比べて有意に疲労と身体機能を改善していました（標準化された平均値の差SMD 0.77，身体機能SMD 0.64）[80]。運動療法が転帰を悪化させるという科学的根拠は全く示されていないにもかかわらず，GETからの脱落は多くみられ，患者の治療受け入れには課題が残されました。GETについて教育することは有益で，最近ではペーシングについてPACE研究による試験が行われています。

　Knoopらは96名の患者を対象に，慢性疲労症候群についてCBTによる完全回復が可能かどうかを調べています[84]。回復については，患者自身が疲労と健康が正常化したと受け止めていることに加えて，CFSの標準的な診断項目が消失していることをもって定義されています。23％の患者は一連のCBTの後に回復したと判定されましたが，身体合併症を有する患者の回復率は悪かったです。Dealeらは，慢性疲労症候群に対するCBTの長期的な転帰（5年間）をリラクゼーション治療と比較し，CBT治療群のほうが有意に多く完全回復の基準を満たしており（24％），再発も見られず，安定した症状の回復を示していました[85]。PowellらはGETを受けた患者が2年後にもその改善効果を維持していたことを明らかにしています[86]。

　認知行動療法（CBT）は，診察待ちリストの思春期患者に比べて有意に有効でした[86]。2年間の経過観察によれば，CBTを受けた患者は有

意に疲労や機能障害が少なく，登校率が高まりました[88]。長期的な疲労の程度は，母親の疲労の程度と関連していました。両親の考えは子供の考えとコーピングの決定に重要な役割を果たしていると思われます。家族に焦点を当てたCBTは，同様程度の時間をかけた心理教育よりも早く，思春期患者を学校に復帰させることができていましたが，6カ月後，12カ月後の転帰には有意差は見られませんでした[89]。

患者の慈善団体は慢性疲労症候群への治療の安全性，とりわけ段階的運動療法（GET）の安全性に関心を寄せていますが，ランダム化比較試験（RCT）はほとんど治療の安全性を問題にしていません。これらの治療は，慢性疲労症候群患者に提供するためのトレーニングを正しく受けて，資格を与えられた治療者が行う限り安全であると考えられています[74;90]。GETについては，喘息や背部痛のような身体疾患が併存する場合には追加的な注意が求められています。GETは個人の障害に合わせて調整されベッド上の患者や家から出ることのできない患者の場合には低レベルの活動から始める必要があります[74]。最近のPACE試験[91]では，専門医による内科的治療をすべての患者が受け，3つの群がそれぞれ個別に，調整されたペーシング治療（adaptive pacing therapy APT），CBT，GETを受けています。その結果は，標準的な内科治療を受けた患者に比べて，CBTやGETを受けた患者はともに疲労と身体機能がある程度回復していましたが，調整されたペーシング治療を受けた患者には改善がみられませんでした[91]。

認知行動療法（CBT）は，慢性疲労症候群の認知行動モデルに基づいています[61;92]。このようにCBTにおいても，「心理に目を向ける」ことで，良好な転機と情緒面での改善が予測できることがわかってきました[93;94]。CBTが段階的な活動性の改善をもたらすことを考慮しても，活動性の回復は改善を促進しないことは興味深い点です[95]。同様に，運動の増加はGETによる改善を促進しないとする2つの研究[96;97]がありますが，GETが脱条件づけと活動の回避に基づくモデルであることを考えると，これは驚くべきことです。症状への注意が減少することはGETへの反応を促進していると思われます[97]。

慢性疲労症候群患者の治療転帰を悪化させる他の要素として，広い範囲での活動性低下，併存する気分障害，利益を巡っての論争，利益の享受，自助グループの一員であること，などが挙げられます[58;98]。これもまた興味深い心理的変化で，慢性疲労症候群患者の CBT での改善に関係していると報告されています。外側前頭前皮質に局在する灰白質容積の有意な増加，視床下部下垂体副腎系の正常化が CBT において報告されていますが，これらの変化の重要度は分かっていません[99;100]。

抗うつ薬が慢性疲労症候群の治療に有効であるとする確かな根拠はありません[75]。

過敏性腸症候群

過敏性腸症候群（IBS）の治療には，栄養指導，鎮痙薬，緩下剤，蠕動抑制薬，抗うつ薬，精神療法が用いられています。これらのうち，ここでは抗うつ薬と精神療法について述べます。原因不明の身体症状（bodily distress）に苦しむ患者が入院することは決してまれな事ではありません[67;71]。IBS の精神療法と抗うつ薬の効果に関する入手可能な科学的根拠は近年，英国消化器病学会，英国国立医療技術評価機構（NICE），Ford らによってまとめられています[67;68;71]。

Ford らは，抗うつ薬とプラセボを比較した 14 の研究（全体で 805 例の患者），精神療法と通常の治療を比較した 19 の研究（全体で 1278 例の患者）についてまとめています[68]。いずれの治療も有効で，持続的な IBS 症状を防ぐために必要な症例数（NNT）は 4 でした。抗うつ薬についての研究の質は高いものでしたが，精神療法についての研究の質は高いとは言えません。それらの結果は，症状が持続しているか改善していない患者の割合で表されています。

抗うつ薬による治療を受けた IBS 患者の 42％に症状が持続しているか改善がみられず，それと比較したプラセボ群ではこの割合は 65％でした。この研究では，抗うつ薬による治療はプラセボに比べて，症状が持続し改善していない相対危険度は 0.66 でした。三環系抗うつ薬と SSRI は，同様に IBS 治療に有効で，副作用についての有意差は見られませんでした。

精神療法による治療を受けた IBS 患者の 51 ％では，症状が持続しているか改善がみられず，それと比較したプラセボ群ではこの割合は 72.5 ％でした。この研究では，抗うつ薬による治療はプラセボに比べて，症状が持続し改善していない相対危険度は 0.66 でした。この研究では，精神療法による治療は通常の治療に比べて，症状が持続し改善していない相対危険度は 0.67 でした。さまざまな精神療法（表 3.2）のなかでは，CBT の科学的根拠が最も強いですが，それらのうち 3 つは同じ施設からの研究で，症例数も少なく，これらの研究を除いた場合，結果の統計的な有意差はみられません。

　リラクゼーション治療についての 5 つの研究では統計学的に有意差はみられていません。その著者らは，症例数が少なかったためのタイプ II エラーであるとしています。催眠療法と力動的精神療法についての研究もあり，それぞれに積極的に治療を勧められる統計的な有意差が示され，他要素からなる精神療法も有効であることが示されていますが，ストレス管理と自ら行う CBT についてのエビデンスは十分ではありませんでした。

　このレビューに示されているエビデンスは精神療法についてのものより抗うつ薬の方が安定しています。精神療法についてのほとんどの研究が通常の治療との比較です。「注意のプラセボ」というものがなく，通常の治療において，治療者の時間と注意についての対照群を設定することができないからです。精神療法の研究はあまり均一とはいえず，ほとんどの研究は期間が短く（8～12 週），プライマリケアでの研究は 1 つだけでした。

　著者らが引用した研究はすべて抗うつ薬についてのランダム化比較試験（RCT）で，IBS 症状の改善はうつ病の改善による二次的な結果ではないことが示されています。[101;102;103;104]

NICE（英国国立医療技術評価機構）レビュー

　NICE レビューは，治療に反応しない過敏性腸症候群（IBS）患者についてのエビデンスが最も明確であるとしています。治療に反応しない IBS 患者とは，最初の治療に反応しない患者や，うつ病を合併している患者を指します[67]。このレビューによれば，治療に反応しない IBS 患

表3.2 各種の精神療法にともなう症状持続の相対危険度［68］

治療の種類	研究の数	症状が持続する相対危険度
三環系抗うつ薬	9	0.68 (95 % CI 0.56 − 0.83)
SSRI	5	0.62 (95 % CI 0.45 − 0.87)
認知行動療法	7	0.60 (95 % CI 0.42 − 0.87)
催眠療法	2	0.48 (95 % CI 0.42 − 0.87)
力動的精神療法	2	0.60 (95 % CI 0.39 − 0.93)
多要素による治療	3	0.69 (95 % CI 0.56 − 0.86)
リラクゼーション	5	0.82 (95 % CI 0.63 − 1.08)

SSRI：選択的セロトニン再取り込み阻害薬
訳注：原論文は精神療法と抗うつ薬の効果を比較検討したものであり，このため，表の中には抗うつ薬が比較対象として挙げられている．

者の治療において，三環系抗うつ薬，選択的セロトニン再取り込み阻害薬（SSRI）の両者にはプラセボと比べて説得力のあるエビデンスがあり，有意な症状改善効果を示しています．疼痛と腹部膨満は，三環系抗うつ薬が用いられたときに最も反応する症状であり，この効果はSSRIにはみられていません．

このレビューによれば，緩下剤，ロペラミド，鎮痙薬が効果を示さないIBS患者に対して第二に試みるべきものとして，三環系抗うつ薬が最も推奨されています．これら抗うつ薬が推奨されているのは，そのIBSに対する効果に対してであり，抗うつ薬の少量投与による抑うつへの効果のためではありません．SSRIは三環系抗うつ薬が効果を示さない時にのみ推奨されていますが，多くの医師は，薬物治療に対して神経質になっている患者に副作用が出ることを避けて，SSRIを用いる傾向にあります．

精神療法について，NICEレビューは，リラクゼーション治療やバイオフィードバックの効果を支持する十分なエビデンスは出ていないと結論付けています．治療に反応しないまたは長期化しているIBS患者に対して，内科的治療のみの群と比べて内科的治療に力動的精神療法を行った群は，短期的にも長期的にも，有意に全般的な改善がみられるとする明らかなエ

ビデンスがあります。それら患者群の約半数は不安障害やうつ病を併発していました。このグループの患者では，CBT が症状全般を改善するのに有効であるとする十分なエビデンスがみられています。NICE レビューによれば，力動的精神療法は費用対効果が大きい治療です。

NICE ガイドライン作成グループは，通常の治療に反応しない IBS 患者において，CBT，催眠療法，精神療法を，同様のエビデンスを有する治療群とみなしています。このように，これら 3 つの精神療法的介入のいずれかを患者の希望や地域の利便性に応じて提供していくべきであると思われます。

NICE ガイドラインには，IBS アルゴリズムが含まれており，IBS 患者は，器質的疾患を示唆するような「赤信号」症状（直腸からの出血，著明な体重減少，腸管や卵巣のがんの家族歴，60 歳以上であること）をスクリーニングした後で積極的に診断をつけることを勧めています。IBS 患者には，自助，日常生活習慣，身体的活動，食事，症状を焦点にした薬物治療の重要性を説明するような情報が与えられる必要があります。このレビューは，協同の他職種によるアプローチが，適切にトレーニングされた医療者によって提供されるべきであると指摘しています。しかし，精神療法的介入を提供できる専門家が近くにいるかどうかは状況によります。

英国消化器病学会のまとめ

英国消化器病学会グループは，IBS の治療ガイドラインを作成するに当たり，エビデンスをまとめ，CBT と力動的精神療法は患者の症状へのコーピングを改善すると結論付けています。催眠療法は，治療に反応しない IBS 患者に永続する効果を示しました。三環系抗うつ薬は疼痛に効果があり，SSRI は特定の症状ではなく全般的な改善をもたらすと評価されています。

英国消化器病学会ガイドラインは精神療法については以下のように述べています[71]。

全ての IBS を治療するアプローチは心理的理解に基づいて情報提供さ

れる必要があり，治療の最も重要な側面は医師患者関係であることを認識する必要があります。共感的に傾聴し，患者の症状解釈に敬意を払い，正直であり，心身相関を明確に説明することは重要で，逆に，身体的原因を探すための終わりのない検査を引き受けることは慎まなければなりません。

　このグループは，早期から心理的要素に注目しながら，IBSをプライマリケアで治療することには潜在的に利点があるとしています。GPは抗うつ薬の処方に慣れていて，IBSに対しても全人的アプローチをとる傾向にあるからです。GPはIBS患者の心理的背景を探るのに適任であり，心理的問題に対して助言できるカウンセラーを紹介してもよいでしょう。自助のガイドブックがプライマリケアにおいて症状を改善させ医療機関受診を減らすことにつながるというエビデンスがあります[105]。メベベリン［訳注7］投与とともにCBTを行うことで，短期的にはIBS症状が改善し，長期的には職場や社会への適応が改善します[106]。

　患者の選択も重要です。IBSについて治療法を直接比較した研究はひとつを除いてほとんど見られません。SSRIと単なる力動的精神療法のどちらかに無作為に割り付けたところ，69％の参加者は精神療法を修了したのに比べ，SSRI群では50でした[106]。驚くことに，通常の治療に反応しない重症のIBS患者は抗うつ薬よりも精神療法を好むということを示唆しています。機能性身体症候群患者の多くは，長期間にわたり薬を飲むことに抵抗を示し，薬物依存への不安を表明します。しかし，それにもかかわらず，IBS患者の80％以上が服薬や食事の変更を受け入れています[108]。この研究が明らかにしたのは，患者の好みは，異なる治療法のどれがより有効なのかについての患者の膨大な情報と関係しているということです。

線維筋痛症
　線維筋痛症の治療においては，薬物療法，認知行動療法（CBT），運動の3つが主たるものです。最近のいくつかのガイドラインによれば，有酸素運動，CBT，アミトリプチリン，多要素による治療，が最も勧められ

る治療法とされています[109]。米国食品医薬品局（FDA）[訳注8]は，過去数年間に，3つの新薬を線維筋痛症の治療のために推奨しています。それは，プレガバリン，デュロキセチン，ミルナシプランで，後者2つは，SNRIです[110]。

精神療法と運動

　CBTと運動を組み合わせた数多くの研究がなされてきましたが，最近のシステマティックレビューとメタ解析は，運動療法なしでのCBTについて検証しています[111]。その結果，CBTには疼痛への自己効力感に対して継続する改善効果が認められています。抑うつ気分に対する短期的な改善も認めましたが，疼痛，疲労感，睡眠障害，健康関連QOLについては効果が認められませんでした[111]。

　ある総説によれば，否定的な結果を示す研究，肯定的な結果を示す報告の両者があり，肯定的な結果の場合もそれは短期的な効果でした[112]。長期間良好な結果を認めた報告もありますが，入院患者を対象としたものなので一般化は難しいといえます[113]。

　Cochraneの総説では，有酸素運動のみによるトレーニングを推奨される強度で行うことが，健康全般と身体機能に対して有効と結論付けられています[54]。線維筋痛症における有酸素運動の効果についての，最近のシステマティックレビューは同様の結論を出しており，特に，抑うつ気分，健康関連QOL，身体的運動機能の改善を，治療直後と経過観察中に認めています[114]。有酸素運動は，疼痛と疲労感に対して，治療直後の評価においてのみ有効でした。その有効性を経過観察中にも維持するためには持続的な運動が必要です。この治療が睡眠に対して有効であるとするエビデンスは出されていません[114]。

抗うつ薬

　最近のシステマティックレビューによれば，抗うつ薬の使用は短期的には有効であることが明らかにされています[69]。メタ解析によれば，抗うつ薬と，線維筋痛症患者の疼痛，抑うつ，睡眠障害，健康関連QOLとの

間には関連性があるとする明確なエビデンスが示されています。介入効果の大きさ（イフェクトサイズ）が一般的に小さいので疲労感については無視することができます。これらの結果は治療終了時の評価で，治療期間の中央値は 8 週間でした。経過観察後の評価についての研究はなされていません。

　疼痛を軽減する効果の大きさ（イフェクトサイズ）は，三環系抗うつ薬は大きく，モノアミンオキシダーゼ阻害薬は中程度で，SSRI と SNRI は小さいものでした。アドヒアランスについては，研究を完遂した患者の割合の中間値は 71 ％でした。

　デュロキセチンについての 2 つの報告によれば，うつ病を合併していても合併していなくても患者に対して同様に有効でした[115]。2 つの関連する臨床試験では，それぞれ 38 ％，26 ％の患者に元々うつ病が併発していましたが，デュロキセチンはプラセボに比べて有意なうつ病の改善を示しませんでした[115;116;117]。線維筋痛症に対するデュロキセチンの治療効果は，その抗うつ作用によるというよりは，直接の鎮痛作用によると考えられます。デュロキセチン（120 mg/日）の直接効果により，簡易疼痛調査票スコア（Brief Pain Inventory score）の平均値が全症例の 86.9 ％で低下したとする臨床試験があります[115]。それと比較した，抑うつ症状を改善することでの間接的治療効果は 13.3 ％にみられました。6 カ月間調査した他の研究によれば，この割合は，直接効果は 82.3 ％，抑うつ症状を改善することに伴う間接効果は 17.7 ％でした[117]。いずれの状況においても，併存するうつ病が効果的に治療されれば，良い転帰につながるということが，この結果から明らかです。

　抗うつ薬と運動療法，あるいは CBT を直接比較した臨床試験はあまりありません。しかし，同様の評価尺度，同様の患者，同様のスコアで検討している 2 つの臨床試験があります。1 つは運動療法を用い，もう 1 つは抗うつ薬を用いています。線維筋痛症に対する運動療法についての臨床試験によれば，運動療法は有効であり，特に自助治療コースと組み合わせた場合により効果を発揮します。ここでいう，自助治療コースは，病状への理解を深め，自助力を高めることを目的としたものです。このグループへ

の参加者は，線維筋痛症質問紙（Fibromyalgia Impact Questionnaire）で25％の改善を認めています。FDAは線維筋痛症への抗うつ薬としてデュロキセチンを推奨していますが，デュロキセチンについての臨床試験でも同様の結果が観察されています[75;116;117]。

これらの治療には多少の違いがあります。第一には，運動/自助グループでは，身体的機能と精神的健康に著しい改善が認められる一方，デュロキセチンでは疼痛の改善効果がみられています[75;116;117;118]。第二に，デュロキセチンによる治療効果は，薬が継続投与されれば6カ月間にわたり持続していましたが[117]，運動療法と自助治療の組み合わせによる長期の治療効果は治療を継続しなかったとしても持続していました[118]。治療へのアドヒアランスは運動療法に自助治療を加えたもの（78％）のほうがデュロキセチン（54〜70％）に比べてわずかに良いものでした。

関節痛，背部痛，うつ病を有する患者への，最適化された抗うつ薬治療と疼痛への自助治療の組み合わせは，通常の治療に比べて，これらのパラメーターを著明に改善しました[119]。このグループには関節リウマチ患者が含まれていましたが，抗うつ薬の継続率は，介入群では研究期間を通じて2/3であったのに対して，通常の治療群では3.9％でした。抗うつ薬の継続が重要であるというメッセージが介入群には良く浸透していたといえます。

機能性身体症候群における治療の有効性と費用対効果

機能性身体症候群についての治療の有効性と費用対効果についての研究はほとんどありません。自己管理のためのパンフレットを提供することで，過敏性腸症候群の患者一人当たり72ポンドの医療費を削減することができたとする報告があり，その効果は，処方薬の減少，プライマリケアや二次医療機関を患者が受診する回数が減ったことによります[105]。プライマリケアでIBS患者にCBTを行った場合，患者一人当たり308ポンドの追加費用がかかります[120]。この調査結果からは，CBTは他のサービスの利用が減り，調査および経過観察の期間中は雇用により非生産的な時間

が減りましたが，費用の節減にはつながりませんでした。つまりCBTの費用対効果は高いとはいえませんでした。

NICEによれば，三環系抗うつ薬もSSRIも，共にIBSに対する費用対効果が高い治療法です[67]。英国国民健康保険（NHS）を利用した二次および三次医療機関では，力動的精神療法も重度のIBS患者に対して費用対効果が高い治療法です[67;107]。ランダム化比較試験（RCT）によれば，これに引き続く3ヵ月間の精神療法を受けた群は，通常の治療群に比べて，1年間の医療費は低いことが示されています。この医療費の低減効果は，精神療法による介入の労力を十分に代償してくれます[107]。しかし，このエビデンスは，難治性のIBSを除いては，プライマリケア領域の患者には適用できそうにありません。NICEは催眠療法もまた難治性のIBSへの費用対効果が高い治療法であるとみなしています。

慢性疲労症候群に対するCBTの費用対効果についての研究によれば，この治療もまた，指導のもとでの支援グループや通常の治療に比べて，医学的・社会的費用を大きく減らすことが示されています[121]。CBTは高価な治療法ですが，臨床的に良好な転帰を考えると，費用対効果は高いものです。治療をしない場合に比べて，CBTの費用対効果は高く，慢性疲労症候群患者一人当たり20,516ユーロで，調整生存年（QALY）[訳注9]あたり21375ユーロでした。

英国における研究でも同様の結果が得られていて，CBTを提供する費用や段階的運動療法（GET）の費用は，通常の治療に自助治療用のパンフレットを加えたものに比べて，149ポンド高くつきましたが，転帰は良好でした[122]。ここでは，CBTと段階的運動療法との間に差はみられません。NICEがこの結果を分析してみると，費用は調整生存年（QALY）あたり20,000ポンド以下だったようです。感度分析では，その費用は実際にはより多くかかったとされています[74]。この研究は，慢性疲労症候群について十分な情報が提供された介護者に焦点にしていて，それについては第1章に述べられています。

線維筋痛症における費用対効果研究では，その治療は通常の治療に比べて予想されるように高くつくことが示されています。この研究では，介入

群とコントロール群との間に，経過観察中，差がみられず，介入による費用対効果は高くないことが示されています[123]。

治療を求めている患者の数

　治療費が高い患者を含む治療は，費用対効果が最も高くなりがちです。治療費は治療をすることによって減らすことができます。前述の英国でのIBSについての臨床試験では，北西イングランドの7つの消化器科クリニックが協力して3年間にわたり調査が行われました。317名の対象患者のうち，257名（82％）が集められました[107]。この地方には同様のクリニックが200ほどありますが，精神療法や抗うつ薬による治療の対象となり得る患者は毎年約2670名と予想されています。実際に，募集される患者の割合は，「通常の治療」群がなければより高いものになるでしょう。「通常の治療」は潜在的な臨床試験参加者をそこから遠ざけています。応募した患者の4分の1は，高い身体症状スコアを示し，その後の治療1年につき1000ポンド以上の費用を削減していました。このように，約620名の患者に対して，全国的に毎年620,000ポンドの費用が削減されることでしょう。

治療の一般的な構成要素と段階的治療モデル

　機能性身体症候群のあらゆる治療を検討して，それを5種類に分類した総説があります[1]。それらは，①末梢性薬物療法（IBSに対する鎮痙薬など），②中枢性薬物療法（痛覚脱失症への抗うつ薬など），③積極的行動療法的介入（運動など），④受動的身体の介入（疼痛点への注射など），⑤医師の行動を変化させることを目的とした介入（再帰的訓練など）の5つです。

　この総説によれば，末梢性薬物療法は，IBSや機能性胃腸障害のような一部の障害には有用ですが，他の障害については有効ではありません。一方，抗うつ薬のような中枢性薬物療法は，より幅広く，各種の機能性身体症候群に有効です。非薬物的介入としては，段階的運動療法（GET）

や精神療法のような患者を巻き込んだ治療が有効であるというエビデンスが示されています。これら各種治療の「利点」を比較するには，問題が残されており，非薬物療法は機能と健康状態全体に影響を与える一方，薬物療法は特定の症状，疼痛や腸管機能等，に著明な効果を示しています。

この総説は合併症のない，単一臓器の機能性身体症候群と，多臓器型の機能性身体症候群の違いを指摘しています。前者では定型的な薬物療法が通常効果を示し，後者では異なるアプローチが求められています。後者については，認知療法的，対人関係療法的介入が最初から求められていますが，それについてのエビデンスは見出されていません。

最近では，段階的治療モデルが採用される傾向にあり，慢性疲労症候群での試みなどがあります。それによれば，一定期間の指導下での自己学習を含む段階的治療とそれにひきつづく CBT を必要に応じて行ったところ，全ての参加者に，14 セッションの CBT と同様の効果をもたらしました。それぞれ，49％，48％の臨床試験で臨床的に有意な改善を認めました[124]。指導下での自己学習の利点は，CBT を求めている患者はほとんどおらず，必要があったとしてもより少ないセッションが望ましいからです。プライマリケアを訪れる IBS 患者の症状を管理することで，症状が改善され，プライマリケアへの紹介を減らすことにつながるということが注目されています[105]。このように，段階的治療アプローチにより，症状の改善とともに，治療ニーズを減らすことにつながっています。

多臓器型の機能性身体症候群については，ある研究からのデータが，治療効果のエビデンスを提供してくれています[125]。二次あるいは三次の消化器科クリニックに通院している，難治性の IBS 患者は，他の身体症状を有しているかどうかによって 2 つに分けられ，半数の患者は，消化器症状以外にも 4 つ以上の身体症状を訴えていました。最も一般的なのは，頭痛，脱力，めまい，腰痛，筋肉痛，息苦しさ，発汗，冷汗，しびれ，うずき，疲労でした。これらは，「多臓器型」あるいは複合性機能性身体症候群患者に分類されます。他の半数は，ほとんど消化器症状以外の症状を示さず，これは臓器特異的な IBS とされています。

文献から予想されるように，身体症状スコアが最も高い患者は（8 以上

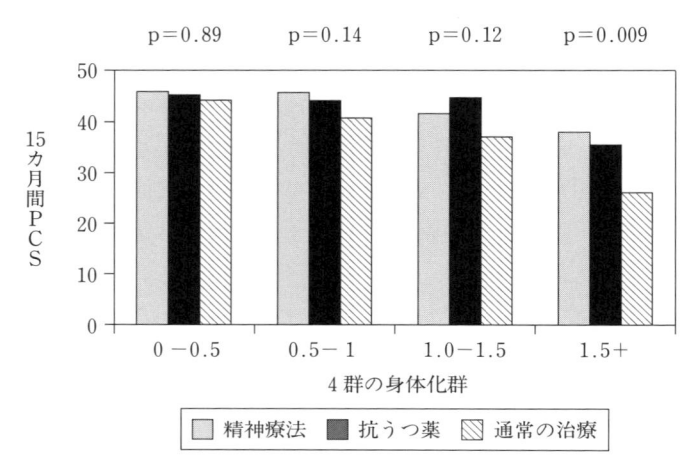

```
                p=0.89    p=0.14    p=0.12    p=0.009
   50
   40
15
カ 30
月
間
P 20
C
S
   10
    0
        0－0.5    0.5－1    1.0－1.5    1.5＋
                  4群の身体化群

        ■ 精神療法  ■ 抗うつ薬  ▨ 通常の治療
```

図 3.1 治療終結から 1 年後の SF-36 身体的要素スコア。基準となる身体化スコアで 4 つに分けられた治療グループごとに結果を示した [125]。右端のグループ (1.5＋) は多くの愁訴を呈している。

の消化管外症状を有する)，能力障害がより大きく，精神医学的併存症も多く，研究に入る前に多額の医療費を費やされていました。それらの患者は，抗うつ薬と精神療法，どちらの治療においても大きな改善がみられました。状態の改善という点で通常の治療との違いが最も大きかったのが，多重身体症状を有する一群でした。(図 3.1 に SF 36 スコアを示した)。この多重身体症状の群は治療の終了から 1 年間以上，著明な医療費の低下を示しました。これらの平均費用は，基本的費用で調整すると，精神療法，抗うつ薬，通常の治療群それぞれ，1092 ポンド，1394 ポンド，2949 ポンドでした (p＝0.050，年齢，性，教育年数，うつ病，パニック障害および全般性不安障害および虐待の既往および基本的な費用について調整済み，図 3.2 参照)。

この研究によれば，通常の治療に反応しない重度の IBS 患者は，さらに単一臓器型と多臓器型に分けることができます。両者とも，抗うつ薬や簡易対人関係療法に反応しますが，特に多臓器型では，機能障害が重く単一臓器型に比べて高額の医療費がかかっているため，治療効果はより大き

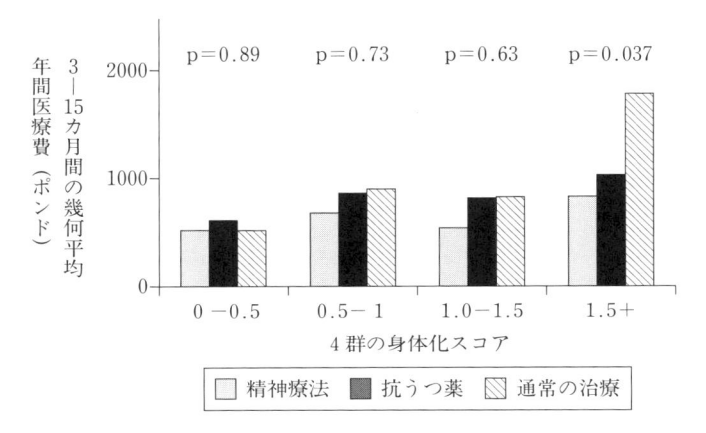

図3.2 医療費の合計（幾何平均で調整した）。基準となる身体化スコアで4つに分けられた治療グループの治療終結から1年間の医療費［125］。右端のグループ（1.5＋）は多くの愁訴を呈している。

なものになります。

まとめ

　本章では，身体的苦悩症候群患者（不定愁訴，身体表現性障害，機能性身体症候群）に適用されるさまざまな治療法とその効果を概観しました。それらの治療法には明らかにエビデンスがあり，状態によってその効果はより高くなります。精神療法よりも一部の薬物療法についてのエビデンスの方が強力です。その理由の1つは，薬物療法ではプラセボを用いることができますが，精神療法の研究においては注意についてのプラセボというものがないからです。

　本書は身体表現性障害とその類縁疾患の治療を改善することを目的としています。その立場からいえば，症状の改善，健康状態の改善，医療費の軽減，という点で，精神療法は優れた治療法です。この領域における医療サービスの研究者がいだく疑問は，治療の内容すなわち修飾因子や費用対効果です。この点についての研究はほとんど行われていませんが，本書で扱っている障害は費用がかかります。本章を通じて私たちは，ある種の治

療によって機能の改善と同様，医療費を軽減することができることを示してきました。

　治療の内容という点では，いわゆる「非特異的な」治療の側面，すなわち患者に費やされた時間，症状の本当の意味についての医師の理解，共感的・支持的なアプローチ，が重要です。医師の態度もまた治療にとって重要な意味を持っています。症状に苦しむ患者に対して，医師が責任を持って診断や治療計画について明確で希望のあるメッセージを伝えることは治療に有益です。さらに，教育的な要素を持った自助マニュアルや，病状理解のための日記指導は，症状，行動，思考をひとつに結び付けてくれる，第一選択といえる治療法です。機能性身体症候群に対するこれらの治療の有効性は十分に示されています。これらを日常の治療に取り入れることで，多数の不定愁訴とその関連障害の管理はかなり改善されるでしょう。

　より集中度の高い精神療法として，専門家による認知的・対人療法的技法が広まることが期待されます。これらの治療技法についてのエビデンスによれば，プライマリケア医がそれを学ぶことは十分に可能です。それらをメンタルヘルスの専門家が行った場合に最も効果的とされていますが，ほとんどの一般的な医療機関ではそれは実現不可能です。プライマリケアや二次医療機関では少量の抗うつ薬がしばしば用いられていますが，可能であればうつ病の治療用量で用いる方が有効です。

　予測因子，軽減因子，修飾因子についての研究はまだ始まったばかりで，大規模研究が必要です。私たちは，包括的な治療よりもより特異的な治療のほうが有効であると考えています。例えば，抗うつ薬は線維筋痛症とIBSには有効ですが，慢性疲労症候群には有効ではありません。同様に，CBTの内容も症状に応じて変更される必要があります。このように，患者の下位診断分類に焦点を当てた介入が可能となれば，治療効果も改善されるでしょう。

【訳者解説】
　本章には，不定愁訴の治療に関するエビデンスがまとめられています。

不定愁訴治療を論じるとき，医療システムについての議論は避けて通れません。それは不定愁訴が医師患者の二者間で完結するものではなく，他の多くの医療従事者を巻き込むことが多いからです。本章では，ヨーロッパでの治療においては，検査を続けるかどうかという判断は GP が行っているとされますが，「医療システムによっては，患者が専門家を直接受診することができます。その場合，さらに検査を行うかどうかの決断は患者にゆだねられています。」と述べられています。これは，まさに日本の医療システムの問題点です。日本では患者が不安のあまり多くの検査を希望した場合，医師はこれを完全に断ることが難しく，またもし１つの医療機関で検査を断られた場合，患者は次の医療機関を自由に受診することができるのです。また，本章には，不定愁訴の治療の本質に迫る研究も紹介されています。スリランカでの研究によれば，「構造化された治療は入念なものであり，それ自体が治療的なのである。」と述べられています。さらに，不定愁訴患者に検査を行う場合の手続きとして，本章では，検査に先だって検査の意味を説明することで検査が正常であった場合の保証はより効果的なものになるだろうと結論付けています。本章では，治療の中味について，いわゆる「非特異的な」治療の側面，すなわち，患者に費やされた時間，症状の本当の意味についての医師の理解，共感的・支持的なアプローチの重要性が強調されています。医師の態度には特別な側面があり，症状に苦しむ患者に責任を持って，診断や治療計画について明確で希望のあるメッセージを伝える態度もまた患者の治療に有益であるとされています。

　薬物療法で改善するというよりも，このような治療関係の安定が治療的効果をもたらすというのは不定愁訴に関わってきた訳者の実感とも重なります。専門的には「治療の構造化」と言われますが，ここにはある程度の患者教育と患者を抱えるホールディング（D.W.Winnicot）の機能も含まれます。患者から投げ込まれる全ての症状を速やかに解決しようとすれば，治療者にとって負担となり，また実際にそれは困難です。それらの問題を一度に解決することはできないけれども解決する方向で継続して関わっていきますよ，という医療者の姿勢それ自体が治療的に作用すると考えられます。本書のこのような記述は，執筆陣が実際に臨床にかかわってきた経

験を反映しており，訳者の実感とも重なり，不定愁訴治療の本質を語っているといえます。

＊訳注
1. 再帰モデル（reattribution model），修正再帰モデル（modified reattribution model），TERMモデル：これらは，プライマリケアにおいて不定愁訴患者を扱うための治療的対応のポイントをまとめた精神科医以外の医師のための教育プログラムである。はじめに1980年代，再帰モデルが英国マンチェスター大学のGoldberg D., L. Gaskらによって提唱され，後にL. Gaskによって修正が加えられ，さらに，デンマークのオーフス大学のグループによって，一般的な面接技法を追加するなどの修正が加えられたExtended Reattribution and Management Modelに発展している。
2. イフェクトサイズ effect size：統計学用語で，実験における介入効果の大きさを示す。
3. オピプラモール：三環系抗うつ薬の1つであるが日本では未発売。
4. セント・ジョンズ・ワート：セイヨウオトギリソウで薬用成分として抗うつ効果があるとされている。
5. ベンラファキシン：SNRI（セロトニン・ノルアドレナリン再取り込み阻害薬）に分類される抗うつ薬の1つであるが，日本では未発売。
6. 段階的運動療法（graded exercise therapy GET）：慢性疲労症候群に対する治療法の1つとして主として用いられている運動療法。理学療法士の指導のもと患者の状態に合わせて段階的に運動負荷を高めていくことで疲労の改善が図られる。
7. メベベリン：鎮痙薬のひとつで過敏性腸症候群などの治療に用いられる。日本では未発売。
8. FDA（米国食品医薬品局，Food and Drug Administration）：アメリカの医薬品，食品，たばこの認可，取り締まりを行う行政機関。
9. Quality adjusted life year（調整生存年）：単純に生存期間の延長ではなく，その間の生活の質QOLを勘案した生存期間の指標。完全に健康な状態を1，死亡を0として，各種健康状態をその間の値として数値化し，生存期間に重みづけをしている。

文 献

1. Henningsen P, Zipfel S, Herzog W. Management of functional somatic syndromes. *The Lancet* 2007; **369**(9565): 946–55.
2. Ruddy R, House A. Psychosocial interventions for conversion disorder. *Cochrane Database of Systematic Reviews* 2005; **4**: CD005331.
3. Kroenke K. Efficacy of treatment for somatoform disorders: a review of randomized controlled trials. *Psychosomatic Medicine* 2007; **69**(9): 881–8.
4. Goldberg D, Gask L, Odowd T. The treatment of somatization – teaching techniques of reattribution. *Journal of Psychosomatic Research* 1989; **33**(6): 689–95.
5. Gask L, Goldberg D, Porter R, Creed F. The treatment of somatization – evaluation of a teaching package with general-practice trainees. *Journal of Psychosomatic Research* 1989; **33**(6): 697–703.
6. van der Feltz Cornelis, Van Os TW, Harm WJ, Van Marwijk HW, Leentjens AF. Effect of psychiatric consultation models in primary care. A systematic review and meta-analysis of randomised controlled trials. *Journal of Psychosomatic Research* 2010; **68**: 521–33.
7. Raine R, Haines A, Sensky T, Hutchings A, Larkin K, Black N. Systematic review of mental health interventions for patients with common somatic symptoms: can research evidence from secondary care be extrapolated to primary care? *British Medical Journal* 2002; **325**(7372): 1082.
8. Allen LA, Woolfolk RL, Escobar JI, Gara MA, Hamer RM, Allen LA et al. Cognitive-behavioral therapy for somatization disorder: a randomized controlled trial. *Archives of Internal Medicine* 2006; **166**(14): 1512–18.
9. Kashner TM, Rost K, Cohen B, Anderson M, Smith GR. Enhancing the health of somatization disorder patients – effectiveness of short-term group-therapy. *Psychosomatics* 1995; **36**(5): 462–70.
10. Huibers MJ, Beurskens AJ, Bleijenberg G, van Schayck CP. The effectiveness of psychosocial interventions delivered by general practitioners. *Cochrane Database of Systematic Reviews* 2003; **2**: CD003494.
11. Blankenstein AH, van der Horst HE, Schilte AF, de Vries D, Zaat JO, Andre KJ et al. Development and feasibility of a modified reattribution model for somatising patients, applied by their own general practitioners. *Patient Education and Counseling* 2002; **47**(3): 229–35.
12. Lidbeck J. Group therapy for somatization disorders in general practice: Effectiveness of a short cognitive-behavioural treatment model. *Acta Psychiatrica Scandinavica* 1997; **96**(1): 14–24.
13. Larisch A, Schweickhardt A, Wirsching M, Fritzsche K. Psychosocial interventions for somatizing patients by the general practitioner – A randomized controlled trial. *Journal of Psychosomatic Research* 2004; **57**(6): 507–14.
14. Volz HP, Moller HJ, Reimann I, Stoll KD. Opipramol for the treatment of somatoform disorders results from a placebo-controlled trial. *European Neuropsychopharmacology* 2000; **10**(3): 211–17.
15. Volz HP, Murck H, Kasper S, Moller HJ. St John's wort extract (LI 160) in somatoform disorders: results of a placebo-controlled trial. *Psychopharmacology* 2002; **164**(3): 294–300.
16. Kroenke K, Messina N, Benattia I, Graepel J, Musgnung J. Venlafaxine extended release in the short-term treatment of depressed and anxious primary care patients with multisomatoform disorder. *Journal of Clinical Psychiatry* 2006; **67**(1): 72–80.
17. Morriss R, Dowrick C, Salmon P, Peters S, Dunn G, Rogers A et al. Cluster randomised controlled trial of training practices in reattribution for medically unexplained symptoms. *British Journal of Psychiatry* 2007; **191**: 536–42.
18. Escobar JI, Gara MA, az-Martinez AM, Interian A, Warman M, Allen LA et al.

Effectiveness of a time-limited cognitive behavior therapy – type intervention among primary care patients with medically unexplained symptoms. *Annals of Family Medicine* 2007; **5**: 328–35.

19. Sumathipala A, Siribaddana S, Abeysingha MR, De Silva P, Dewey M, Prince M *et al*. Cognitive-behavioural therapy v. structured care for medically unexplained symptoms: randomised controlled trial. *British Journal of Psychiatry* 2008; **193**(1): 51–9.

20. Aiarzaguena JM, Grandes G, Gaminde I, Salazar A, Sanchez A, Arino J. A randomized controlled clinical trial of a psychosocial and communication intervention carried out by GPs for patients with medically unexplained symptoms. *Psychological Medicine* 2007; **37**(2): 283–94.

21. Toft T, Rosendal M, Ørnbøl E, Olesen F, Frostholm L, Fink P. Training general practitioners in the treatment of functional somatic symptoms: effects on patient health in a cluster-randomised controlled trial (the functional illness in primary care study). *Psychotherapy and Psychosomatics* 2010; **79**(4): 227–37.

22. Salmon P, Peters S, Stanley I. Patients' perceptions of medical explanations for somatisation disorders: qualitative analysis. *British Medical Journal* 1999; **318**(7180): 372–6.

23. Thomas KB. General-practice consultations – is there any point in being positive. *British Medical Journal* 1987; **294**(6581): 1200–2.

24. Morriss RK, Gask L, Ronalds C, Downes-Grainger E, Thompson H, Goldberg D. Clinical and patient satisfaction outcomes of a new treatment for somatized mental disorder taught to general practitioners. *British Journal of General Practice* 1999; **49**(441): 263–7.

25. Rosendal M, Bro F, Fink P, Christensen KS, Olesen F, Rosendal M *et al*. Diagnosis of somatisation: effect of an educational intervention in a cluster randomised controlled trial. *British Journal of General Practice* 2003; **53**(497): 917–22.

26. Gask L. Personal communication, 2011.

27. van der Feltz-Cornelis CM, van Oppen P, Ader HJ, van Dyck R, van der Feltz-Cornelis C, van Oppen P *et al*. Randomised controlled trial of a collaborative care model with psychiatric consultation for persistent medically unexplained symptoms in general practice. *Psychotherapy and Psychosomatics* 2006; **75**(5): 282–9.

28. Smith RC, Gardiner JC, Luo ZH, Schooley S, Lamerato L, Rost K. Primary care physicians treat somatization. *Journal of General Internal Medicine* 2009; **24**(7): 829–32.

29. Smith RC, Gardiner JC, Lyles JS, Sirbu C, Dwamena FC, Hodges A *et al*. Exploration of DSM-IV criteria in primary care patients with medically unexplained symptoms. *Psychosomatic Medicine* 2005; **67**(1): 123–9.

30. Smith RC, Lyles JS, Gardiner JC, Sirbu C, Hodges A, Collins C *et al*. Primary care clinicians treat patients with medically unexplained symptoms: A randomized controlled trial. *Journal of General Internal Medicine* 2006; **21**(7): 671–7.

31. Rosendal M, Olesen F, Fink P. Management of medically unexplained symptoms. *British Medical Journal* 2005; **330**(7481): 4–5.

32. Salmon P, Dowrick CF, Ring A, Humphris GM. Voiced but unheard agendas: qualitative analysis of the psychosocial cues that patients with unexplained symptoms present to general practitioners. *British Journal of General Practice* 2004; **54**(500): 171–6.

33. Salmon P, Humphris GM, Ring A, Davies JC, Dowrick CF. Why do primary care physicians propose medical care to patients with medically unexplained symptoms? A new method of sequence analysis to test theories of patient pressure. *Psychosomatic Medicine* 2006; **68**(4): 570–7.

34. Salmon P, Humphris GM, Ring A, Davies JC, Dowrick CF. Primary care consultations about medically unexplained symptoms: patient presentations and doctor responses that influence the probability

of somatic intervention. *Psychosomatic Medicine* 2007; **69**(6): 571–7.

35. Epstein RM, Hadee T, Carroll J, Meldrum SC, Lardner J, Shields CG. 'Could this be something serious?' – Reassurance, uncertainty, and empathy in response to patients' expressions of worry. *Journal of General Internal Medicine* 2007; **22**(12): 1731–9.

36. van Dulmen AM, Fennis JF, Mokkink HG, van der Velden HG, Bleijenberg G. Doctor-dependent changes in complaint-related cognitions and anxiety during medical consultations in functional abdominal complaints. *Psychological Medicine* 1995; **25**(5): 1011–18.

37. McDonald IG, Daly J, Jelinek VM, Panetta F, Gutman JM. Opening Pandora's box: The unpredictability of reassurance by a normal test result. *British Medical Journal* 1996; **313**(7053): 329–32.

38. Stephenson DT, Price JR. Medically unexplained physical symptoms in emergency medicine. *Emergency Medicine Journal* 2006; **23**(8): 595–600.

39. Lucock MP, Morley S, White C, Peake MD. Responses of consecutive patients to reassurance after gastroscopy: results of self administered questionnaire survey. *British Medical Journal* 1997; **315**(7108): 572–5.

40. Howard LM, Wessely S. Reappraising reassurance – The role of investigations. *Journal of Psychosomatic Research* 1996; **41**(4): 307–11.

41. Dowrick CFR. Normalisation of unexplained symptoms by general practitioners: a functional typology. *British Journal of General Practice* 2004; **54**(500): 165–70.

42. Petrie KJ, Muller JT, Schirmbeck F, Donkin L, Broadbent E, Ellis CJ et al. Effect of providing information about normal test results on patients' reassurance: randomised controlled trial. *British Medical Journal* 2007; **334**(7589): 352–4.

43. Thomson AB, Page LA. Psychotherapies for hypochondriasis. *Cochrane Database of Systematic Reviews* 2007; **4**: CD006520.

44. Barsky AJ, Ahern DK. Cognitive behavior therapy for hypochondriasis: a randomized controlled trial. *Journal of the American Medical Association* 2004; **291**(12): 1464–70.

45. Sumathipala A. What is the evidence for the efficacy of treatments for somatoform disorders? A critical review of previous intervention studies. *Psychosomatic Medicine* 2007; **69**(9): 889–900.

46. Kroenke K, Swindle R. Cognitive-behavioral therapy for somatization and symptom syndromes: a critical review of controlled clinical trials. *Psychotherapy and Psychosomatics* 2000; **69**(4): 205–15.

47. O'Malley PG, Jackson JL, Santoro J, Tomkins G, Balden E, Kroenke K. Antidepressant therapy for unexplained symptoms and symptom syndromes. *Journal of Family Practice* 1999; **48**(12): 980–90.

48. Jackson JL, O'Malley PG, Kroenke K. Antidepressants and cognitive-behavioral therapy for symptom syndromes. *CNS Spectrums* 2006; **11**(3): 212–22.

49. Moja PL, Cusi C, Sterzi RR, Canepari C. Selective serotonin re-uptake inhibitors (SSRIs) for preventing migraine and tension-type headaches. *Cochrane Database of Systematic Reviews* 2005; **3**: CD002919.

50. Rains JC, Penzien DB, McCrory DC, Gray RN. Behavioral headache treatment: History, review of the empirical literature, and methodological critique. *Headache* 2005; **45**: S92–S109.

51. Abbass A, Kisely S, Kroenke K. Short-term psychodynamic psychotherapy for somatic disorders systematic review and meta-analysis of clinical trials. *Psychotherapy and Psychosomatics* 2009; **78**(5): 265–74.

52. Smeets RJEM, Vlaeyen JWS, Kester AD, Knottnerus JA. Reduction of pain catastrophizing mediates the outcome of both physical and cognitive-behavioral treatment in chronic low back pain. *Journal of Pain* 2006; **7**(4): 261–71.

53. Spinhoven P, ter Kuile M, Kole-Snijders AMJ, Mansfeld MH, den Ouden DJ, Vlaeyen JWS. Catastrophizing and internal

pain control as mediators of outcome in the multidisciplinary treatment of chronic low back pain. *European Journal of Pain* 2004; **8**(3): 211–19.

54. Busch AJ, Barber KAR, Overend TJ, Peloso PMJ, Schachter CL. Exercise for treating fibromyalgia syndrome. *Cochrane Database of Systematic Reviews* 2007; **4**: CD003786.

55. Staud R. Biology and therapy of fibromyalgia: pain in fibromyalgia syndrome. *Arthritis Research and Therapy* 2006; **8**(3): 208.

56. van Weering M, Vollenbroek-Hutten MMR, Kotte EM, Hermens HJ. Daily physical activities of patients with chronic pain or fatigue versus asymptomatic controls. A systematic review. *Clinical Rehabilitation* 2007; **21**(11): 1007–23.

57. Clark LV, White PD. The role of deconditioning and therapeutic exercise in chronic fatigue syndrome. *Journal of Mental Health* 2005; **14**: 237–52.

58. Prins JB, Bazelmans E, van der Werf S, van der Meer JWM, Bleijenberg G. Cognitive behaviour therapy for chronic fatigue syndrome: predictors of treatment outcome. *Psycho-Neuro-Endocrino-Immunology* 2002; **1241**: 131–5.

59. White PD. What causes chronic fatigue syndromes? *British Medical Journal* 2004; **329**(7472): 928–9.

60. van Houdenhove B, Luyten P. Customizing treatment of chronic fatigue syndrome and fibromyalgia: the role of perpetuating factors. *Psychosomatics* 2008; **49**(6): 470–7.

61. Surawy C, Hackmann A, Hawton K, Sharpe M. Chronic fatigue syndrome – a cognitive approach. *Behaviour Research and Therapy* 1995; **33**(5): 535–44.

62. Vercoulen JH, Bazelmans E, Swanink CM, Fennis JF, Galama JM, Jongen PJ et al. Physical activity in chronic fatigue syndrome: assessment and its role in fatigue. *Journal of Psychiatric Research* 1997; **31**(6): 661–73.

63. Lange M, Petermann F. Influence of depression on fibromyalgia. A systematic review. *Schmerz* 2010; **24**(4): 326–33.

64. Creed F, Ratcliffe J, Fernandes L, Palmer S, Rigby C, Tomenson B et al. Outcome in severe irritable bowel syndrome with and without accompanying depressive, panic and neurasthenic disorders. *British Journal of Psychiatry* 2005; **186**: 507–15.

65. Guthrie E, Creed F, Dawson D, Tomenson B. A controlled trial of psychological treatment for the irritable bowel syndrome. *Gastroenterology* 1991; **100**: 450–7.

66. Guthrie E. Brief psychotherapy with patients with refractory irritable bowel syndrome. *British Journal of Psychotherapy* 1991; **8**: 175–88.

67. National Institute for Health and Clinical Excellence. *Irritable Bowel Syndrome in Adults. Diagnosis and Management of Irritable Bowel Syndrome in Primary Care*. London: NICE; 2008.

68. Ford AC, Talley NJ, Schoenfeld PS, Quigley EMM, Moayyedi P. Efficacy of antidepressants and psychological therapies in irritable bowel syndrome: systematic review and meta-analysis. *Gut* 2009; **58**(3): 367–78.

69. Hauser W, Bernardy K, Uceyler N, Sommer C. Treatment of fibromyalgia syndrome with antidepressants: A meta-analysis. *Journal of the American Medical Association* 2009; **301**(2): 198–209.

70. Creed F. How do SSRIs help patients with irritable bowel syndrome? *Gut* 2006; **55**(8): 1065–7.

71. Spiller R, Aziz Q, Creed F, Emmanuel A, Houghton L, Hungin P et al. Clinical Services Committee of The British Society of Gastroenterology. Guidelines on the irritable bowel syndrome: mechanisms and practical management. *Gut* 2007; **56**(12): 1770–98.

72. Paiva ES, Jones KD. Rational treatment of fibromyalgia for a solo practitioner. *Best Practice and Research: Clinical Rheumatology* 2010; **24**(3): 341–52.

73. Carville SF, rendt-Nielsen S, Bliddal H, Blotman F, Branco JC, Buskila D et al. EULAR evidence-based recommendations for the management of fibromyalgia syndrome. *Annals of the Rheumatic Diseases* 2008; **67**(4): 536–41.
74. National Institute for Health and Clinical Excellence. *Chronic Fatigue Syndrome/Myalgic Encephalomyelitis: Diagnosis and Management of CFS/ME in Adults and Children*. London: NICE; 2007.
75. Arnold LM, Clauw D, Wang F, Ahl J, Gaynor PJ, Wohlreich MM. Flexible dosed duloxetine in the treatment of fibromyalgia: A randomized, double-blind, placebo-controlled trial. *Journal of Rheumatology* 2010; **37**(12): 2578–86.
76. Arnold LM. Strategies for managing fibromyalgia. *American Journal of Medicine* 2009; **122**(Suppl 12): S31–S43.
77. Aaron LA, Herrell R, Ashton S, Belcourt M, Schmaling K, Goldberg J et al. Comorbid clinical conditions in chronic fatigue: a co-twin control study. *Journal of General Internal Medicine* 2001; **16**(1): 24–31.
78. Henningsen P, Zimmermann P. Medically unexplained physical symptoms, anxiety, and depression: a meta-analytic review. *Psychosomatic Medicine* 2003; **65**(4): 528–33.
79. Chambers D, Bagnall AM, Hempel S, Forbes C, Chambers D, Bagnall AM et al. Interventions for the treatment, management and rehabilitation of patients with chronic fatigue syndrome/myalgic encephalomyelitis: an updated systematic review. *Journal of the Royal Society of Medicine* 2006; **99**(10): 506–20.
80. Edmonds M, McGuire H, Price J. Exercise therapy for chronic fatigue syndrome. *Cochrane Database of Systematic Reviews* 2004; **3**: CD003200.
81. Malouff JM, Thorsteinsson EB, Schutte NS. The efficacy of problem solving therapy in reducing mental and physical health problems: A meta-analysis. *Clinical Psychology Review* 2007; **27**(1): 46–57.

82. Price JR, Couper J. Cognitive behaviour therapy for adults with chronic fatigue syndrome. *Cochrane Database of Systematic Reviews* 2000; **2**: CD001027.
83. O'Dowd H, Gladwell P, Rogers CA, Hollinghurst S, Gregory A, O'Dowd H et al. Cognitive behavioural therapy in chronic fatigue syndrome: a randomised controlled trial of an outpatient group programme. *Health Technology Assessment* 2006; **10**(37): 1–121.
84. Knoop H, Bleijenberg G, Gielissen MFM, van der Meer JWM, White PD. Is a full recovery possible after cognitive behavioural therapy for chronic fatigue syndrome? *Psychotherapy and Psychosomatics* 2007; **76**(3): 171–6.
85. Deale A, Husain K, Chalder T, Wessely S. Long-term outcome of cognitive behavior therapy versus relaxation therapy for chronic fatigue syndrome: a 5-year follow-up study. *American Journal of Psychiatry* 2001; **158**(12): 2038–42.
86. Powell P, Bentall RP, Nye FJ, Edwards RHT. Patient education to encourage graded exercise in chronic fatigue syndrome – 2-year follow-up of randomised control led trial. *British Journal of Psychiatry* 2004; **184**: 142–6.
87. Stulemeijer M, De Jong LWAM, Fiselier TJW, Hoogveld SWB, Bleijenberg G. Cognitive behaviour therapy for adolescents with chronic fatigue syndrome: randomised controlled trial. *British Medical Journal* 2005; **330**(7481): 14–17.
88. Knoop H, Stulemeijer M, De Jong LWAM, Fiselier TJW, Bleijenberg G. Efficacy of cognitive behavioral therapy for adolescents with chronic fatigue syndrome: Long-term follow-up of a randomized, controlled trial. *Pediatrics* 2008; **121**(3): E619–E25.
89. Chalder T, Deary V, Husain K, Walwyn R. Family-focused cognitive behaviour therapy versus psycho-education for chronic fatigue syndrome in 11- to 18-year-olds: a randomized controlled treatment trial. *Psychological Medicine* 2010; **40**(8): 1269–79.

90. Heins MJ, Knoop H, Prins JB, Stulemeijer M, van der Meer JWM, Bleijenberg G. Possible detrimental effects of cognitive behaviour therapy for chronic fatigue syndrome. *Psychotherapy and Psychosomatics* 2010; **79**(4): 249–56.

91. White PD, Goldsmith KA, Johnson AL, Potts L, Walwyn R, DeCesare JC et al. and on behalf of the PACE trial management group. Comparison of adaptive pacing therapy, cognitive behaviour therapy, graded exercise therapy, and socialist medical care for chronic fatigue syndrome (PACE): a randomised trial. The Lancet 2011; **377**: 823–36.

92. Knoop H, Prins J, Moss-Morris R, Bleijenberg G. The central role of perception in the perpetuation of chronic fatigue syndrome. *Journal of Psychosomatic Research* 2010; **68**(5): 489–94.

93. Chalder T, Godfrey E, Ridsdale L, King M, Wessely S. Predictors of outcome in a fatigued population in primary care following a randomized controlled trial. *Psychological Medicine* 2003; **33**(2): 283–7.

94. Godfrey E, Chaider T, Ridsdale L, Seed P, Ogden J. Investigating the 'active ingredients' of cognitive behaviour therapy and counselling for patients with chronic fatigue in primary care: developing a new process measure to assess treatment fidelity and predict outcome. *British Journal of Clinical Psychology* 2007; **46**: 253–72.

95. Wiborg JF, Knoop H, Stulemeijer M, Prins JB, Bleijenberg G. How does cognitive behaviour therapy reduce fatigue in patients with chronic fatigue syndrome? The role of physical activity. *Psychological Medicine* 2010; **40**(8): 1281–7.

96. Fulcher KY, White PD. Strength and physiological response to exercise in patients with chronic fatigue syndrome. *Journal of Neurology Neurosurgery and Psychiatry* 2000; **69**(3): 302–7.

97. Moss-Morris R, Sharon C, Tobin R, Baldi JC. A randomized controlled graded exercise trial for chronic fatigue syndrome: Outcomes and mechanisms of change. *Journal of Health Psychology* 2005; **10**(2): 245–59.

98. Bentall RP, Powell P, Nye FJ, Edwards RHT. Predictors of response to treatment for chronic fatigue syndrome. *British Journal of Psychiatry* 2002; **181**: 248–52.

99. de Lange FP, Koers A, Kalkman JS, Bleijenberg G, Hagoort P, van der Meer JWM et al. Increase in prefrontal cortical volume following cognitive behavioural therapy in patients with chronic fatigue syndrome. *Brain* 2008; **131**: 2172–80.

100. Roberts ADL, Papadopoulos AS, Wessely S, Chalder T, Cleare AJ. Salivary cortisol output before and after cognitive behavioural therapy for chronic fatigue syndrome. *Journal of Affective Disorders* 2009; **115**(1–2): 280–6.

101. Tabas G, Beaves M, Wang J, Friday P, Mardini H, Arnold G. Paroxetine to treat irritable bowel syndrome not responding to high-fiber diet: a double-blind, placebo-controlled trial. *American Journal of Gastroenterology* 2004; **99**(5): 914–20.

102. Tack J, Broekaert D, Fischler B, Oudenhove LV, Gevers AM, Janssens J. A controlled crossover study of the selective serotonin reuptake inhibitor citalopram in irritable bowel syndrome. *Gut* 2006; **55**(8): 1095–103.

103. Drossman DA, Toner BB, Whitehead WE, Diamant NE, Dalton CB, Duncan S et al. Cognitive-behavioral therapy versus education and desipramine versus placebo for moderate to severe functional bowel disorders. *Gastroenterology* 2003; **125**(1): 19–31.

104. Vij JC, Jiloha RC, Kumar N. Effect of antidepressant drug (doxepin) on irritable bowel syndrome patients. *Indian Journal of Psychiatry* 1991; **33**: 243–6.

105. Robinson A, Lee V, Kennedy A, Middleton L, Rogers A, Thompson DG et al. A randomised controlled trial of self-help interventions in patients with a primary care diagnosis of irritable bowel syndrome. *Gut* 2006; **55**(5): 643–8.

106. Kennedy T, Jones R, Darnley S,

Seed P, Wessely S, Chalder T et al. Cognitive behaviour therapy in addition to antispasmodic treatment for irritable bowel syndrome in primary care: randomised controlled trial. *British Medical Journal* 2005; **331**(7514): 435.

107. Creed F, Fernandes L, Guthrie E, Palmer S, Ratcliffe J, Read N et al. The cost-effectiveness of psychotherapy and paroxetine for severe irritable bowel syndrome. *Gastroenterology* 2003; **124**(2): 303–17.

108. Harris LR, Roberts L. Treatments for irritable bowel syndrome: patients' attitudes and acceptability. *BMC Complementary and Alternative Medicine* 2008; **8**: 65.

109. Häuser W, Thieme K, Turk DC. Guidelines on the management of fibromyalgia syndrome – a systematic review. *European Journal of Pain* 2010; **14**(1): 5–10.

110. Mease PJ, Choy EH. Pharmacotherapy of fibromyalgia. *Rheumatic Disease Clinics of North America* 2009; **35**(2): 359–72.

111. Bernardy K, Fuber N, Kollner V, Hauser W. Efficacy of cognitive-behavioral therapies in fibromyalgia syndrome – a systematic review and metaanalysis of randomized controlled trials. *Journal of Rheumatology* 2010; **37**: 1991–2005.

112. van Koulil S, Effting M, Kraaimaat FW, van Lankveld W, van Helmond T, Cats H et al. Cognitive-behavioural therapies and exercise programmes for patients with fibromyalgia: state of the art and future directions. *Annals of the Rheumatic Diseases* 2007; **66**(5): 571–81.

113. Thieme K, Gromnica-Ihle E, Flor H. Operant behavioral treatment of fibromyalgia: a controlled study. *Arthritis and Rheumatism* 2003; **49**(3): 314–20.

114. Hauser W, Klose P, Langhorst J, Moradi B, Steinbach M, Schiltenwolf M et al. Efficacy of different types of aerobic exercise in fibromyalgia syndrome: a systematic review and meta-analysis of randomised controlled trials. *Arthritis Research and Therapy* 2010; **12**(3): R79.

115. Arnold LM, Rosen A, Pritchett YL, D'Souza DN, Goldstein DJ, Iyengar S et al. A randomized, double-blind, placebo-controlled trial of duloxetine in the treatment of women with fibromyalgia with or without major depressive disorder. *Pain* 2005; **119**(1–3): 5–15.

116. Arnold LM, Lu YL, Crofford LJ, Wohlreich M, Detke MJ, Iyengar S et al. A double-blind, multicenter trial comparing duloxetine with placebo in the treatment of fibromyalgia patients with or without major depressive disorder. *Arthritis and Rheumatism* 2004; **50**(9): 2974–84.

117. Russell IJ, Mease PJ, Smith TR, Kajdasz DK, Wohlreich MM, Detke MJ et al. Efficacy and safety of duloxetine for treatment of fibromyalgia in patients with or without major depressive disorder: results from a 6-month, randomized, double-blind, placebo-controlled, fixed-dose trial. *Pain* 2008; **136**(3): 432–44.

118. Rooks DS, Gautam S, Romeling M, Cross ML, Stratigakis D, Evans B et al. Group exercise, education, and combination self-management in women with fibromyalgia: a randomized trial. *Archives of Internal Medicine* 2007; **167**(20): 2192–200.

119. Kroenke K, Bair MJ, Damush TM, Wu JW, Hoke S, Sutherland J et al. Optimized antidepressant therapy and pain self-management in primary care patients with depression and musculoskeletal pain a randomized controlled trial. *Journal of the American Medical Association* 2009; **301**(20): 2099–110.

120. McCrone P, Knapp M, Kennedy T, Seed P, Jones R, Darnley S et al. Cost-effectiveness of cognitive behaviour therapy in addition to mebeverine for irritable bowel syndrome. *European Journal of Gastroenterology and Hepatology* 2008; **20**(4): 255–63.

121. Severens JL, Prins JB, van der Wilt GJ, van der Meer JWM, Bleijenberg G. Cost-effectiveness of cognitive behaviour therapy for patients with chronic fatigue

syndrome. *QJM – Monthly Journal of the Association of Physicians* 2004; **97**(3): 153–61.

122. McCrone P, Ridsdale L, Darbishire L, Seed P, McCrone P, Ridsdale L *et al.* Cost-effectiveness of cognitive behavioural therapy, graded exercise and usual care for patients with chronic fatigue in primary care. *Psychological Medicine* 2004; **34**(6): 991–9.

123. Goossens ME, Rutten-van Molken MP, Leidl RM, Bos SG, Vlaeyen JW, Teeken-Gruben NJ. Cognitive-educational treatment of fibromyalgia: a randomized clinical trial. II. Economic evaluation. *Journal of Rheumatology* 1996; **23**(7): 1246–54.

124. Tummers M, Knoop H, Bleijenberg G. Effectiveness of stepped care for chronic fatigue syndrome: a randomized noninferiority trial. *Journal of Consulting and Clinical Psychology* 2010; **78**(5): 724–31.

125. Creed F, Tomenson B, Guthrie E, Ratcliffe J, Fernandes L, Read N *et al.* The relationship between somatisation and outcome in patients with severe irritable bowel syndrome. *Journal of Psychosomatic Research* 2008; **64**: 613–20.

第4章 不定愁訴の治療的管理と治療の組織化

Per Fink, Chris Burton, Jef De Bie, Wolfgang Söllner and Kurt Fritzsche

はじめに

　身体的苦悩症候群患者（BDS）の治療ニーズは充分には満たされていません。ここでは「身体的苦悩症候群」は，不定愁訴，身体表現性障害，機能性身体症候群の患者を包括するものとして用いられています（第2章参照）。本章では，患者の満たされていないニーズを取り上げ，ヨーロッパの3つの国を例に，これらの患者を対象とした臨床的サービス，今日の治療モデルを紹介します。そして，より良いサービスの枠組みを提案します。

　身体的苦悩症候群患者は，様々な専門医と様々な職種の医療従事者によって，様々な方法で治療されています。この種の患者について，身体疾患と精神障害それぞれの概念が明確ではなく，治療法や診断についても合意がなされていないことが混乱の背景にはあります。

　その結果，ヨーロッパから米国に至るまで，どのような医療を提供し，どのような患者を治療しようとしているのかについて，見解は大きく隔たったものとなっています。治療法は，各地域の伝統や政策，また個人的な関係や医師間のネットワークなどによって決定され発展してきました。たとえば，傑出した循環器科医が心理的要因に関心を持っていたならば「非心原性胸痛」の医療が発展し，それが消化器科医であれば過敏性腸症候群の医療が発展します[1]。英国では，政治的な力によって，慢性疲労症候群の全国的な医療サービスが発展してきました。ドイツでは心身医学的活

動が第二次大戦後の医療環境の根本にあり，心身医学的サービスはドイツ語圏諸国に独特のものとなっています。しかし，他のほとんどの医療機関は，症状に苦しむ身体的苦悩症候群患者に対して特別な医療サービスを提供できていません。そのような患者は，器質的疾患が検査で否定する以外には医療は何も提供してくれないと感じています。つまり，身体的苦悩症候群患者への医療サービスは，ヨーロッパから米国に至るまで，系統的なものはなく，ばらばらで不満足なものなのです。今日の治療をどう組織化し，将来の治療はどう提供されるべきなのかを考える前に，私たちは，今日の医療は実際にどの程度患者のニーズに応えることができているのかを検証します。

今日の治療モデルによっては満たされていない患者ニーズ

「満たされていない患者ニーズ」は通常，既知の治療可能な疾患に関して用いられます。それらの疾患に十分な治療が提供されていない場合や，未治療であるために患者が機能障害や能力障害に苦しんでいることを意味しています。身体的苦悩症候群は治療可能であるというエビデンス（第3章参照）がある一方で，多くの患者はほとんど満足のいく治療を受けていません。

身体的苦悩症候群患者の治療ニーズが満たされていないというエビデンスは，3つの要素から成り立っています。それは，専門的で適切な治療が提供されていないというエビデンス，症状が継続すると能力障害や高い医療費につながるというエビデンス，患者からみて実際に治療を受けられるのかという問題です。これらのそれぞれについて考察します。

専門的で適切な治療が提供されていないというエビデンス
プライマリケア

プライマリケアおよび二次医療機関では，身体症状をきたす患者は多くみられます。彼らには，身体表現性障害，機能性身体症候群などの疾患名がつけられています（第1章参照）。重要なのは，なかには症状が一過性

表 4.1　プライマリケアの患者における満たされていない治療の需要 [3]

GP を受診した理由	最適な		不十分な[a]		不十分な[b]	
	n	%	N	%	N	%
身体疾患	949	95.3	20	2.0	27	2.7
おそらく身体疾患	311	79.9	38	9.8	40	10.3
不定愁訴	119	53.6	55	24.8	48	21.6
精神障害（身体症状があるものも含む）	51	56.7	13	14.4	26	28.9

a) より多くの時間が必要である
b) 専門科に患者を紹介したいが紹介先がない
$\chi^2 = 318.9$，自由度 = 8，$p < 0.001$

で自然に消失し治療の必要性を感じていない患者もいて，全ての患者のニーズが満たされていない訳ではないということです [2]。

　デンマークのプライマリケア領域では，不定愁訴患者が十分な治療を受けているかどうかについて調査がなされています。その研究には38名の総合診療医（GP）と1785名の患者が参加しています [3]。それぞれの患者について，1）現在の治療は充分な／最もよいものであるか，2）GPが十分な時間をかけられないために不十分であるのか，3）専門医に紹介したくとも紹介できないために不十分であるのか，GPに尋ねた結果，不定愁訴患者への治療が十分なものであるとGPが評価したのはその半分に過ぎませんでした（表4.1）。一方，しっかりした診断がついた身体疾患患者ではその割合は95.3％でした。その治療が不十分と思われた不定愁訴患者のうち，GPが専門医に紹介したのは約半数で，残りの半数については，GPは時間さえあれば自ら十分な治療が提供できると考えていました。このように，GPが不定愁訴患者に十分な治療を提供するには，より多くの時間と，患者を紹介できる専門医が必要とされています。この研究は，身体的苦痛を抱えた患者の治療が，身体疾患を有する患者に提供される治療とは程遠いものであることを示しています。

　身体的苦悩症候群患者の満たされていないニーズを知るには，うつ病に

ついての文献を検討するのも1つの方法です。プライマリケアでみられるうつ病患者の少なくとも半数は，多数の不定愁訴を訴えてGPを受診していますが[4]，そこでは，うつ病はしばしば見逃され，未治療となっているからです[5；6]。このように，うつ病による多数の身体症状を抱えた患者は，未治療となり，身体症状は持続する傾向にあります。

二次医療機関の外来患者

　二次医療機関のクリニックでも身体症状に苦しむ患者は一般的であり，プライマリケアに比べてより長期化しがちです。不定愁訴患者のうち，抗うつ薬や精神療法による専門的治療を受けている患者は10％以下であると報告されています[7；8；9；10]。専門クリニックに通う患者の1/3には不定愁訴，不安障害，うつ病がみられると報告されていますが，精神科医に紹介されているのはそのうち4％で，抗うつ薬が用いられているのは2％のみです[7]。同様に最近の研究では，心理的要素は不定愁訴患者の半数以上に記録されていますが，3％のみが精神科医に紹介され，7％に抗うつ薬が開始され，8％に生活指導が行われていました[8]。神経内科外来での不定愁訴患者の40％には心理的あるいは精神医学的治療が必要であると医師は考えていたものの，その1年後には，効果的な治療がなされないまま症状が解決されていなかったとする研究もあります[11；12]。

　過敏性腸症候群（IBS）で専門クリニックを受診した患者についての米国での症例報告によれば，初診時の良好な医師患者関係はその後の通院継続には影響していませんでした[13]。ここでは，医師が簡単な精神療法を行ったという記録があり，受診に至る問題についての検査がなされ，患者との間で診断と治療についての広範な話し合いが行われた場合を良好な関係としていますが，このような関係がみられたのは半数以下でした。

　IBS患者の満たされていないニーズについては，全ヨーロッパ的研究がおこなわれています[14]。そこでは各種の問題が挙げられ，患者からは，IBSが疾患であるという理解が乏しいこと，簡単で非侵襲的な診断手法がないこと，安く利用できる治療法がないこと，の3点が挙げられています。これらの満たされていないニーズへの処方箋として，患者教育の計画，

多愁訴のIBSへの積極的な診断と新たな治療アルゴリズムが考えられます。後者は，IBSの「腸管外」症状として知られる多数の身体症状ですが，むしろ治療ニーズという点では，身体的苦悩症候群とみなしたほうがよいかもしれません。本研究は医師の側からの満たされていないニーズも調査しています。そこでは，IBSのよりよい理解，簡単な診断手法，治療ガイドライン，よく吟味された効果的な治療法，が挙げられています。これらに対する処方箋は，医師の教育，実践に根差したアルゴリズムの作成，多愁訴のIBSを標的にした全ヨーロッパ的な治療ガイドラインと新たな治療法です。後者としては，精神療法よりも消化管に作用する新たな薬剤が好ましいかもしれません。

　医師患者関係における満たされていないニーズについては，介入研究によってさらに深い知見が得られるでしょう。ここでの介入とは，患者のコンサルテーションへの期待，彼らの疾患への悩みの程度，精神障害が併存しているか，についての最低限の医師へのトレーニングのことです[15]。不定愁訴患者のコンサルテーションは「難しい」ものとしての名声を確立していますが，このような難しさは，患者のコンサルテーションへの満たされていない期待が介入によって軽減したあとは半減します。医師たちは，患者が症状と関連した期待を述べることについては余計な時間がかからないと報告しています。この研究からは，第一に患者には関心が向けられないという意味での満たされないニーズがあり，第二にこれらのニーズを満たすのは極めて簡単であること，が証明されました。

入院患者
　原因不明の身体症状（bodily distress）に苦しむ患者が入院することは決してまれな事ではありません。デンマークにおける研究では，精神疾患と身体表現性障害は内科入院患者にみられる最も一般的な精神医学的診断であることが示されています[9;10;16;17;18]。これらの患者のうち新たに精神科への治療が依頼されたのは2.7％，すでに精神科での治療を受けていたのは5.1％で[10]，残りの大多数の不定愁訴患者および精神医学的障害をもった患者は未治療のままでした。うつ病が内科病棟で指摘された

としても退院時には治療は中断されてしまいます。これは，もうひとつの満たされていないニーズです[19]。

　ヨーロッパ・コンサルテーション-リエゾン作業グループ（ECLW）による研究は，34,500 名のヨーロッパ各地の総合病院急性期病棟に入院した患者を対象としています[20]。この前向き研究での身体表現性障害の有病率は 14 ％でしたが，このうち診断がついてコンサルテーションサービスに紹介されたのは 61 名（0.002 ％）にすぎません。デンマークでの 294 名の内科病棟入院患者についての研究によれば，身体表現性障害の有病率は 17.6 ％でしたが[21]，その患者のほとんどは，精神科に紹介されることもなく，この障害に対する特別な治療も受けていませんでした。

　神経内科の新入院・外来患者を対象とした研究では，精神医学的研究用面接によって身体表現性障害と診断された患者は 198 名のうち 16 名でした[9;16]。そのうち，精神科医または臨床心理士に紹介されたのは 3 名のみで，彼らは入院前にすでに GP によって精神障害の治療を受けていました。残りの者で精神科医へ紹介された患者はいませんでした。英国での研究によれば，神経内科病棟に入院した患者の約半数に不定愁訴がみられ（器質的疾患の併存の有無にかかわらず），彼らの 60 ％には精神科疾患を示唆する所見が見られました[22]。これらの患者の大多数は精神科医を紹介されておらず，抗うつ薬は投与されていたとしてもうつ病に効果が認められる量ではありませんでした。

　以上から，神経内科，消化器科，総合診療科でみられる入院・外来不定愁訴患者のほとんどは適切な治療を受けていないといえます。彼らが精神科へ紹介されることはめったになく，抗うつ薬が始められたとしても退院時には中断されています。これも満たされていないニーズです。

能力障害／高い医療費につながる症状持続についてのエビデンス

　経過観察研究によれば，未治療のままの身体的苦悩症候群は能力障害や高い医療費につながっています。デンマークにおける，内科で不定愁訴と診断された患者についての経過観察研究によれば，63 ％はある程度症状が改善しましたが，患者自身に改善が自覚されたのは 38 ％に過ぎません

でした[23]。英国における同様の研究では、6カ月の時点で不定愁訴患者の40％に症状改善を認めましたが、健康状態は損なわれたままでした[24]。残りの60％については、患者の症状は同じか悪化し健康状態は一般人口の標準値から1標準偏差（SD）以下の状態でした。神経内科外来患者についての同様の研究によれば、初診から8カ月の時点で54％の患者は症状が同じか悪化していました[12]。

不定愁訴患者の医療費が高額となる要因として、精神疾患、身体症状の数が多いこと、健康不安が強いことが知られています[18;25;26;27;28]。単一症状の患者についての研究では、うつ病が身体機能症候群患者の能力障害に影響を与えていると指摘されています[29]。一方、精神障害と不定愁訴は、高い医療費につながる独立した因子であることを示す疫学研究もあります[18;27;30]。

プライマリケア領域での経過観察研究によれば、不定愁訴患者の多くは5年以上にわたり症状が継続していて、特にうつ病の持続との関連が見られました。一方、健康不安（心気症）についての経過観察研究によれば、2年以上にわたる機能障害（impairment）が与える医療費への影響は、既知の身体疾患患者にかかる費用に比べて75％高いものでした。機能障害と医療費はうつ病や不安障害の有無とは無関係でした[28]。

満たされていないニーズは、同じ疾患について治療された患者と未治療の患者を比べた場合に最も明確に示されます。重度のIBSについての研究によれば（p 37参照）、腸管外症状を多数有している患者で、精神療法あるいは抗うつ薬の投与を受けた者は健康状態の指標がMedical Outcome Survey Short Form（SF-36）で4～6ポイント改善していました[32]。対照的に、「通常の治療」を受けた患者は5ポイント健康状態が悪化しており（図4.1の右手のカラム）、その医療費は大変高いものでした。これは満たされていないニーズの明確な説明になっています。すなわち、精神療法や抗うつ薬による治療を拒否することによって、これらの患者の健康関連QOLは悪化していたのです。

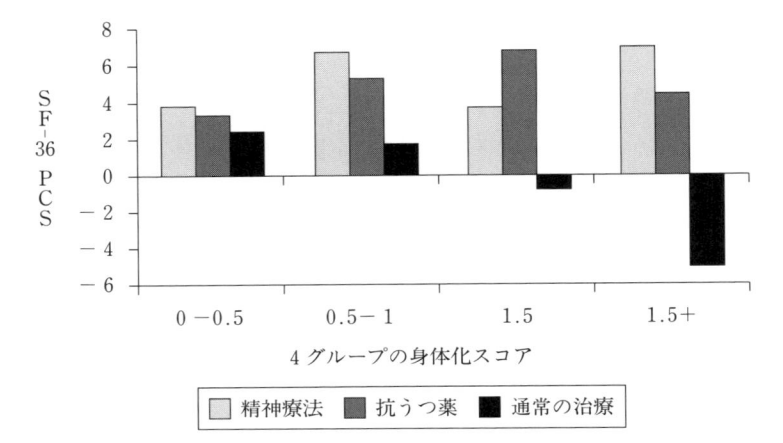

図4.1 重症過敏性腸症候群患者の健康状態の変化，基準の状態と15カ月後。Medical Outcome Survey Short Form (SF)-36 の身体的要素スコア（PCS：健康状態の改善を示す）の増加が陽性所見として認められ，その逆もまたいえる。精神療法による治療を受けた患者（左端のカラム）や抗うつ薬による治療を受けた患者（真ん中のカラム），は一般に身体化の高度なグループであっても改善がみられた。通常の治療を受けた患者群はかなり健康状態が悪化していた。

満たされていないニーズへの患者中心のアプローチ

　満たされていないニーズを考える時に重要なのは，通常は見落とされていることなのですが，そのような患者が医師や医療従事者からの助けを求めているのかどうか？という視点です[33;34]。

　不定愁訴のために二次医療機関を受診する患者は，精神療法の受け入れには熱心ではありません。前述の神経内科外来での研究では，神経内科医は不定愁訴患者の半数以上に精神療法が必要であると考えていましたが[11]，そのような患者のうち精神療法の必要性を理解していたのは1/4以下でした。

　神経内科病棟に入院中の精神疾患を有する患者のほとんど（その多くが不定愁訴患者）は，彼らの気分について神経内科医から問診を受けていませんでしたが，患者の多くはそのことに不満はありませんでした。患者らは，神経内科医は彼らの症状の身体的原因を調べる医師であると理解しており，神経内科医が心理的側面に介入することは適当ではないと考えてい

ていました[35]。神経内科医が患者の気分について尋ねるべきではない他の理由として，神経内科医が多忙であること，病棟でのプライバシーの欠如，神経内科医が専門用語を使いがちで特定の質問に対して回避的であいまいであること，が挙げられています。

　患者の受け止め方に由来する満たされていないニーズについては，精神医療の分野ではあまり研究されていません[34]。このため，不定愁訴についての研究はまれです。プライマリケアにおける症状が持続する身体表現性障害患者ついての研究によれば，約1/3の患者は治療を希望しておらず，満たされていない治療ニーズはないと考えられました[36]。残りの患者のうち半数は治療を受けるかそれに適さないとみなされ，患者の1/3のみが治療を望んでいました。

　患者中心のアプローチで患者の治療目標を設定している2つの小さな研究があります。Affleck らは線維筋痛症女性を研究し，約20％の患者が回復を望み，残りは症状とともに生活するか，他者から受け入れられることを望んでいました[37]。Nordin らは不定愁訴患者とその担当医に面接を行い[38]，患者は（62％）医師からの支持を求め，その多くは（40％）機能の改善とコーピングの改善を治療目標と考えていました[38]。

　潜在的に満たされていないニーズは，患者の治療についての見方に関係しています。例えば IBS 患者について，以下のような点が指摘されています [39]。薬の副作用を恐れたり，痛みを伴う注射を嫌ったり，なかには「非医学的」治療を希望する患者もいます。ホメオパシーや催眠療法などの治療の効果に懐疑的な患者もいます。症状が投薬や治療に値するほど重症であると考えている患者は極めて少数です。患者はより多くの情報を求めている一方で，医師が特別な治療を勧めるとそれに従う傾向もあります。このような各種の治療法についての患者の反応からは，多くの患者がより詳細な治療法についての情報を求めていることがわかります。医師が，偏りのない立場で，明確に治療の選択肢を説明するならば，患者のこの種のニーズは満たされるでしょう。

患者のニーズが満たされていない理由

　患者のニーズが満たされていない理由について調査したいくつかの研究があります。精神科受診への偏見は多くの患者を治療から遠ざけています。また患者に社会的支援をうまく行っていくことで専門医が必要とされる機会も減るでしょう。

　多くの専門医は心理的・精神医学的治療の必要性を認識していますが、必要な時に患者を精神科医に速やかに送れずにいます。精神科医の予約を取ろうと思っても、精神科への偏見のために、不定愁訴患者はこれを拒否します。彼らはしばしば「私の痛みは想像によるものではない」と訴えます。また、総合病院には、不定愁訴患者を適切に扱える熟練した専門家がおらず、各科の専門医にとって不定愁訴患者を紹介する先がないのです。

　最も重要な問題はクリニックにおける医師-患者関係にあるとするエビデンスが出されています。二次医療機関では、内科医は、不定愁訴の症状を説明するために検査をすることで頭がいっぱいであるといわれています[40]。高度な技術を要する検査が数多く行われ、検査が繰り返されることで器質的疾患が見逃されているのではないかという患者の不安はさらに強化されることになります。高度な検査ばかりが信頼され、患者の心理的評価は診断的検索の終わった後に回されがちです。このため、症状を説明できる所見が認められないと告げられた患者は、医師の能力を疑い、他の医師の意見を求めることになります[41]。このような患者とのかかわりを医師が苛立たしく感じるのは、不安や抑うつというよりも、多数の身体症状の存在によると思われます[42]。それは患者の治療における心理的側面への医師の否定的な態度から生じる問題です[43;44]。

　良好な医師患者関係が症状を改善し医療サービスの利用を減らすとする間接的なエビデンスがいくつかあります。消化器科医との良好な治療関係がIBS患者の受診回数を減らすのは、不安や癌への恐怖が軽減され、痛みへのとらわれが減るからです[45]。このように頻回に医療機関を受診するのは、疾患への不安が継続し、患者のニーズが満たされていないことを意味しています[46]。

　多くの医師は不定愁訴を正確に診断するための技術と知識を持ち合わせ

ていません。不定愁訴を診断するには，情緒的あるいは社会的なストレスが前提として必要で，行動科学的・心理的治療はこれらの事例にのみ有効であるという誤解もまた患者の診断と治療を妨げる要因となっています。

まとめ

不定愁訴患者の満たされていないニーズを評価した研究はわずかですが，身体症状に苦しむ患者の多くが満たされていないニーズを有しているという十分なエビデンスがあります。これらの患者への効果的な治療法はありますが，実際にはほとんどの患者はそのような治療を受けていません。

今日の治療モデル

身体的苦悩症候群患者に提供されている医療サービスはヨーロッパ各地で大きく異なっています。これらの患者は総合診療部を受診しますが，そこでうまく治療されることは少なく，身体的苦悩症候群の患者を扱うための専門的治療機関の数は増えているとはいえいまだ少数なのです。

理想的には，これらの患者の管理は段階的治療モデルに応じて組織化される必要があり，軽症患者はプライマリケアへ，重症患者はその重症度に応じて適切な医療機関へと，症状に応じて治療サービスを階層化していく必要があります。そのためには様々な職種が共同で治療を行う可能性も考えられます[47;48]。ここでは現行の医療サービスを3段階に分けて説明します。

(1) 非専門的総合的内科治療
(2) 個別の身体的苦悩症候群や診断に対する専門医によるサービス（慢性疲労症候群，線維筋痛症，身体表現性障害など）
(3) すべての種類の身体的苦悩症候群に対する専門医によるサービスで，機能性身体症候群と身体表現性障害を含みます。この種の専門的サービスは患者の診断名にかかわらず同様の治療法が有効であるという視点に基づいています。このため，各患者へ適応となる治療はわずかなものとなります。

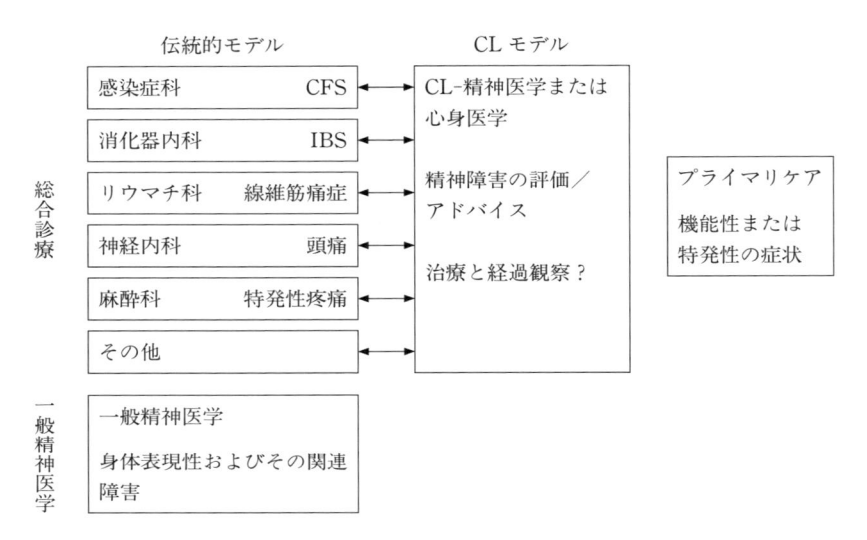

図4.2 モデルA:身体苦悩症候群のためのサービス機構
CL, コンサルテーション-リエゾン；CFS, 慢性疲労症候群；IBS, 過敏性腸症候群

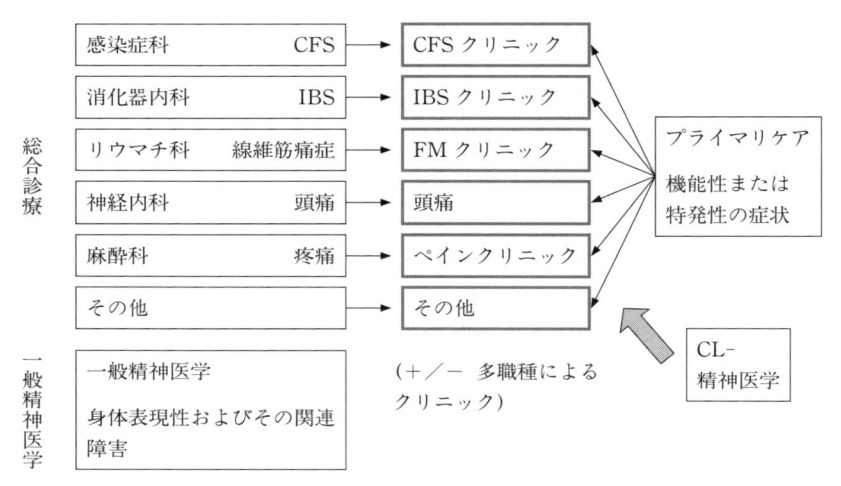

図4.3 モデルB:症状に特化したクリニック

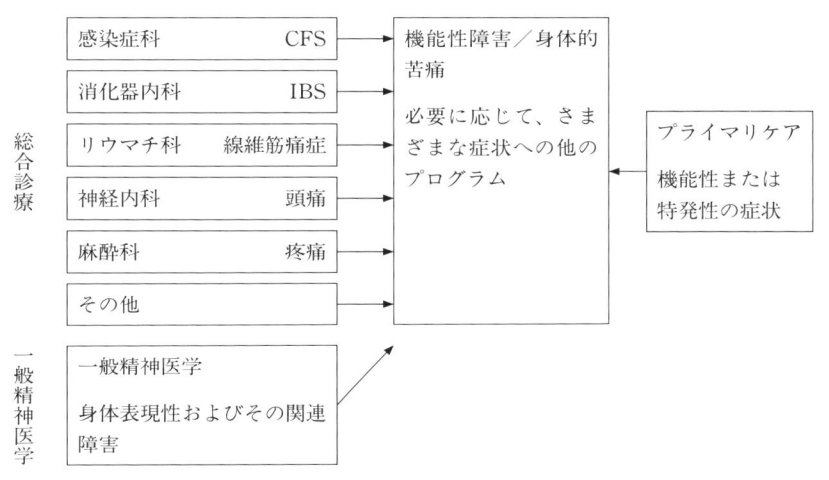

```
                感染症科        CFS      →  ┌──────────────┐
               ┌─────────────────────┐      │機能性障害／身体的│
               │消化器内科       IBS  │  →  │苦痛           │      ┌──────────────┐
        総    │                      │      │               │      │プライマリケア│
        合    │リウマチ科   線維筋痛症│  →  │必要に応じて、さ│      │              │
        診    │                      │      │ざまな症状への他の│←──│機能性または  │
        療    │神経内科        頭痛  │  →  │プログラム     │      │特発性の症状  │
               │                      │      │               │      └──────────────┘
               │麻酔科          疼痛  │  →  │               │
               │                      │      │               │
               │その他                │  →  │               │
               └─────────────────────┘      └──────────────┘
                                                   ↑
        一   ┌─────────────────────┐
        般    │一般精神医学          │
        精    │                      │
        神    │身体表現性およびその関連│
        医    │障害                  │
        学   └─────────────────────┘
```

図 4.4　モデル C：身体苦悩症候群のための専門的なクリニック

　身体的苦悩症候群へのサービス提供についての様々なモデルを，図 4.2，図 4.3，図 4.4 に示しました。

伝統的な非専門的サービス（モデル A，図 4.2）
プライマリケア

　身体的苦悩症候群患者のほとんどは，プライマリケアを訪れます。一部の国では，プライマリケアで身体的苦悩症候群患者をあつかう専門的な治療モデルが発展しています。これらの膨大な患者が満たされていない治療ニーズを抱えている一方で，二次医療機関においても総合診療サービスにおいてもこれらの患者群にあった特別な治療が提供されていないという現状においては，おそらくそれは自然な帰結と思われます。身体的苦悩症候群患者を適切に診断し治療する技術と知識を持っているのは，ごく少数の精神科医や臨床心理士だけなのです。

　また国によっては，身体的苦悩症候群で受診する患者の治療について GP 向けのトレーニングが行われています。しかし，このトレーニングプログラムのほとんどは GP の一般的な心理的技法およびコミュニケーション技法の改善を目的としたものであり，身体的苦悩症候群に特に焦点を当

てたものではありません。例えば，ドイツでは，GPは「対話」療法を精神療法の一部として学んでいます。デンマークでは，身体苦悩症候群により特化した訓練プログラムが近年作られています。しかし，その後の経験からは，このようなGP向けの訓練は，身体的苦悩症候群患者に十分な治療を提供するには不十分であることが分かってきました。

共同治療モデル，それはGPがそれぞれの段階に応じて専門医の支援を受けながら患者を治療していくというものです。これによって，プライマリケアにおける患者治療の在り方は改善されるでしょう[49]。この治療モデルの前提条件は，各地域における身体苦悩症候群のための専門的サービスの存在であり（精神科医，臨床心理士，看護師），それによりGPは共同治療が可能となります。しかしこのような条件がそろっているのは世界的にも少数の地域だけです。

二次医療機関におけるサービスの提供
＊一般的な精神医療サービス
身体的苦悩症候群患者が一般的な精神医療を受診することはまれで，患者が受診するのは，著名な精神症状をきたしたときや，身体症状に加えて精神障害を合併したときだけです。

コンサルテーション-リエゾン精神医学的／心身医学的アプローチ
コンサルテーション-リエゾン精神医学・心身医学は，身体的苦悩症候群を専門領域とする唯一の医学的専門領域です。しかし，ほとんどのコンサルテーション-リエゾン精神医学サービスにおいて，身体的苦悩症候群は多くの治療対象の一つに過ぎず，場合によってはこの一群の患者に対する特別な治療を提供していないこともあります。ヨーロッパで総合病院における56のコンサルテーション-リエゾンサービスに紹介された患者に対して，大規模な調査が行われました。紹介患者の19％は「不定愁訴」のための紹介でした[50]。この56のコンサルテーション-リエゾンサービスのうち身体的苦悩症候群患者が多くみられたのは8つだけでした。8つのうち6つはドイツの心身医学サービスで，約65％の紹介は不定愁訴によ

るものでした。ドイツにおける心身医学サービスは他の多くの国に比べてよく組織されており，身体的苦悩症候群患者のニーズにあっています。

　米国でのコンサルテーション-リエゾンサービスについての調査を見てみると，かつては紹介患者の38％は身体化している患者で[51]，最近の大規模調査によれば内科病棟に入院している患者の紹介はその約10％が身体的苦悩症候群患者でした。この数字は，心療内科クリニック外来患者では15.5％，市中の精神科サービスでは4％でした[52]。一方，英国での小規模の研究によれば，身体苦悩症候群患者の割合は，内科入院病棟からコンサルテーション-リエゾン精神科への紹介の28％，コンサルテーション-リエゾン精神科クリニック外来への紹介患者の45％，プライマリケア医からの直接の紹介の14％でした[53]。英国の3施設でのコンサルテーション-リエゾン精神科サービスについての報告によれば，不定愁訴で紹介される患者の割合は，3施設それぞれ，30％，12％，9％，でした[41]。

総合診療

　身体的苦悩症候群患者はさまざまな専門医を受診しています。消化器科クリニックにはIBS，神経内科クリニックには線維筋痛症，内分泌または神経内科クリニックには慢性疲労症候群，といった具合です。ほとんどの場合，可能性のある器質的疾患について検査がなされ，特別な治療についての示唆はなされることなく，患者はプライマリケア医に返されています。もし，患者に精神症状があれば精神科へ紹介されますが，これらの患者は一般的な精神医学領域では相手にされません。特に精神科医が精神病を最も重視している場合にはそうです[54;55]。

　受診する多くの身体的苦悩症候群患者に，彼らの専門の範囲で対応し，「自らが専門とする」機能性身体症候群の治療に関心を持っている専門医もいます。例えば，リウマチ科医が線維筋痛症を治療したり，消化器科医がIBSを治療したり（図4.3）しています。この場合，ほとんどがひとつの専門による治療であり，専門医間の連携はなされていません。このため，多数の症状を有する患者は，異なるクリニック間を移動しなければな

りません。例えば，腹痛があれば消化器科クリニックへ紹介され，筋骨格系の疼痛があればリウマチ科医へ，疲労があれば神経内科医へ，という具合です。少数のセンターでは，コンサルテーション-リエゾン精神科医や臨床心理士が共同で患者の治療にあたっています。スウェーデンにおける，神経耳鼻科医とコンサルテーション-リエゾン精神科医による，慢性めまいの共同治療がひとつの例です[56]。

このモデルにおいては，治療はそれほど一体化してはいません。一部の患者群のニーズを満たすだけかもしれませんが，これは多くの国でみられる最も一般的なモデルです。単一症状の機能性身体症候群患者にとってこれはうまく機能するかもしれません。特にそれが特定の障害（例えばIBSネットワーク，線維筋痛症支援者団体）に関する強力な患者グループと結び付くならばより有効でしょう。このモデルによる治療組織は，体系的ではなく，各地の主導者と個人的な関心に依存していますが，うまく組織化されれば十分に機能するでしょう。

症候群に特化した専門クリニック（モデルB，図4.3）

多くの国では，様々な機能性身体症候群への専門家によるサービスが発展してきました。最も一般的な例はペインクリニックで，ほとんどの国にみられます。一部には，機能的疼痛や特発性の疼痛ではなく，癌や神経因性疼痛のような定義が確立した疾患による疼痛を治療対象としているクリニックもあります。しかし多くのクリニックは，基本的には機能性疼痛，特発性疼痛，またはそれら両者の混在する疼痛を治療対象にしています。

ペインクリニックを除くと，機能性身体症候群を対象とした専門クリニックは各国によってさまざまです。英国とオランダにおいては，慢性疲労症候群へのサービスが発展しています（www.manchestercfsme.nhs.uk/を参照）。ベルギーとノルウェーでは，政府主導で，慢性疲労症候群のためのクリニックの膨大なネットワークが構築されつつあります。他の国々，例えば他の北欧諸国やドイツでは，慢性疲労症候群のクリニックは全く存在しません。一方，デンマークには化学物質過敏症と線維筋痛症に対するクリニックがあります。この種のクリニックの多くは，特別な患者

群のための専門的治療組織が必要であると説得された公的な機関によって設立されています。政治家は，症状に苦しむ患者に光を当てる患者組織やメディアからの圧力を受けています。一例は，1990年代にスウェーデンでアマルガム中毒患者のために設立されたクリニックで，これは思わしくない結果のために閉鎖されました。最近では，患者組織からの圧力によって多くの国で化学物質過敏症のためのクリニックが設立されています。

　機能性身体症候群患者のための専門クリニックは，問題となる臓器を専門とする専門の医師によって組織され運営されています。これはこれらのクリニックが設立されるための唯一の方法ですが，このようなクリニックの単一専門的文化は欠点でもります。ペインクリニックは様々な専門医，一般的には麻酔科医によって組織されています。そしてGP，精神科医，臨床心理士，神経内科医もまたペインクリニックで患者の評価と治療に関わっています。身体的苦悩症候群や機能性身体症候群の患者には学際的なチームによる治療モデルが最も適しており，機能性身体症候群の違いを越えて同じ治療が有効であることは広く受け入れられています[47]。このため，それぞれの機能性身体症候群に1つずつクリニックを作ることは，無駄が多く治療手段も限られたものになるのです。自然な帰結として，一部の専門クリニックは他の機能性身体症候群を含むように広がっていますが，多くのクリニックはひとつの専門領域にとどまり治療手段も薬物療法が中心となっています[57]。これらの症状に特化したクリニックの欠点は，それが機能性身体症候群の治療を断片化された状態に置き，より統合的なモデルへの発展を阻害しているということです。

身体的苦悩症候群の専門病棟（モデルC，図4.4）

　ヨーロッパ各地のセンターでは，身体的苦悩症候群患者に提供される異なる治療の質を改善しようとする試みが発展してきました。新たなアプローチは，身体的苦悩症候群を正しく診断することを基盤にしています。すなわち，機能性身体症候群，身体表現性障害をその重症度を反映したサブタイプのもとに包括しようとしているのです。異なる診断名がついた患者間であっても症状と病像は大きく重なっているという研究結果にこのアプ

ローチは支持されています．さらに，認知行動療法（CBT），抗うつ薬，身体的活性化，などの同じ治療法が患者の診断名にかかわらず有効であることが明らかとなっています．一方，身体面への治療は効果を示していないことが明らかとなってきました[47]．このように，患者には相違点よりも類似点の方が多くみられるため，同じ医療サービスのもとで治療するほうが合理的と思われます．異なる専門領域の治療者による大きなグループは，さまざまな学問的立場から幅広い治療を提供することができます．これによって，クリニックごとに異なるサービスが提供されるという問題が生じるのを防ぐことができます．二次医療への間口は広がり，GPからの紹介は容易になるでしょう．さらに，身体機能別にサービスを確立することは，それがたとえひとつの症状に対してであっても，非常に困難な仕事です．なぜなら，非常に多くの機能性身体症候群が存在すると考えられるからです．

　これらの専門病棟は，合併症を持つ機能性身体症候群患者や，多くの器官に及ぶ身体的苦悩症候群患者のために計画されました．この専門病棟が集中的・学際的治療への患者の期待全てにこたえることができるかどうかはわかりません．それらの病棟の一部は，ひとつの器官の機能性身体症候群患者のために作られており，彼らの特別な問題に合わせたCBTのような管理プログラムの利点を備えています（第3章参照）．単一器官の身体的苦悩症候群患者にとっては，分離されかつ結びついているサービス，すなわち効果的な薬が精神療法と並んで用いられるようなサービスは望ましいものでしょう．

　ベルギーとドイツにおける身体的苦悩症候群への医療サービスについて以下に述べます．ドイツの心身医学モデルはドイツ語圏諸国でのみ普及し，ベルギーのモデルはヨーロッパのより多くの国の状況に当てはまっています．

ベルギーとドイツにおける関連するサービス
ベルギーにおける医療サービス

ベルギーにはこのような心療内科クリニックはありません。軽度から中等度の身体的苦悩症候群患者のほとんどは，かかりつけの GP，自ら受診した各専門医，GPから紹介された専門医らによって，主として外来治療を受けています。ひとつの専門領域で，断片的な統合的とは言えない治療が行われています。ベルギーでは健康保険システムが十分でないことも患者のドクターショッピングを助長していて，可能性のある器質的疾患を求めて検査が繰り返され，高い医療費につながっています。

　重度の能力障害や精神疾患を合併している身体的苦悩症候群患者の治療ニーズは満たされていません。彼らの治療はほとんど医療の中心潮流（身体医学的または精神医学的）からは無視され，さまざまなクリニックに分散し，地域の行政や個人の関心に依存しています。国民健康保険は，より統合的な治療モデルや方法を発展させることへの誘導（インセンティブ）は行っていません。例外として，政府は慢性疲労症候群のための専門センターと学際的なペインクリニックの発展を促してきました。各地の行政は，現存の医療組織によってニーズが満たされていない患者に治療を提供する取り組みを始めています。いくつかの総合病院は，身体科やリハビリテーション科の専門医による，医学的リハビリテーションプログラムや段階的運動療法（GET），より重症の身体的苦悩症候群患者へのプログラムを提供し始めています。

慢性疲労症候群のための専門センターとペインクリニック

　2002年から，ベルギーの国民健康保険（RIZIV/INAMI）は，慢性疲労症候群の診断と治療のための5つの専門センターを設立しました。それらは，5つの大学病院（三次医療機関）に置かれ，4つは成人のためのもの，1つは小児のためのものです。それは学際的（精神科医，臨床心理士，理学療法士）なもので，主として慢性疲労症候群の診断を目的にしています。GET，ペーシング，CBTに焦点を当てた基本的なデイクリニック治療プログラムを提供しています。しかし，2006年に行われた評価によれば，それらの機能は極めて不満足なものでした。批判の対象となったのは，仕事へ復帰する患者数があまりに少ないこと，慢性疲労症候群のみに焦点

を当てて他の不定愁訴が考慮されていないことでした。この時点で，ベルギーの国民健康保険は，運営委員会に新しい計画を作るように指示し，そこではプライマリケアと二次医療機関がこれらの患者の治療に関わることになりました。これによって，慢性疲労症候群のみを扱うクリニックと，他の機能性身体症候群をも扱うクリニックとの間の緊張関係や幾つかの課題に光が当てられました。そして，その性質，重症度，持続期間に関してのガイドラインが作られ，どの障害をどのクリニックに紹介すべきかが定められました。

慢性疼痛患者はペインクリニックを受診することができます。それは麻酔科医によって運営され，ほとんどの総合病院に置かれています。これらのセンターのうち9施設には予算がつき，学際的な評価と治療が，看護師，理学療法士，臨床心理士，精神科医によって行われています。

地方の行政

重度の身体的苦悩症候群患者への治療ニーズが満たすために，フランドル地方の4つの病院はより統合された治療を提供し始めました。そのうち，3施設は，デイケアプログラムを，1施設は入院治療プログラムを提供しています。注目すべき点は，これらの治療プログラムがすべての身体苦悩症候群患者に門戸を開いていることです。すなわち，「公式の」慢性疲労症候群のためのセンターとは異なり，特定の診断や特定の機能性身体症候群（慢性疲労症候群，線維筋痛症など）によってプログラムへの参加は制限されないのです。これらは各地の医療現場における身体苦悩症候群患者の要望から生まれたものです。地域の医療保険サービスは，患者が求める治療を提供できていなかったのです。残念ながら，公式の調査や評価データはこれらのセンターからは入手出来ていません。

精神科デイケアプログラムは，総合病院の事前コンサルテーション-リエゾン精神医療サービスから発展しました。それらはGET，CBTのようなエビデンスに基づいた治療と，精神-身体治療（メンタライゼーションによるフォーカシング）を結び付けています。ブルージュでは，より専門化された精神療法（短期精神療法や問題志向型精神療法）がエビデンス

に基づいた治療と組み合わされています。ブルージュとダッフルでは，身体医学／リハビリテーション医学を含む強力な治療連携が発展しています。

2004年には，Sint-Truiden において精神科病院の10名の患者に対し，修正された入院患者プログラムが始められました。対象群は，他の精神医学的問題（うつ病，不安障害，薬物依存，解離性障害，人格障害）が併存する身体表現性障害患者で，彼らは外来治療やコンサルテーション-リエゾンによる治療ではうまく治療できなかった人々，伝統的な精神科外来クリニックではニーズが満たされなかった人々です。ほとんどの患者には小児期の外傷的体験がみられました。

そこでは，CBT 指向性のプログラム，GET，ペーシングが行われ，患者個人のニーズに合わせてプログラムは調整されます。治療的背景を異にする数名の臨床心理士がいて，複雑な事例に対してもチーム医療が提供できます。治療の焦点は，疾患の転帰，疾患を永続させる要因，身体的抑制の受け入れ，併存する精神疾患に置かれています。

段階的な治療プログラムは，3週間の観察期間を経て6週間続けられ，治療過程で入院治療からデイケア治療に切り替えられ，患者は平均6ヵ月間程度入院しています。

ドイツの心身医学モデル

ドイツにおける心身医学の起源は，精神医学というよりも，内科と精神分析に深く根ざしています。実際のところ，心身医学はしばしば精神医学と葛藤的状況にあり，対立することさえあります。それは方法論の基本的な違いによるだけではありません。精神医学は20年前までは精神療法をほとんど受け付けなかったのに対し，精神療法は心身医学における主要な治療手段であり続けたのです。

1970年代以降，精神医学や心理学の施設とは別に，心療内科（department of psychosomatic medicine and psychotherapy）が独立した一部門としてしっかりと確立され，教育と研究の目的ももった，独自の入院・外来施設を持つようになりました。2007年の時点で，ドイツには151の心療内科が存在し（これに対して精神科は408，小児思春期精神医学科

は133)、5万人の患者が心療内科で治療を受けています。ほとんどの大学がこのような心療内科を持ち、公立病院や私立病院にも設置されています。数ある心療内科のなかには、身体的苦悩症候群の治療を専門的には扱わず、感情障害やバーンアウト症候群などを主として扱っているところもあります。

　ドイツの心身医学には、2つの概念的伝統があります。ひとつは統合的伝統で、主として内科学に基づいて、生物・心理・社会的モデルを重視し、この言葉が1970年代につくられるはるか昔からこれを強調していました。それは「交流 Umgang」という一般的原則で、例えば、診断に到達する際、医師患者交流や身体的苦悩症候群患者を考えるときには有益です。しかし専門的治療にとっては必ずしも有益ではありません。もうひとつは、主として心因を強調する伝統で、精神分析とその応用理論にしっかりと根ざしています。しかし、他の章で述べてきたように、このアプローチは身体的苦悩症候群においてはいくつかの問題があります。なぜなら、このアプローチは、他の側面については、多くの患者を遠ざけることになるからです。現代のドイツの心身医学は、このふたつの伝統を結びつけようとしています。すなわち、互いにうまく独立し、古典的な身体医学と心理的医学と等距離を取りつつ、生物・心理・社会的モデルという基盤の上に専門的治療を実践しようとしているのです。

　ドイツでは、身体的苦悩症候群患者のための心理・社会的・医療サービスが、3段階に分けて提供されています。

レベル1：身体苦悩症候群のGPによる管理、心身医学に基づく治療

　1987年に、理論、コミュニケーショントレーニング、バリントの集団療法を組み合わせた、80時間のカリキュラムが、プライマリケア必修科目に取り入れられました。これは心理社会的治療の改善を示す里程標となりました。これにより、プライマリケア医の心身医学的治療への関心が次第に高まりました。1992年には、心身医学に基づく治療は、すべての臨床訓練の教育的基準とされ、1994年からは、トレーニングに要求される基準が定められました。プライマリケア医と産婦人科医は、彼らの専門研

修期間に少なくとも 40 時間のカリキュラムを修了しなければなりませんが，多くの医師が自発的に全カリキュラムを履修しています。36 万人のドイツ人 GP のうち 6 万人が心身医学に基づく治療コースを修了しました。心身医学に基づくトレーニングを修了した GP は彼らの臨床実践にそれを還元し，ある程度の時間をかけて患者の話を聞きます。しかし，これにかかる費用はわずかです。心身医学に基づく治療のトレーニングを受けた後であっても，身体的苦悩症候群患者をプライマリケアで管理するのは難しい場合があります。このため，プライマリケア医と臨床心理士の共同グループが，身体的苦悩症候群患者に特化した治療を提供するためにつくられています。このようなグループによってつくられた治療マニュアル[58] は，再帰モデルや TERM モデル［第 3 章訳注 1］[59；60] に基づいたトレーニングと介入を応用したもので，ドイツのプライマリケアの現状に合わせたものになっています。

レベル 2：不定愁訴を管理する共同モデル：プライマリケアや総合病院で共同治療に当たる専門家

　第二のレベルとして，多くの臨床心理士や医師によって外来精神療法が個人のクリニックで行われています。精神分析と認知行動療法は 100 セッションまではほとんど健康保険でカバーされています。しかし，ここでの身体的苦悩症候群患者の治療については 2 つの問題があります。1 つは，身体的苦悩症候群患者で精神療法を喜んで受けようとする者はわずかだということです。2 つ目には，多くの臨床心理士はこれらの症候群を扱うための専門的な技術を欠いていることです。彼ら臨床心理士は，定型的な精神療法への志向性を持った患者，たとえば関係性の問題を抱える患者等，を好む傾向にあります。

　その結果，精神科や心療内科を専門としない医師と心身医学（PSM）の専門家や臨床心理士が協力するという，共同治療モデルは別の医療の領域で発展しました。たとえば，ブリーフ CBT や 1 回だけのセッションは，総合病院の内科，神経内科，産婦人科，救急部などへのコンサルテーション・リエゾンサービスの中で応用されています。身体的苦悩症候群患者は，

学際的なペインクリニックやデイホスピタルにおいても治療され[61]，これらの率先的動きのなかで，多くの患者は専門的な心身医学的治療を受けています。

レベル3：身体的苦悩症候群患者の専門的な心身医学的／精神療法的治療

　第三のレベルとして，ドイツの健康保険は，重度の身体的苦悩症候群患者に，心身医学的外来および入院治療を提供しています。ドイツでは心身医学が発展していて，総計2996名の心身医学を専門とする医師がクリニックで開業し，726名以上の心身医学の専門家がリハビリテーション施設や病院で働いています。

　身体的苦悩症候群へのランダム化比較試験もドイツで行われています。それらは表4.2にまとめられています。

　心療内科医，精神療法のトレーニングを積んだ医師，臨床心理士による外来治療はドイツでしっかりと確立されており，そのような治療を受けることも難しいことではありません（ほとんどの場合，専門家による評価の後，治療費は全額健康保険によって賄われています）。これらの医療サービスは評価されておらず，いまだに身体的苦悩症候群患者へのこの種の治療は試験的なものとなっています。それは，多くの患者が純粋に身体的な症状しか受け入れず，精神科的あるいは心理的な疾患であるという烙印を押されることを恐れているためです。精神療法を勧めても患者は高率にこれを拒否し，仮に受けても治療から脱落してしまうのです。

　身体表現性障害の慢性例や重症例では，集中的な入院心身医学療法が，症状の重症度，健康保険システム，直接的・間接的疾患関連費用という点から有効です。このような治療の現場では，多様な治療的アプローチが必要に応じて用いられています。例えば，いくつかの種類の精神療法（個人療法，集団療法，身体に働きかけるものなど）と理学療法を組み合わせたり，標準的な身体的な治療が用いられています。この種の治療には，問題が心因性であるという含意がないため，多くの患者によって受け入れられやすいものです。入院治療が十分には評価されていないのは，ひとつには入院治療を受ける身体的苦悩症候群患者についての選択上のバイアスがか

第 4 章　不定愁訴の治療的管理と治療の組織化　165

表 4.2　不定愁訴と身体化障害の管理についてのドイツにおける研究

設定	研究計画	介入	N	一次転帰（評価法）	二次転帰（評価法）	観察期間	結論（介入群 vs 対照群）
Larisch et al., 2004 [62]	GP	RCT	GPへの12時間のトレーニング	GP 42名，不定愁訴症患者127名	不定愁訴の重症度（SOMS），QOL，疾患関連健康費用	不安，うつ病（HADS），精神病理全般（GHQ），疾患QOL（SF-36），医療保険の利用	3，6，12カ月	6カ月後に不定愁訴の重症度が低下（p=0.029），12カ月後の高い精神療法利用率（16.3％vs 8.8％），6カ月後の受診回数の減少（54.2％vs 26.6％，n.s.），介入群の補助的直接医療費が患者当たり38.2％減少
Rief et al., 2006 [63]	GP	RCT	GPへの1日のトレーニング	26/200 GP，不定愁訴患者289名	医療の利用，不定症状化面接（構造，トレーニングへの満足度（5点Likertスケール）	不定愁訴の重症度（SOMS，WI），うつ病（BDI），不安（BAI）	6カ月間	医師への受診回数の減少（p=0.003，ES=0.45）

表 4.2 (続き)

	設定	研究計画	介入	N	一次転帰(評価法)	二次転帰(評価法)	観察期間	結論(介入群 vs 対照群)
Martin et al., 2007 [64]	連携	RCT	心理士による 1 回の介入	2 5 / 7 0 GP, 不定愁訴患者 140 名	医療機関の利用 (構造化面接), 不定愁訴の重症度 (BSI-SOM, SOMS-7, WI)	精神病理全般 (BSI-GSI), 不定愁うつ病 (BDI)	6 カ月間	GP を受診する回数 (p=0.031, ES 小) ↓, 身体化重症度スコア (p=0.018, ES 中) ↓
Schweickhardt et al., 2007 [65]	連携, コンサルテーション・リエゾンサービス	RCT	3-5 回の介入, PSMC-L service	91 名の連続した内科と神経内科受診患者	精神療法への動機づけ (精神療法動機付け質問票)	精神療法へのよりよい動機づけ, 3ヶ月後の精神療法利用率が高い (42% vs 20%, p=0.045) が 6 カ月後には動機づけは弱まっていた	不定愁訴の重症度 (SOMS-7), 情緒的不快感 (HADS, GHQ, QOL (SF-12))	3 カ月間と 6 カ月間	

BAI: Beck Anxiety Inventory ベック不安質問票, BDI: Beck Depression Inventory ベック抑うつ質問票, BSI: 簡易症状質問票, BSI-GSI: 簡易症状質問票の全体的症状指標, BSI-SOM: 簡易症状質問票の身体化症状サブスケール, CBT: 認知行動療法, C-L: コンサルテーションリエゾン, ES: イフェクトサイズ, GHQ: General Health Questionnaire 精神健康調査票, GP: 総合診療医, HADS: 病院不安抑うつ尺度, IDCL: 国際診断チェックリスト, MUS: 医学的に説明困難な身体症状 (不定愁訴), QOL: 生活の質, PSM: 心身医学, RCT: ランダム化比較試験, SCL-90R: 症状チェックリスト 90 改訂版, SF: Short Form, SOMS: 身体表現性障害のスクリーニング, STAXI: 状態特性怒り尺度, WI: ホイットニー指数

表 4.2（続き）

設定	研究計画	介入	N	一次転帰（評価法）	二次転帰（評価法）	観察期間	結論（介入群 vs 対照群）
Bleich et al., 2004 [66] 心療内科病院の入院患者	3群RCT：A CBTに基づく多様な介入グループ：身体化障害への特別な治療，Bグループ：標準的な入院治療，Cグループ：診察待ちリストの対照群	CBTに基づく多様な介入	身体化障害患者225名（Aグループ107名，Bグループ84名，Cグループ34名）	身体症状の数（IDCL）と不定愁訴の重症度（SOMS）	精神病理全般（SCL-90-R），不安とうつ（HADS），QOL（EuroQoL），医療の利用（受診回数）	12ヵ月間	両介入群が身体症状，不安，抑うつの有意な減少と，QOLの上昇を示した（p<0.01）．一方，対照群は不安がやや軽減する傾向がみられたのみであった（p=0.055）
Nickel et al., 2006 [67] 心療内科病院の入院患者	RCT：Aグループ：身体への指向性の強い身体表現性障害への特別な治療，Bグループ：体操を組み合わせた標準的な入院治療	生物エネルギー運動に基づく身体表現性障害への多様な介入	身体表現性障害患者128名	不定愁訴の重症度（SCL-身体化F90-R 90位尺度）症度（SCL-症状の表出（STAXI）	追跡データなし	Aグループは身体表現症状（p=0.01），不安（p=0.04），抑うつ（p=0.03），怒りの抑圧（p<0.01）が，退院時に有意に低下（両群でイフェクトサイズが大きかった）

かっているからです。これらの患者の治療適応は一部の専門家によって審理され，長期の治療に耐え抜いた重症患者だけが健康保険によって入院治療を認められるのです。身体的苦悩症候群の高い有病率からすると，入院治療を受けられるのはこれらの患者のごくわずかと思われます。ドイツで入院/デイホスピタル心身医学治療をうけている全患者のうち，身体表現性障害と診断されているのは約10％に過ぎません[68]。

推奨される治療モデル

身体的苦悩症候群とその関連疾患に対する基本的なサービスは，健康保険システムにおける他の疾患へのサービスと同様の仕組みで提供される必要があります。例えば，重度の身体的苦悩症候群患者はプライマリケア医からの紹介によって総合病院や専門クリニックで治療をうけられることが望ましいですし，大学病院では高度専門医療が提供され，そこではトレーニングと研究も同時に行われれば理想的です。大学病院以外では，包括的コンサルテーション―リエゾン精神医学・心身医学サービスの一部として，身体的苦悩症候群への専門的医療が提供され，それを必要とする患者にとって利用可能なものである必要があります。しかし，身体的苦悩症候群への医療の提供と他の疾患への医療との間には明確な違いがあります。

仮説（と挑戦）

身体的苦悩症候群は能力障害を引き起こし，高額の医療費につながりますが，適切なサービスがあれば改善が見込まれます。身体的苦悩症候群に特別なサービスが求められているのは，これらの点で身体的苦悩症候群とその関連疾患が際立っているからです。今日，身体的苦悩症候群は，患者が身体感覚に過剰に悩んでいる，単なるうつ病や不安障害の症状にすぎない些細な問題であるとして，しばしば排除されています。そのような考えは，これらの患者の治療を不十分なものにし，本障害が精神医療を受ける優先順位を低いものにしています。

重要なのは，身体的苦悩症候群が精神医学と総合診療学の後背地に隠れ

ているということです。身体的苦悩症候群を，純粋に精神医学的あるいは非精神医学的状態として分類しようとする古典的な試みには意味がありません。同様に，患者の治療的管理を両者のどちらか一方にまとめることはできないのです。残念ながら，ほとんどのヨーロッパの国々の健康保険システムはこの心と身体の二分法に基づいており，この二分法が健康保険システムを運用する際の主要な問題を引き起こしています。このような医療サービスを提供しようとした際に問題となるのは，誰が身体的苦悩症候群についての基金を作るのかということです。総合診療医も精神科医もこれを自分たちの責務とは考えていません。既存の組織にない何かを作ろうとすればかなりの抵抗が予想されるでしょう。

　さらに，１つにまとめられた医療サービスを目指す時，多数の症状を有する患者に多数の診断ラベルを貼ることには意味がありません。単一の器官に由来する症状の患者であっても，他の器官の症状を有しています（第２章参照）。このため，器官や臓器に特異的な治療ではなく，包括的でどの器官システムにも通じる心理的過程に踏み込んだ治療が必要なのです。このように，身体的苦悩症候群への治療は患者にとって利用可能でなければなりません。そこで私たちは，図4.4に示されたモデルCのような，身体苦悩症候群への共通する専門的医療サービスを推奨します。

スタッフ

　身体的苦悩症候群への医療サービスとしては，精神医学的・心理学的専門的技術と内科的・外科的専門的技術の両者を含んだ多職種から成るチームが求められています。というのも，総合的あるいは専門的な身体的評価に加えて精神医学的・心理学的評価と治療がしばしば求められているからです。重度の身体的苦悩症候群患者の病状が慢性化し，労働市場から排除される危険性が高くなると，身体的トレーニングとともに社会的医療やリハビリテーションの専門家も必要とされます。必要とされる様々な専門性の数はきわめて多いため，現実的な方法は，普段は他の場所で働いている専門医やカウンセラーがクリニックの治療に部分的にかかわることです。それぞれが他の専門家からの指導を受けてより機能を発揮できます。例え

ば，臨床心理士は医学的知識が求められる場面では身体的苦悩症候群患者への関わりに困難を生じますが，精神科医と総合診療医のバックアップがあれば，臨床心理士は治療に関しては最も重要なメンバーとなることができます。

身体的苦悩症候群の重症度には幅があるので，その治療的管理は段階的モデルに従って分けられる必要があります。軽度の身体的苦悩症候群の問題が慢性的な障害になるのを防ぐためには，GPと他の医師らはその診断と治療について訓練を受ける必要があります。共同治療を組むことで，GPは診療技術を磨いて，より重度の身体的苦悩症候群を扱うことができるようになるでしょう。ほとんどの重度の患者には多職種チームによる専門的な治療が必要です。

専門クリニックの位置づけ

多職種による総合的な医療サービスを必要とすることから，身体的苦悩症候群のためのクリニックは，総合病院におかれることが望ましいでしょう。ほとんどの患者は，身体的症状のために精神科病院に入院するようにと言われれば当惑し，多くの患者は入院しないでしょう。総合病院においては，身体的苦悩症候群患者に多数の検査と効果的でない対症療法がなされる危険性があるので，総合診療科と専門科が近くに存在して両者の紹介やコミュニケーションが円滑にされることが重要です。

身体的苦悩症候群患者に適切な治療が保証されることに加えて，大学病院にはさらに重要な役割があります。それは，治療を必要とするすべての身体的苦悩症候群患者が専門的な治療を受けられるようにすることです。患者は，疼痛を主訴とする患者，慢性疲労症候群患者など，ある種のサブカテゴリーの枠に嵌めようとする圧力にさらされています。どのような症状を示す障害に対しても，大学病院は専門的な研究と教育の場を提供する必要があるのです。

行政との連携

医療従事者との共同治療を促進したいと思えば，患者の受け入れやすさ

という点からも，総合病院が治療の場としては好都合です。しかしそのような共同治療を語る時，各地域において治療を主導しているのが精神科なのか精神科医以外の専門科なのかという要素も考慮する必要があります。

　一部の国のクリニックは，コンサルテーション-リエゾン精神医学/心身医学の一部門として組織されています。しかし，米国での経験によれば，これは理想的な形とはいえません。米国ではよく組織された心身医学のサブスペシャリティが確立されましたが，身体的苦悩症候群を専門的に治療するクリニックは生まれませんでした[69]。専門的なクリニックがないということは，この領域での研究，トレーニング，臨床サービスが十分に発展していないことを意味しています。

　ドイツの心身医学モデルは魅力的に見えます。それは多くの異なる背景を持つ医師と，入院施設を持っているからです。しかし，心身医療は身体苦悩症候群患者についての全責任を負わなければならず，またクリニックによっては一般的な身体疾患が無視され併存する心理的問題に過度に焦点が当てられている場合もあるのです。ドイツの心身医学モデルは，ドイツとドイツ語圏諸国ではうまく機能しています。しかし，それはドイツの伝統と歴史のもとで発展したものであり，他の国への輸出は現実的ではないかもしれません。

戦略

　身体的苦悩症候群患者のための臨床サービスを発展させるための最も良い方法は，ドイツにおける心身医療のように，この領域の専門家を作ることかもしれません。それに代わるものとして，精神科のサブスペシャリティとしての専門家を育てる方法もあります。他の専門領域で行われているように，大学病院での高度専門医療と大学以外の病院の役割を分けて治療を組織化するのもよい方法です。しかし，世界の多くの地域では，これは現実的な目標ではありません。現実的には，政治力や流行を利用したり，既存のクリニックを進化させていくなど，各地域に応じた戦略が必要です。例えば英国には慢性疲労症候群のための専門クリニックは存在します。このようなクリニックから始めて，他の身体的苦悩症候群や機能性身体症候

群への治療の必要性について認識を広めていくのも１つの戦略です。

まとめ

　身体的苦悩症候群の治療については満たされていないニーズがあります。これまで，それらに関するエビデンスを示してきました。ドイツ語圏における心身医療は総合診療と精神医療を橋渡しし，これらの患者に適切な医療を提供しています。しかしそのような医療の恩恵を受けているのはそれらを必要とする患者の一部にとどまっています。

　デンマークのオーフス（Aarhus）のような一部の地域では，重症患者に対する専門化された治療と，そのための総合診療医のトレーニングが確立されています。他の多くの国々では，GPのトレーニングなど，これらの要素の一部は行われていますが，十分とはいえません。また，慢性疲労症候群のような個別の機能性身体症候群への専門化された医療を提供している国もありますが，中等度から重度の身体的苦悩症候群患者への医療についてはその全体像を欠いたものとなっています。

【訳者解説】
　本章には，ヨーロッパ各国を例にとり，不定愁訴患者の治療の現状が述べられています。少ない自己負担で広く国民に医療を提供しているヨーロッパ諸国の医療制度は日本との類似性もあり，現地での不定愁訴診療への取り組みはわが国でも参考にできるものと思われます。本章では，総合診療医（GP）と精神科医がどのような形で連携し患者の治療に当たるのかについて，いくつかの試みが紹介されています。ドイツでは，心療内科が１つの専門分野として確立されており，そこで不定愁訴の難治例が治療されています。デンマークでは地域のGPが精神科医とうまく連携しながら患者の治療に当たっているようです。

　振り返って我が国では，本書のGPに相当するかかりつけ医と各専門医が，それぞれの分野の不定愁訴患者を各人の経験に基づいて診療していま

す．それがうまく機能している場合もある一方，治療に苦慮した場合，かかりつけ医が紹介先に困ることも少なくありません．本書にも述べられているように，ヨーロッパ同様わが国の精神科医の多くも，統合失調を中心とした疾患群を守備範囲としており，不定愁訴に取り組む精神科医は多くはないからです．将来的には，我が国でも，ドイツのように不定愁訴の難治例は心療内科医を中心にした疾患センターで請け負い，それ以外はかかりつけ医を窓口として心療内科医あるいは精神科医，基幹病院の総合診療医の連携によって治療が担われるというのは1つの形ではないかと思われます．

　さらに本書でも指摘されているように，不定愁訴の治療には多職種が関わるアプローチが必要であり，専門分野や職種を超えた共通する患者理解の基盤が必要です．不定愁訴，機能性身体症候群は潜在的には共通する部分が多く（Henningsen P：Lancet 369：946-55, 2007），各専門領域別に細分化して取り組むというよりも職種を超えた統合的な見方（福永幹彦：心身医学53：1104-1111, 2013）が求められているのです．

文　献

1. Herrman-Lingen C. Steps towards integrated psychosomatic medicine – the example of psycho-cardiology. *Journal of Psychosomatic Research* 2011; **42**: 17–41.
2. Verhaak PF, Meijer SA, Visser AP, Wolters G. Persistent presentation of medically unexplained symptoms in general practice. *Journal of Family Practice* 2006; **23**: 414–20.
3. Fink P, Rosendal M. Unmet need for care for the somatizing and mentally ill patients in primary care. In: 55th Annual Meeting Academy of Psychosomatic Medicine, poster and oral presentation abstracts; 2008: 44. Available at: www.apm.org/annmtg/2008/APM-proceedings-2008.pdf (accessed 27 March 2011).
4. Simon GE, VonKorff M, Piccinelli M, Fullerton C, Ormel J. An international study of the relation between somatic symptoms and depression. *New England Journal of Medicine* 1999; **341**: 1329–35.
5. Wittchen HU, Pittrow D. Prevalence, recognition and management of depression in primary care in Germany: the Depression 2000 study. *Human Psychopharmacology* 2002; **17**(Suppl 1): S1–11.
6. Goldberg D. Detection and assessment of emotional disorders in a primary care setting. *International Journal of Mental Health and Addiction* 1979; **8**: 30–48.
7. Hamilton J, Campos R, Creed F. Anxiety, depression and management of medically unexplained symptoms in medical clinics. *Journal of the Royal College of Physicians, London* 1996; **30**: 18–20.
8. Mangwana S, Burlinson S, Creed F. Medically unexplained symptoms presenting at secondary care – a comparison of white Europeans and people of South Asian ethnicity. *International Journal of Psychiatry in Medicine* 2009; **39**: 33–44.
9. Fink P, Hansen MS, Sondergaard L, Frydenberg M. Mental illness in new neurological patients. *Journal of Neurology, Neurosurgery and Psychiatry* 2003; **74**: 817–19.
10. Hansen MS, Fink P, Frydenberg M, Oxhoj M, Sondergaard L, Munk-Jørgensen P. Mental disorders among internal medical inpatients: prevalence, detection, and treatment status. *Journal of Psychosomatic Research* 2001; **50**: 199–204.
11. Carson AJ, Ringbauer B, MacKenzie L, Warlow C, Sharpe M. Neurological disease, emotional disorder, and disability: they are related: a study of 300 consecutive new referrals to a neurology outpatient department. *Journal of Neurology, Neurosurgery and Psychiatry* 2000; **68**: 202–6.
12. Carson AJ, Best S, Postma K, Stone J, Warlow C, Sharpe M. The outcome of neurology outpatients with medically unexplained symptoms: a prospective cohort study. *Journal of Neurology, Neurosurgery and Psychiatry* 2003; **74**: 897–900.
13. Owens DM, Nelson DK, Talley NJ. The irritable bowel syndrome: long-term prognosis and the physician-patient interaction. *Annals of Internal Medicine* 1995; **122**: 107–12.
14. Quigley EM, Bytzer P, Jones R, Mearin F. Irritable bowel syndrome: the burden and unmet needs in Europe. *Digestive and Liver Disease* 2006; **38**: 717–23.
15. Jackson JL, Kroenke K, Chamberlin J. Effects of physician awareness of symptom-related expectations and mental disorders. A controlled trial. *Archives of Family Medicine* 1999; **8**: 135–42.
16. Fink P, Hansen MS, Sondergaard L. Somatoform disorders among first-time referrals to a neurology service. *Psychosomatics* 2005; **46**: 540–48.
17. Fink P, Hansen MS, Oxhoj ML. The prevalence of somatoform disorders among internal medical inpatients. *Journal of Psychosomatic Research* 2004; **56**: 413–18.
18. Hansen MS, Fink P, Frydenberg M, Oxhoj ML. Use of health services, mental illness, and self-rated disability and health

in medical inpatients. *Psychosomatic Medicine* 2002; **64**: 668–75.

19. Gater RA, Goldberg DP, Evanson JM, Lowson K, McGrath G, Tantam D et al. Detection and treatment of psychiatric illness in a general medical ward: a modified cost-benefit analysis. *Journal of Psychosomatic Research* 1998; **45**: 437–48.

20. de Jonge P, Huyse FJ, Herzog T, Lobo A, Malt U, Opmeer BC et al. Referral pattern of neurological patients to psychiatric Consultation-Liaison Services in 33 European hospitals. *General Hospital Psychiatry* 2001; **23**: 152–7.

21. Hansen MS, Fink P, Frydenberg M, de Jonge P, Huyse FJ. Complexity of care and mental illness in medical patients. *General Hospital Psychiatry* 2001; **23**: 319–25.

22. Creed F, Firth D, Timol M, Metcalfe R, Pollock S. Somatization and illness behaviour in a neurology ward. *Journal of Psychosomatic Research* 1990; **34**: 427–37.

23. Kooiman CG, Bolk JH, Rooijmans HG, Trijsburg RW. Alexithymia does not predict the persistence of medically unexplained physical symptoms. *Psychosomatic Medicine* 2004; **66**: 224–32.

24. Jackson J, Fiddler M, Kapur N, Wells A, Tomenson B, Creed F. Number of bodily symptoms predicts outcome more accurately than health anxiety in patients attending neurology, cardiology, and gastroenterology clinics. *Journal of Psychosomatic Research* 2006; **60**: 357–63.

25. Barsky AJ, Wyshak G, Klerman LG. Medical and psychiatric Determinants of outpatients medical utilization. *Medical Care* 1986; **24**(6): 548–68.

26. Hansen MS, Fink P, Frydenberg M. Follow-up on mental illness in medical inpatients: health care use and self-rated health and physical fitness. *Psychosomatics* 2004; **45**: 302–10.

27. Hansen MS, Fink P, Sondergaard L, Frydenberg M. Mental illness and health care use: a study among new neurological patients. *General Hospital Psychiatry* 2005; **27**: 119–24.

28. Fink P, Ørnbøl E, Christensen KS. The outcome of health anxiety in primary care. A two-year follow-up study on health care costs and self-rated health. *PLoS ONE* 2010; **5**: e9873.

29. Creed F, Guthrie E, Ratcliffe J, Fernandes L, Rigby C, Tomenson B et al. Does psychological treatment help only those patients with severe irritable bowel syndrome who also have a concurrent psychiatric disorder? *Australia and New Zealand Journal of Psychiatry* 2005; **39**: 807–15.

30. Kapur N, Hunt I, Lunt M, McBeth J, Creed F, Macfarlane G. Psychosocial and illness related predictors of consultation rates in primary care – a cohort study. *Psychological Medicine* 2004; **34**: 719–28.

31. Jackson JL, Kroenke K. Prevalence, impact, and prognosis of multisomatoform disorder in primary care: a 5-year follow-up study. *Psychosomatic Medicine* 2008; **70**: 430–4.

32. Creed F, Tomenson B, Guthrie E, Ratcliffe J, Fernandes L, Read N et al. The relationship between somatisation and outcome in patients with severe irritable bowel syndrome. *Journal of Psychosomatic Research* 2008; **64**: 613–20.

33. Andrews G, Carter GL. What people say about their general practitioners' treatment of anxiety and depression. *Medical Journal of Australia* 2001; **175**(Suppl): S48–S51.

34. Prins MA, Verhaak PF, Bensing JM, van der Meer MK. Health beliefs and perceived need for mental health care of anxiety and depression – the patients' perspective explored. *Clinical Psychology Review* 2008; **28**: 1038–58.

35. Bridges KW, Goldberg DP. Psychiatric illness in inpatients with neurological disorders: patients' views on discussion of emotional problems with neurologists. *British Medical Journal* 1984; **15**(289): 656–8.

36. Arnold IA, De Waal MW, Eekhof JA, van Hemert AM. Somatoform disorder in primary care: course and the need for cognitive-behavioral treatment.

Psychosomatics 2006; **47**: 498–503.

37. Affleck G, Tennen H, Zautra A, Urrows S, Abeles M, Karoly P. Women's pursuit of personal goals in daily life with fibromyalgia: a value-expectancy analysis. *Journal of Consulting and Clinical Psychology* 2001; **69**: 587–96.

38. Nordin TA, Hartz AJ, Noyes R, Jr, Anderson MC, Rosenbaum ME, James PA *et al*. Empirically identified goals for the management of unexplained symptoms. *Journal of Family Practice* 2006; **38**: 476–82.

39. Harris LR, Roberts L. Treatments for irritable bowel syndrome: patients' attitudes and acceptability. *BMC Complementary and Alternative Medicine* 2008; **8**: 65.

40. Nimnuan C, Hotopf M, Wessely S. Medically unexplained symptoms: how often and why are they missed? *QJM – Monthly Journal of the Association of Physicians* 2000; **93**: 21–8.

41. Royal College of Physicians and Royal College of Psychiatrists. *The Psychological Care of Medical Patients. Recognition of Need and Service Provision*. London: Royal College of Physicians and Royal College of Psychiatrists, 1995.

42. Lin EH, Katon W, Von Korff M, Bush T, Lipscomb P, Russo J *et al*. Frustrating patients: physician and patient perspectives among distressed high users of medical services. *Journal of General Internal Medicine* 1991; **6**: 241–6.

43. Jackson JL, Kroenke K. Difficult patient encounters in the ambulatory clinic: clinical predictors and outcomes. *Archives of Internal Medicine* 1999; **159**: 1069–75.

44. Sharpe M, Mayou R, Seagroatt V, Surawy C, Warwick H, Bulstrode C *et al*. Why do doctors find some patients difficult to help? *QJM – Monthly Journal of the Association of Physicians* 1994; **87**: 187–93.

45. van Dulmen AM, Fennis JF, Mokkink HG, van der Velden HG, Bleijenberg G. Doctor-dependent changes in complaint-related cognitions and anxiety during medical consultations in functional abdominal complaints. *Psychological Medicine* 1995; **25**: 1011–18.

46. Lucock MP, Morley S, White C, Peake MD. Responses of consecutive patients to reassurance after gastroscopy: results of self administered questionnaire survey. *British Medical Journal* 1997; **315**: 572–5.

47. Henningsen P, Zipfel S, Herzog W. Management of functional somatic syndromes. *The Lancet* 2007; **369**: 946–55.

48. Fink P, Rosendal M. Recent developments in the understanding and management of functional somatic symptoms in primary care. *Current Opinion in Psychiatry* 2008; **21**: 182–8.

49. van der Feltz-Cornelis CM, van Oppen P, Ader HJ, Van Dyck R. Randomised controlled trial of a collaborative care model with psychiatric consultation for persistent medically unexplained symptoms in general practice. *Psychotherapy and Psychosomatics* 2006; **75**: 282–9.

50. Huyse FJ, Herzog T, Lobo A, Malt UF, Opmeer BC, Stein B *et al*. Consultation-liaison psychiatric service delivery: results from a European study. *General Hospital Psychiatry* 2001; **23**: 124–32.

51. Katon W, Ries RK, Kleinman A. A prospective DSM-III study of 100 consecutive somatization patients. *Comprehensive Psychiatry* 1984; **25**: 305–14.

52. Rundell JR, Amundsen K, Rummans TL, Tennen G. Toward defining the scope of psychosomatic medicine practice: psychosomatic medicine in an outpatient, tertiary-care practice setting. *Psychosomatics* 2008; **49**: 487–93.

53. Creed F, Guthrie E, Black D, Tranmer M. Psychiatric referrals within the general hospital: comparison with referrals to general practitioners. *British Journal of Psychiatry* 1993; **162**: 204–11.

54. Bass C, Peveler R, House A. Somatoform disorders: severe psychiatric illnesses neglected by psychiatrists. *British Journal of Psychiatry* 2001; **179**: 11–14.

55. Creed F. Should general psychiatry ignore somatization and hypochondriasis? *World Psychiatry* 2006; **5**: 146–50.

56. Staab JP. Chronic dizziness: the interface between psychiatry and neuro-otology. *Current Opinion in Neurology* 2006; **19**: 41–8.
57. Hauser W, Thieme K, Turk DC. Guidelines on the management of fibromyalgia syndrome – a systematic review. *European Journal of Pain* 2010; **14**: 5–10.
58. Fritzsche K, Larisch A. Treating patients with functional somatic symptoms. A treatment guide for use in general practice. *Scandinavian Journal of Primary Health Care* 2003; **21**: 132–5.
59. Goldberg D, Gask L, O'Dowd T. The treatment of somatization: teaching techniques of reattribution. *Journal of Psychosomatic Research* 1989; **33**: 689–95.
60. Fink P, Rosendal M, Toft T. Assessment and treatment of functional disorders in general practice: The extended reattribution and management model – an advanced educational program for nonpsychiatric doctors. *Psychosomatics* 2002; **43**: 93–131.
61. Arnold B, Brinkschmidt T, Casser HR, Gralow I, Irnich D, Klimczyk K *et al.* Multimodal pain therapy: principles and indications. *Schmerz* 2009; **23**: 112–20.
62. Larisch A, Schweickhardt A, Wirsching M, Fritzsche K. Psychosocial interventions for somatizing patients by the general practitioner: a randomized controlled trial. *Journal of Psychosomatic Research* 2004; **57**: 507–14.
63. Rief W, Martin A, Rauh E, Zech T, Bender A. Evaluation of general practitioners' training: how to manage patients with unexplained physical symptoms. *Psychosomatics* 2006; **47**: 304–11.
64. Martin A, Rauh E, Fichter M, Rief W. A one-session treatment for patients suffering from medically unexplained symptoms in primary care: a randomized clinical trial. *Psychosomatics* 2007; **48**: 294–303.
65. Schweickhardt A, Larisch A, Wirsching M, Fritzsche K. Short-term psychotherapeutic interventions for somatizing patients in the general hospital: a randomized controlled study. *Psychotherapy and Psychosomatics* 2007; **76**: 339–46.
66. Bleichhardt G, Timmer B, Rief W. Cognitive-behavioural therapy for patients with multiple somatoform symptoms – a randomised controlled trial in tertiary care. *Journal of Psychosomatic Research* 2004; **56**: 449–54.
67. Nickel M, Cangoez B, Bachler E, Muehlbacher M, Lojewski N, Mueller-Rabe N *et al.* Bioenergetic exercises in inpatient treatment of Turkish immigrants with chronic somatoform disorders: A randomized, controlled study. *Journal of Psychosomatic Research* 2006; **61**: 507–13.
68. Tritt K, von Heymann F, Loew T, Benker B, Bleichner F, Buchmüller R *et al.* Patients of a psychotherapeutic inpatient setting: patient description and effectiveness of treatment. *Psychotherapie* 2003; **8**: 245–51.
69. Lyketsos CG. Training in psychosomatic medicine: a psychiatric subspecialty recognized in the United States by the American Board of Medical Specialties. *Journal of Psychosomatic Research* (in press).

第5章 性差，寿命，文化的側面

Constanze Hausteiner‐Wiehle, Gudrun Schneider, Sing Lee, Athula Sumathipala and Francis Creed

性差について

　女性は男性に比べて，身体症状を経験しやすく，訴えやすいようです。不定愁訴，機能性身体症候群，身体表現性障害などの有病率も，女性の方が男性よりも高いと報告されています[1]。これらの不定愁訴の性差の原因として，生物・心理・社会的な要因がいくつか考えられています。そのエビデンスは十分とはいえませんが，本章ではそれら男女差の背景を紹介します。このような違いは，男女の生物学的な違い（sex）だけによるものではありません。社会的不平等や，必ずしも生物学的な性差ではない，社会的・文化的に創り出された男性性や女性性（gender）という固定観念に由来している面もまたあります。本章を通じて，社会的・文化的な性役割（gender）に注目することで，身体的苦悩症候群の治療的管理がより容易となり，同時に症状全般についての洞察も深まることでしょう。

　女性が男性よりも身体症状を訴えやすい理由として，これまでいくつかの説が検証されてきました。Barskyらは，女性は男性よりも身体感覚に過敏であり，生来，生物学的に疼痛受容感覚が男性とは異なっていると報告しています[1]。また，女性は身体症状を男性とは異なる形で表現し女性の愁訴は文化的に男性よりも受け入れられやすく，さらに，女性には症状があるときに男性よりも医療機関を受診しやすい傾向がみられます[1]。不安障害やうつ病などの精神障害は疼痛を増幅しますが，それらの障害は男性よりも女性に多くみられます。また，女性は男性よりも高率に

幼少期の虐待を経験しています［1］。

　Gijsbers van WeijkとKolkは，性（gender）特異的な症状受容モデルを提案しています［2］。そこには，女性は出産という女性特有の役割のために身体症状についての過度の情報にさらされていること，女性の社会的地位が低いため外部情報が限られていること，女性が身体症状を選択する傾向，女性が身体に症状の原因を求める傾向，女性に身体化する傾向が強いこと，女性が知覚した症状を他者に報告したがる性質，などが挙げられています［2］。

疫学

　世界のいずれの地域においても，女性は男性よりも症状を訴えやすいようです。これは臨床場面だけではなく，健常者についてもいえることです。女性は，より心理的な症状を訴える傾向があり，医学的に説明可能なものも説明困難なものも含めて身体症状を訴える傾向があります［1；2；3］。このため，女性の方が全般的に男性よりも多くの併存症を抱えています［4；5］。身体的苦悩症候群の有病率調査の多くは患者の約70％が女性である点でほぼ一致しています。様々な機能性身体症候群の重複例もまた女性に多くみられます［6；7；8；9］。

　男性と女性とでは訴える症状も異なります。例えば，女性の線維筋痛症患者は，疲労感，消化管症状，全身痛，圧痛点を有意に多く訴えます［10；11］。過敏性腸症候群では，女性は男性とは異なる消化管症状と消化器外症状を訴えます［12；13］。しかし，女性であることが症状の慢性化の危険因子であるのかどうかについては結論が出ていません［14］。

医療機関受診

　女性は男性に比べてより多く医療機関を受診しています。女性はさまざまな健康問題に対して薬の処方を受けています。また，地域人口よりもはるかに多く不定愁訴を訴えています［9；12］。Verbruggeは，女性は症状に身体疾患名をつける傾向があり，病人役割をとりやすく，医療機関を受診しやすいとする説を提出しています［4］。一方，男性には，身体的不快

に耐え，健康への関心は薄く，症候や症状に対する知識が乏しく，病気を男性性に反するものと考え，彼らの活動への症状の影響を無視する傾向が見られるとしています［4；15］。また，病人は責任を免除され，休養，活動制限，医療の恩恵が受けられることから，女性はあらゆる場面で依存的となる傾向にあります。女性は，権威に信頼を寄せていて，時間的な余裕があり定期受診が可能なため，より症状を訴え継続診療を求める傾向にあります［4］。女性が医療機関を頻回に受診する背景には，他で断られた必要な治療を繰り返し求めている面もあると予測されます［16］。

症状の認識とその処理過程

身体的苦悩症候群には受容感覚が大きく影響していますが，それは男女間で異なっています。例えば，疼痛受容や疼痛感覚は性ホルモン，性（gender）特異的な身体感覚，中枢神経系の過程の影響を受けています［3］。女性は，体性感覚増幅評価尺度において高い得点を示し，疼痛，味覚，におい，食物，薬剤への女性の感覚は生理の状況によって変化しています［3；9；17；18］。

疼痛の受容と処理における男女差について，最近の総説では，女性は男性に比べて疼痛感覚が過敏であるとする充分なエビデンスがあるとされています。しかしそれらのエビデンスには，内分泌性の疼痛制御を実験室で測定したもの，疼痛に関する大脳の活動，疼痛への薬物治療や非薬物治療への反応などが混在しています［3］。ほとんどの著者は，症状を受容し処理する過程での性差を，生物学的な原因だけではなく心理・社会的なメカニズム（性役割への期待，コーピングスタイル）に求めています［3；9］。

身体のしくみ，症状の原因，疾病への信念

身体的苦悩症候群における身体イメージについてはこれまで関心が払われてきませんでした。身体醜形障害患者の場合，男性患者では，性器，体型，髪の薄さ，禿頭などに関心が向けられ，女性患者では，肌，お腹，体重，胸，乳房，お尻，太もも，脚，腰，つま先，体毛や頭髪，その他身体のより多くの部位に関心が向けられています［19］。

不定愁訴患者は，症状の原因について，心理的原因よりも身体的原因を採用する傾向にあると言われてきました[2]。2つの質的研究によれば，慢性疲労症候群（CFS）と疼痛を有する女性は，心理・社会的原因（生活様式，仕事の負荷，自責感）と器質的説明（免疫系の脆弱性，ウイルス感染症，損傷，緊張）の両者を認めていました[20;21]。一般の女性やプライマリケア領域で無作為に抽出された女性は，心理社会的要因あるいは多要因によって症状を説明する傾向にありました。一方，男性は身体的な原因による説明を採用しがちでした[9;22]。Pennebakerの報告は症状の心理学的基礎をまとめていますが，女性は症状をストレスなどの外的な因子と関連付ける傾向にあり，男性よりも状況依存性でした[9;23]。このため，大気汚染や放射能などについての「近代的な」悩みは，男性よりも女性に多くみられました[24;25]。Kapteinらによれば，これらの関心が女性が医療機関を受診する傾向につながっています[25]。

健康に関する特定の信念や行動は，男性の身体症状に対する態度を規定しています。例えば，弱さや傷つきやすさの否定，強く逞しい外観，あらゆる援助の拒絶，絶え間ない性的関心，攻撃的行動や身体的優越性を示すことなどが挙げられます[26]。男性は女性よりも強く，脆弱ではないという信念は，文化的に強化されています。同様に，男性の体は構造的に女性の体よりも働きが優れている，助けを求め健康を気遣うのは女性的なことである，強い男性とは健康や安全に無頓着なものである，といった信念があります[26]。14名の線維筋痛症の男性患者を調べた語りに基づく研究からはいくつかのテーマが抽出されています。それは，弱虫とみられることへの恐れ，モルモットにされる感覚，身体を障害物のように見る感覚，違った男性になること，耐えようともがいていること，回復しないだろうという感覚，専門医を紹介してほしいという望みと同時に興味のわかない患者として無視されることへの恐れ，などです[27]。同様に，線維筋痛症の女性患者の場合は，自由を失うかもしれない不安，傷つけられることへの恐れ，解放され理解されたいというもがき，などが挙げられています[28]。

パーソナリティ，感情，コーピングスタイル，性役割

　否定的な感情を抱きやすい傾向は「神経質（neuroticism）」と呼ばれ，5大性格特性のひとつです。その傾向は，不定愁訴患者により顕著であり，身体症状への過敏性の亢進と関連し，文化の違いを超えて女性に多くみられます[9;29;30]。一方，女性は一般に，苦痛，当惑，恐れ，罪悪感，悲しみといった否定的な感情，幸福感等の肯定的な感情もともに男性よりも抱きやすく，また表出しやすいと報告されています[17]。このような男女差は子供では明らかではありません。このことから，人生の経験，性差についての固定観念，期待される役割などの環境要素が，女性性，神経質，身体症状について中心的役割を果たしているのではないかという疑問が生じます[9;17]。

　症状や疾患を経験することで，個人のコーピング戦略など認知のあり方も影響を受けます。コーピング全般の性差についてはいくつかのエビデンスがあり，破滅的疼痛尺度（pain catastrophising measures）において，女性は男性に比べて，反芻や無力感で高得点を示し，総得点も高い傾向にあります[3;9]。女性は男性よりも，対人関係的コーピングを用いる傾向にあり，絶えず社会的支援や親密な友人関係を求めています。女性が疾病行動と病人役割を取りがちであることによって，このようなコーピング戦略の違いが生じるものと考えられています[4;9;31;32]。

　このような健康についての認知，感情，行動における性差は，生物学的な女性性というよりも，性役割への期待による面が大きいでしょう。例えば，少女や成人女性が感情を表出することは受け入れられていますが，少年や成人男性が症状を訴えることは男性役割の基準に反すると考えられています（「男の子は泣かない」という原則）[2;9]。TonerとAkmanは，女性は従順で，理解力があり，怒りをあらわにせず，彼女自身より他人に優先権を譲る存在であることにより，安全や親密な人間関係を保つという，社会規範があると報告しています[12]。このように，医師の治療方針に同意していない場合であっても医師の指示に従うという行動特性のために，女性の医療機関受診率は高いのです[12]。

心理社会的苦痛と精神疾患への罹患率

　不安，抑うつと身体症状が密接に結びついていることは広く認識されています（第1章参照）。女性はうつ病や不安を男性の2倍経験しており，多くの研究によって不定愁訴を呈する女性は不安や抑うつを示す率が高いことが示されています[3;9;33;34]。女性に特有の不安や抑うつの危険因子として，女性であるためにうける暴力，社会経済的な不平等，低収入，給与の不平等，社会的地位の低さ，誰かを介護するという絶え間のない責任の持続，が挙げられています[33]。女性に身体的苦悩症候群の頻度が高いことは，心理社会的な負荷が大きいことによって説明されるように思われますがそれは真実ではありません。精神的併存症の有無にかかわらず，女性であることが症状の訴えに影響を及ぼしているようです[1]。

疾患の影響

　障害，自己健康感の低下，健康関連 QOL の低下，など性差に特有の疾患の影響を調査した研究はほとんどなされていません。いくつかの研究によれば，不定愁訴の男性はより疾患の影響を受けていると報告されています。女性の方がその影響が大きいとする報告もありますがその男女差は小さいものです。また，異なるコーピングメカニズムや異なる性役割への期待のために，女性は男性に比べて，疾患に関連した生活スタイルの混乱をより受けやすいと考えられています[9;35]。

ストレスと外傷体験

　社会的ストレスや先行する外傷体験は身体的苦悩症候群に影響を与えています（第1章参照）。人生における大小の出来事における性差をまとめたメタ解析によれば，女性は男性に比べて，よりストレスにさらされ，ストレスを大きく受け止めています。そして，客観的指標というより主観的なストレス評価の指標が特に大きく影響していると報告されています[36]。ストレッサーの性質については，女性ではより人間関係（家族など）や職場でのストレッサーの影響が大きいと報告されています[36;37]。Verbrugge は，女性は社会的なかかわりが大きすぎても小さすぎても症

状を引き起こすと指摘しています[9;38]。

　少女は少年に比べて，子供時代に性的虐待の犠牲になることが多く，成人になっても女性は男性に比べて性的，身体的な虐待を受ける可能性が高いです[9;39]。いくつかの研究では，女性は男性の身体的苦悩症候群患者に比べて外傷を体験している率が高いと報告されていますが，男女間に差がないとする報告もみられます[9;12]。

遺伝

　男女間では遺伝子パターンが異なっていて，それは症状の受け止め方や症状の解釈と同様に症状の発生にも影響を与えています。これまでのところ，身体的苦悩症候群において性に特有の遺伝子パターンを示唆するデータはみられません。しかし，神経質傾向と遺伝子との関連はあるようです[40]。身体表現性障害と反社会性パーソナリティ障害は共通する遺伝的体質を有している可能性が示唆されています[41]。

生理学

　身体的苦悩症候群患者の生理学的パラメーターに男女差があるとした報告はみあたりません[42]。しかし，一般的には，男性と女性とでは，ストレッサーに異なる反応を示し，ストレスや免疫についての生物学的マーカーが異なり，自己免疫疾患など異なる種類の疾患を経験しています[3;9;31]。また，過敏性腸症候群に対するアロセトロン[18]や鎮痛薬[3]など，ある種の薬剤への反応にも性差がみられます。

医師－患者関係とコミュニケーションにおける性差

　医療現場での身体的苦悩症候群患者との出会いは，医師と患者の両者にとって，困難で，いらいらさせられるものであると言われています。しかし，医師患者関係における性差についてはほとんどデータがありません[43]。コミュニケーション上の問題から通院する医師を変える事例は，男性よりも女性に多くみられる（女性41％，男性27％）ことが明らかにされています[15]。産婦人科におけるコンサルテーション事例の解析によれ

ば，患者満足度や患者への応対の良さは，医師の性別とは関係がなく，性に特有のコミュニケーション技術と関係していることが明らかにされています[44]。

同僚の男性医師と比べて女性医師は[15;43;;45;46]，
・患者の男女を問わず，面接により多くの時間をかけている
・より情緒的である
・より積極的な協力関係，前向きな対話，心理社会的カウンセリング，心理社会的問いかけ，情緒に焦点を当てた対話などが有意に多い
・男性医師は押しつけがましく，遠慮がないのに比べて，しばしば女性特有のコミュニケーションの方法で患者の立場に立とうとしている

男性患者と女性患者とでは，症状の訴え方が異なり，女性は男性に比べてより多くの人（家族，友人，同僚）に訴え，症状に加えて情緒的な情報も伝えることが多いとされています[15;45]。コミュニケーションに伴う疲労についての研究によれば，男性患者は女性患者に比べてより医学的なかかわりを期待していました。さらに医師は男女とも，疲れた患者に対して，心理社会的情報を与え，カウンセリングをするよう配慮していました[46]。

医師の対応の仕方は患者の性別に応じて異なっています[15]。医師は，女性患者には質問をすることは少なく，その症状についての説明を拒絶しがちです[15]。英国での研究によれば，女性患者は男性患者に比べてより，医師が患者を上から見下ろすような態度で話をしていると感じ（女性25％，男性12％），医師から「あなたの頭の中」に問題があると告げられていました（女性17％，男性7％）[15]。しかし概して過去30年の間に医療現場での性差は減少してきたと報告されています[47]。

診断と治療における性差

診断をつけることは，社会的・政治的文脈において，症候と症状を人間的に解釈した結果すなわち，「性的な過程（gendered process）」と考えられています[48]。これは極端な例ですが，女性患者においては，男性患

者に比べて，非特異的な症状が「心理的なもの」とみなされやすいというエビデンスが示されています。このために女性患者における自己免疫疾患の診断が遅れることもあるというのです[9 ;49]。Greer らは，プライマリケア医は現在の症状を，患者が女性や老人の場合にはより心理的な問題の表れとみなす傾向があることを明らかにしています[22]。これにより，女性患者では誤診につながるかもしれません[15]。男性患者ではそういった傾向は見られていません。腹痛については，器質性の疾患が除外された後，主として機能性胃腸障害と診断されますが，最終的な結果が男女とも同様であったとしても，男性により多く診断がくだされています[50]。短い物語を用いたいくつかの研究によれば，女性患者では器質的疾患の除外が十分に行われないまま診断され，男性の場合は検査を過剰に受ける傾向が明らかにされています[3 ;51]。

偏見と正当性

身体的苦悩症候群は，社会一般からは「病気」とはみなさず，患者は男女を問わず，症状の正当性を巡って苦しんでいます[9 ;32]。同様に，身体的苦悩症候群患者が直面している困難は，偏見，懐疑論，彼らの疼痛の信用性に関する周囲からの疑いなどであり，男女を問わずに経験されています。一方，筋骨格系の疼痛を有する女性患者へのグループ治療では，「承認を通しての回復（recovery from recognition）」という肯定的な経験が報告されています。彼らの症状を認めることが，彼らに強さや，自信，能力を与えているのです[52]。

治療への反応

男性と女性とでは薬物治療への反応性は異なり，非薬物治療への反応もまた異なっています。しかし，研究により調査結果は一致しておらず，さらに研究が必要です[3]。例えば，伝統的な理学療法は男性により有効で，集中的な背部への運動療法は女性の疼痛緩和に有効であるとする総説があります。認知行動療法を受けている背部痛の女性患者は，健康関連 QOL に改善を認めましたが，男性患者には改善は見られませんでした。女性患

者では，活動療法（active treatment）によって恒久的な障害に至る危険が減りましたが，男性患者では同様の効果は見られませんでした[３]。これらの結果とは対照的に，慢性の背部痛へのリハビリテーションの効果は，男女間で違いがみられなかったとする研究もあります[３]。最近の研究では，線維筋痛症への多職種による治療効果は男性では女性よりも小さかったと報告されています[53]。

まとめ

　身体的苦悩症候群においては，女性の有病率が高いこと以外にも，多くの面で男女間では違いがみられます。生物・心理・社会的特性が男女間では異なるため，これらの患者の治療はその状況を踏まえて計画される必要があります。性差は，医師の対応に影響するのと同様に，患者の症状の表現方法にも影響を与えていることは理解しておくべきでしょう。心理的，社会的な問題が明らかになると医師は身体面への介入を控える傾向が明らかになっていて，この傾向は女性医師の場合により顕著です[15;45;54]。さらに，TonerとAkmanは，女性患者は要求がましいという見方は，明らかに誤解であると批判しています[12]。彼らは，多くの女性にとって苦痛を訴え治療を求める行為は人生において稀なことであり，それは自己治療や自己肯定といった健康な側面の表れとして捉え直されるべきであると述べています[12]。当然のことながら，医師が分かりやすく症状を説明し，批判を加えることなく自己管理の機会を提供すれば，患者は満足し力づけられることでしょう[55]。

　このように，性差の問題は疼痛受容から性役割への期待に至るまで幅広い領域でみられます[９]。身体的苦悩症候群患者の治療をより良いものにするために，医師は，医師患者関係，診断の過程，治療への求めへの対応を考えるとき，性差の問題を心に留めておく必要があります。

高齢者

　身体表現性障害は高齢者では若年者に比べて一般的ではないと報告され

てきました。それはひとつには年齢とともに神経質傾向が弱まること，またひとつには診断の難しさによると考えられてきました[56]。診断に関しては，DSM-IVの身体化障害には30歳未満症状が出現するとする項目もあり，過去の症状を正確に思い出すことの難しさも重なっています[57]。おそらく，不定愁訴については，若年者よりも身体疾患が高率にみられる高齢者では，定義上診断がより難しいのでしょう。高齢者では高率に身体疾患の併存がみられるため，不定愁訴と器質的疾患による症状を鑑別することは特に難しくなります[58;59]。最近の調査では，身体表現性障害は高齢者と若年者とで同様に見られる問題ですが，その診断については，それが医学的に説明困難な症状（不定愁訴）に基づく限り，高齢者でより大きいと報告されています。

高齢者における身体症状の疫学

地域住民を対象とした研究では，55～59歳までの年齢群では，身体症状の数は年齢とともに増えていたと報告されています（Ladwigらの報告）[60]。60歳以上の住民では，報告される身体症状数はわずかに減っており，女性の比率における優勢度もやや低くなっていました。同様のパターンは医療機関の受診率についても見られ，男女とも35歳以降は一定の割合で増え続けていました。これらの結果からは，身体症状の訴えは20歳から50歳までは増加しますが59歳を超えるとわずかに減少していました。おそらく加齢とともに身体疾患への罹患が増えることを反映して症状の訴えが増えるものの，高齢者になるとあまり症状を訴えなくなるということで説明されるかもしれません。

同じデータを用いたより最近の報告によれば，男女とも64歳以上の対象者では，慢性的身体疾患がないにもかかわらず訴えられる身体症状の数が増えると，医療機関を受診する回数も著しく増加していました[61]。このため，若年者と同様に高齢者でも，多数の身体症状を訴える傾向と医療機関受診率の高さとの間には関連があるようです。

ドイツでは地域住民を対象にした大規模研究が行われています。それによれば，DSM-IVに基づいて診断された身体表現性障害の有病率は，

50〜65歳の女性においても，18〜34歳の女性においても同様（14.9％）でした[62]。しかし，男性においては，身体表現性障害は，18〜34歳の群に比べて，50〜65歳の群のほうが有意に高率でした（8.6％ vs 5.7％，オッズ比1.6）。このように，男性では身体表現性障害の有病率は年齢とともに高くなりますが，女性の比率は一生を通して同様に高い状態にありました。

地域住民が訴える身体症状を詳細に解析した他の研究によれば，説明可能な身体症状は年齢とともに増加する一方，説明不能な不定愁訴は一生を通して同程度にとどまっていました（生涯有病率単位であらわされることが多い）[63]。重要なことは，不定愁訴と身体表現性障害は高齢者には一般的なものであり，女性により多くみられるということです。

英国における地域住民調査によれば，慢性疲労の有病率は25〜44歳の群でもっとも高く，55〜64歳，65〜74歳の群も同様に高率でした[64]。これら2つの高齢者群の慢性疲労の有病率を16〜24歳の群と比較したところ，オッズ比はそれぞれ2.53（1.81〜3.53），2.31（1.65〜3.24）でした。慢性疲労の有病率は，身体疾患の数に応じて増加していましたが，年齢には影響されていませんでした。この研究からは，高齢者における慢性疲労は身体疾患が数多く併存していることだけが原因ではないことが示唆されます。オーストラリアでの研究によれば，プライマリケアを受診する60歳以上の患者における慢性疲労の有病率は27.4％でした。そして，女性であること，心理的障害，身体疾患，が独立した関連因子として抽出されています[65]。1年後の経過観察時には，疲労を訴える患者が心理的障害をきたすことも，その逆の傾向もみられず，疲労と心理的障害とは独立したものでした。これらのデータは，高齢者における疲労，心理的障害，身体疾患との関係は，若年者におけるそれらの関係と同様であることを示唆しています。以下に述べるように，これを支持する研究は他にもあります。

プライマリケアを訪れる60歳以上の患者が訴える症状を因子分析した研究によれば，筋骨格系の症状と疲労が関連する因子として同定されています[66]。これらは，解析の結果明らかにされた2つの因子，特に気分や

認知症状とは独立したものでした。この論文の著者らは，若年者における結果と同様に，高齢者においても筋骨格系の症状と疲労は心理的症状とは独立したもので，高齢者の身体症状が潜在的な抑うつや不安の反映であるという仮説は誤りであるとしています。

　プライマリケア領域における研究では，60歳以上の患者で最も多くみられた症状は，筋骨格系の疼痛（65％），疲労（55％），背部痛（45％），息切れ（41％）でした[67]。リウマチ患者では筋骨格系の疼痛，慢性閉塞性肺疾患では息切れなどがみられ，明らかに患者の症状は身体的状態と関連していましたが，慢性の身体疾患を考慮しても，身体症状の全スコア（0～12の範囲）は，それ以降の1年間における入院と死亡の独立した予測因子でした。例えば，対象者の16％は全症状数の上位1/4の症状を占めていました。身体症状数が多かった群は，年齢，性別，人種，慢性の身体疾患，医療保険，抑うつ，不安などについて調整後であっても，その後の入院（オッズ比1.4）や死亡（オッズ比3.0）の危険は高いものでした[67]。うつ病や疼痛を伴うがん患者についての最近の研究によれば，身体症状の数は健康状態と関連していましたが，医療機関の受診との関連はみられませんでした[68]。この対象者の平均年齢は59歳（23～96歳）で，身体症状の数はわずかに年齢と負の関連性がみられました。多変量解析では，年齢と健康状態との関連は見られず，身体症状数と抑うつは，活動性の低下と唯一有意に関連を示していました。このような疫学調査の結果からは，身体的苦悩症候群患者の若年者と高齢者には共通点が多いことがわかります。

　プライマリケア領域を訪れる65歳以上の身体化障害患者を対象に前向き研究がおこなわれています。それによれば，苦痛を与えると思われる身体症状の数は1年間一定しており[69]，身体症状を生じやすい人々の割合もまた1年間以上一定でしたが，心気神経症は同時期に5％から1.6％に減少していました。この研究では，身体症状数が多くなる要素として，女性であること，社会的経済的状態が低いこと，うつ病，身体疾患，社会的サポートがないこと，が挙げられています。多変量解析によれば，身体症状スコア，社会的サポートがないことは，総合診療医受診を予測する唯一

の因子でした。うつ病，身体疾患は重要な予測因子には最終的には含まれませんでした。この研究において総合診療医は，身体症状の1/4は身体的および心理的起源を有していて，13％はもともとは心理的なものであると考えていました。

高齢者の身体的苦悩症候群を診断する

　症状が「医学的に説明困難な」ものであるのかどうかを評価することは，高齢者においては難しい問題です。症状の病態をみて，主観的な身体的訴えと客観的な身体状況との間の関係を考慮し，注意深く鑑別診断を行うことが求められています。同様の症状があっても医療機関を受診しない多数の人がいることを考えると，症状による苦痛の程度と医療機関を受診させるに至った他の複雑な要素について，考慮が必要です。

　不定愁訴と既知の身体疾患による症状とを鑑別することはたいへん難しいことです。高齢者では，身体疾患の併存率が高いため[58;59]，その不定愁訴に自己評価式スクリーニングツールを用いることには問題があるかもしれません。

　若年成人の場合，包括的な評価に基づく身体表現性障害患者の臨床診断（半構造化面接，身体所見，一般的血液検査所見，放射線診断，入手可能なこれまでの記録の評価）の信頼性と妥当性は，文献上に示されています。高齢者の場合は信頼性と妥当性は示されていませんが，包括的な評価は高齢者においても同様に，自己評価式スクリーニングツールよりも優れた評価法と思われます。

身体的苦悩と健康の全般的認識に関連する要素

　疫学調査によれば，年齢とともに内科疾患の数，機能障害は増加しますが，高齢者の年齢と，抑うつ気分，主観的健康感，主観的健康評価との関係は明らかではありません[70;71;72]。ベルリン市の70歳以上の高齢者は，主観的には，客観的な健康尺度よりも健康をより肯定的に評価していて，その傾向は高齢になるほど強く見られました[71]。

　ドイツにおける60歳以上の地域住民を対象にした調査では，健康につ

いての主観的評価は主観的に経験された身体症状と関連していました[73]。この調査によれば，女性では年齢とともに身体症状の数も増え，高齢者では抑うつ気分があると症状が増える傾向にありましたが，配偶者の状態は身体症状に影響を与えていませんでした。一方，都市部のプライマリケア外来では，不定愁訴は独居の患者に多くみられました[74]。この調査によれば，不定愁訴患者にはいずれの精神障害も他の2倍多く見られました[74]。高齢者においても似たような結果が得られ，性格特性，抑うつ気分，社会的ネットワークが身体症状の訴えと関係しており，否定的な性格傾向は高齢者の身体的状態の受け止め方に大きく影響していました[75;76]。

　総合病院の患者では，多数の身体症状を訴える患者には2つの群がみられました[77]。1つは（全体の8.8％），多数の症状を訴えるが生活への前向きな態度を示し障害の程度も比較的小さい一群で，もう1つは（全体の14.9％），多くの身体症状を訴え，自己評価が低く，生活への満足も低い一群です。後者の群は，社会との接点に乏しく，最も親密な他者との関係にさえも満足が得られていませんでした。

　高齢者における健康の自己認識は客観的な健康指標とはあまり関連がみられません。健康の自己認識に影響する3つの独立した予測因子として，身体症状の数，結びついているという感覚（sense of coherence），うつ病が挙げられています[78]。主観的に体験される身体症状は，生活の満足度を測る自己評価尺度や年齢的な変化を受けいれることと強い関連がみられました。これらのデータをクラスター解析すると，病院の高齢者については，医学的所見と2つのクラスターにおける主観的身体症状の間に乖離がみられました（対象者の23％)[77;79;80;81]。これらの結果からは，高齢者においても若年成人と同様に，主観的な身体症状は，客観的な健康指標や他の要素（パーソナリティ，抑うつ気分，社会的要素）によってではなく，主観的要素により決定されているようです。

高齢者の身体的苦悩症候群の管理

　プライマリケアおよび二次医療機関における不定愁訴の有病率と治療的

管理についての研究は，そのほとんどが若年者に焦点を当てています。65歳以上の高齢者は研究対象から排除されたり，含まれていたとしても結果が年齢群ごとには出されていません。コクランライブラリー（訳注）は，「総合診療医による心理社会的介入」について3つのランダム化比較試験（RCT）をまとめています。それらは身体的苦悩症候群に関するもので，65歳までの患者が含まれています[82]。高齢者における身体的苦悩症候群への特別な精神医学的介入や精神療法的介入についてのデータはほとんどありません。これまでの研究は高齢者を除外するか，年齢別の違いには言及してきませんでした[83]。興味深いことに，Arnoldらは平均年齢47歳の104名の不定愁訴患者を調査し，平均年齢60歳の患者7名が認知行動療法を受けていて，高齢者の治療の受け入れは良好でした[84]。

　高齢者の身体的苦悩症候群患者についてのエビデンスは不十分で，プライマリケア，二次医療機関，精神科，精神療法など，治療の場を問わず，特定の治療の有効性を論じることはできません。ほとんどのデータは高齢者の不定愁訴は若年者におけるそれと似ていることを示しているため，若年者に対するのと同様の治療が高齢者にも有効と考えられます。高齢者のこの問題については今後さらに研究が必要です。

文化的側面

　身体症状は文化や民族性から深い影響を受けていることが従来から知られています。本節ではこの現象をいくつかの異なる側面から概観します。まず，昔から関心が向けられてきた，非西洋社会あるいは低所得の国々では苦痛が心理的症状としてよりも身体症状という形で表出されがちであるという先入観を取り上げます。過去30年間の研究では，「身体化」という現象は世界に普遍的なものであり，その表出の仕方が文化や民族によって様々であるということが示されてきました[85]。異なる文化や民族間の不定愁訴について文献を概観し，各国における受療行動についても触れます。これらは，民族的少数派の人々の身体苦悩症候群に対する，ヨーロッパでの医療を改善することにつながることでしょう。

苦痛の身体的な表れ
「文化結合」症候群

　身体症状は多くの文化圏において記述されてきましたが，その普遍性が認識されるようになったのはごく最近のことです。これまで多くの「文化結合症候群」が報告されてきました。それは，DSM-Ⅳにおいて，「地域に特異的な，民族的な診断カテゴリーで，ある種の問題にそれが重要な意味を与えている」とされ，ある共同体に特異的にみられるものです[86]。インドやスリランカにおける「ダ（dhat）」症候群が一例で，それは疲労，脱力，不安，食欲不振，罪悪感，夢精やマスターベーションで精子が失われることにともなう性機能障害などのはっきりしない身体症状から成りたちます[87]。この症候群を知らない医師にとっては全く不思議な現象ですが，文化的文脈で捉えることで理解可能です。

　南アフリカの文化的伝承では，一滴の血液をつくるために莫大な食物が必要とされ，肉体の一片を作るには，相当量の血液が必要であるとされています。この話は凝縮され，骨髄に置き換えられ，精子の一滴を作るにはたくさんの骨髄が必要であるとされています。このように，文化的背景に照らすと，精子の喪失は個人の健康が脅かされることを意味しています。この状態に苦しむ者にとって，それは心理的また身体的な問題であり，特に社会的・経済的水準が低い者にとって特に問題となります[87]。精子の喪失に関連する同様の症候群は中国文化圏にもあり，精子（精）には気の本質的要素が含まれているため，それが失われると身体の衰弱につながると考えられています。近年の研究によれば，このような精子喪失不安は一般に考えられているよりも広範に見られる現象です[87]。西洋社会においても18～19世紀に報告がみられます。この総説によれば，ダ症候群は単なる文化結合症候群でも，極度にエキゾチックな東洋の神経症でもなく，身体症状についての一つの文化による説明です[87]。このような症候群は広くかつ普遍的にみられ，各地域によって説明モデルが異なり，独特の身体症状をもたらしています。

　DSM-Ⅳにおける文化結合症候群のもう1つの例は，「脳疲労（brain

fag）」です。これは，ナイジェリアで教育のために家族のもとを離れなければならないストレスを経験する学生にみられ，成功への大きな期待と結びついています[88]。症状として，体の重さ，頭部の熱感あるいは焼けるような感覚，体に虫が這うような感覚が生じ，長時間の勉学により症状は悪化します。最近の研究では，このような身体症状はナイジェリア人年季奉公者の1/3に上り，同程度の割合の者が労働中に著しい疲労を経験しています[89]。そのうちごく一部では，学習過程と症状とに関連が見られると報告され，本症候群の証拠となっています[89]。田舎の学校であること，学校が社会的に孤立した地域にあること，多くの学校で教育のための言語として英語の使用が限られていること，などが症状に関連しています。同様に，韓国での「フワビュン（hwa-byung）」も，体の重さ，心窩部の灼熱感や腫瘤感，頭痛，筋肉の痛みや疼き，口渇感，不眠，動悸，消化不良をきたします[85;90]。これらの症状は，怒りや恨みの感情の抑圧のためと考えられ，それが胸部にしこりを作ります。患者は通常，容易に怒りを引き起こすような人間関係上のあるいは社会的な問題に思いいたることができ，それが抑圧されると身体症状が生じるのです。

　ダ症候群についての総説は，これを一例として文化結合症候群の症候学を再評価しています[87]。これまでに述べられたような症候群は，均質なものではなく，心理的症状あるいは心身医学的症状としてみられ，各文化の影響を受けて特別な形を示しています。それらは必ずしもDSM-IVの診断基準に当てはめることはできませんが，文化的な文脈で理解することによって適切な診断が可能となります。

　これらの症状を医師が理解せず，症状が生じる文化的背景を理解しないならば，医師-患者関係に支障をきたすでしょう。文化的背景は症状の性質を決定し，患者が症状をどう説明するかを決定しています。ヨーロッパ人やアメリカ人の医師にとって，このような文化的背景を抜きに症状を理解するのは難しいでしょう。多数の身体症状はすべての住民に生じますが，各地域での呼び名や解釈は大きく異なっている，というエビデンスがあります。患者の文化的背景とその文化的背景の中での症状の役割について，より詳細な検討が必要です。それは，患者の症状を適切に理解し評価でき

表5.1 不定愁訴に対する認知行動療法の臨床研究に参加した
スリランカの患者にみられる一般的な症状 [91]

症状	パーセント
腰痛	54
胸痛	40
四肢の疼痛	38
腹痛	22
頭痛	34
関節痛	31
身体各所のしびれ	29
倦怠感	28
腹部膨満感	21
意識が遠のく感覚	13
食欲低下	10
身体各所のヒリヒリする感覚	12
睡眠障害	7
脊椎にそった疼痛	4
上記以外の疼痛	38

る，医療従事者によって行われるべきでしょう。

不定愁訴の普遍性

　スリランカで，医師を繰り返し受診する不定愁訴患者についての研究がおこなわれています[91]。それらの患者に多くみられた症状を表5.1に示しました。それらの症状はヨーロッパや米国での報告と同様でしたが，患者の医師への説明は，ヨーロッパや米国とは異なっていました。「毒が体の中に入った」，「1950年代に鉄のピンを飲み込んだ」，「他の子供の前で自分の子供に母乳をやったから」，「私の兄弟が37歳で麻痺を生じたがそのことを考えていた」，「ビンロウをかんでいたから」，「バーサ（Vatha：アーユルベーダで風やガスと関連する概念）のせいだ」，「体内の熱が過剰

なためだ」などです。

　文化結合症候群のほとんどは，前世代の文化精神医学者や医療人類学者によってなされた注意深い臨床的観察をもとに，最近の数十年間に提出されてきたものです。世界規模での症候学が生まれ，公的機関や医療従事者，両者の精神保健リテラシーが向上したことによって，かつてのよく知られた診断名はもはや時代遅れなものとなっています。例えば，診断習慣の変化が中国で最近報告されています。以前は中国では西洋文化圏に比べて神経衰弱は一般的な診断名と考えられてきましたが，近年は減っています[92]。中国の医師は，今日ではうつ病の診断を下すことが多くなりましたが，以前はそれらの患者には神経衰弱の診断がつけられていました。この理由として，DSMシステムによる診断が優勢になったこと，製薬会社の力が強くなったこと，世界的な疾患研究の流れにより公衆衛生活動が強化されうつ病がみつかりやすくなったこと，が挙げられています[93]。

　文化が身体症状の表出とその呼び名に影響を与えているという事実はアジアや低収入諸国に限られたことではありません。実際に，30年以上前，Murphyは「異文化精神医学は家庭から始まる」ことを観察しています[94]。このような例は，「バーンアウト（燃え尽き）」や慢性疲労症候群にも見ることができます。それら2つの症候群は，他の地域よりも西洋諸国に広くみられています。それらは，別々の症候群のようですが，疲労，筋肉痛，嘔気，頭痛，感冒様症状，抑うつ気分など共通する面も持っています。最近のレビューによれば，それらは異なる「文化的」背景のもとで成立した症候群で，慢性疲労は医学的背景のもとで，バーンアウトは心理的背景のもとで生まれてきました[95]。両症候群にはそれぞれ身体疾患や仕事という外的原因があり，それによって患者はあらゆる批判や責任を免除されているのです。アレルギー疾患においても同様に，シックビルディング症候群や化学物質過敏症を挙げることができます。新たな症候群が生まれては消えていきますが，実際のところ，それは同じ症状に対する診断名のつけ直しなのです[96]。

　慢性疲労症候群は英国で最もよく知られています。最近の研究によれば，ブラジル人の患者や医師は英国の患者や医師に比べてこの診断名への認識

が乏しいとされます。ブラジル人患者は英国人患者に比べて，著しい疲労を身体疾患のためと考えるより，心理的障害のためと考える傾向にあります[97;98]。慢性疲労症候群が英国において他のヨーロッパ諸国よりも広く知られている理由として，医療者や患者の間にみられる支配的考え，特に心理的または身体的原因についての重みづけが指摘されています。それは患者の支援グループによって強力に後押しされているようです。社会的恩恵を与えるシステムもまた強力な決定要因になっているといえます[99]。

　それぞれの文化に特有の症候群と西洋の診断体系に基づく診断との間の関係を論じるためのデータはほとんどありません。以下の2つの例はある矛盾を私たちに示しています。ジンバブエでの研究によれば，同地域での一般的な精神障害患者を，ヨーロッパ・アメリカ系の診断体系（Clinical Interview Schedule, CIS 英国版）に基づいて分類したところ，その一致率は芳しくありませんでした[100]。地元の医療提供者は，ある患者群については，これらの診断体系によってうまく診断することができませんでした。一方，地元の医療提供者は，慢性の身体疾患を患い，ほとんど教育がなく，その症状を霊的なものに起因すると考えている女性については，精神的に病的であると診断していました。それは，その地域の現象で「クフンギシア（kufungisia：考えすぎている状態）」と記述され，一般的な精神障害（CISを用いた診断）と関連しており，この診断に妥当性を与えていました。

　香港では，慢性疲労でプライマリケアを受診する患者に広くみられる症状として，疼痛，不眠，頭痛，苦悩，疲労，不幸，が挙げられています[101]。これらの症状は身体表現性障害のカテゴリーには当てはまりません。不定愁訴は身体症状と精神症状を分けることを求めていますが，それは中国人にとっては異質の考え方です。また，慢性疲労症候群もこれらの症状には当てはまりません。そこでは，生活に支障をきたすほどの疲労を中心的病態とすることが求められているからです。より適切な診断は，中国人社会でよく知られ，数十年前まで中国人医師に広く用いられてきた「神経衰弱」です。その診断には，疲労，疼痛，気分の不快，精神的焦燥，

不眠症状のうち3つが必要です。これは中国医学の全人的視点を反映しています。本障害の患者は，彼らの症状の原因として心理社会的な問題を認識しており，身体症状に加えて心理的苦痛について語ることができます。不安や抑うつが併存していることが一般的で，著しい疲労感があり，ヨーロッパや米国の地域住民の間でもはっきりと記述されています。

　身体症状についての地域住民を対象にした研究は非西洋諸国では十分にはなされていません。しかし，苦痛を身体症状として表すことは世界のいたるところでみられる現象です。ただ，文化によってその説明モデルが異なっているのです。重要なのは，ヨーロッパの医療従事者がこのような文化的側面を理解することです。さもなければ，民族的マイノリティの患者が訴える症状の煙に巻かれてしまうことでしょう。

さまざまな民族における不定愁訴

　文化が苦痛の表現の仕方にどう影響しているのかを評価することは容易ではありません。この現象について体系的な研究をしようと思えば，異なる文化で同じ評価尺度を用いる必要があります。しかし，基準となる評価尺度は通常ひとつの文化内においてのみ妥当性を持っていて，他の文化においてはその妥当性に問題が生じかねません。カナダでのひとつの研究は，西洋の症状測定ツールを用いて自己申告された症状を評価していますが，それらは観察した医師によって不定愁訴とみなされていました。

　カナダに在住する5つの異なる民族（カナダ生まれのアングロフォンとフランコフォン，カリブ海，ベトナム，フィリピンからの移民）を対象にした研究によれば，不定愁訴を訴えたものの割合には全く違いがみられませんでした[102]。不定愁訴の独立した唯一の関連因子は心理的苦痛で，社会的・人口統計学的要素には関連がみられませんでした。この研究では，ベトナム人男性はベトナム人女性に比べて不定愁訴を多く訴えていましたが，本論文の著者はその理由について，ベトナム人男性には高率に外傷体験があるためではないかと考察しています。移民グループは，カナダ生まれのグループと同程度に総合診療を受診していましたが，精神科専門医の受診は有意に少ないものでした[85]。

米国での地域住民を対象にした初期の研究によれば，DSM-Ⅲによる身体化障害の診断は，アフリカ系アメリカ人女性には白人女性より多くみられ，ヒスパニック系アメリカ人女性にはさらに多くみられました[103；104]。結局のところ，これらの違いは文化の違いというよりもグループ間の教育状態の不平等によって説明されるのではないかという考えもあります[85]。最近では，アジア系の米国移民は他の民族よりも身体症状の訴えが少なく，彼らは総合診療科にも精神科にもかかることが少ないという結果が示されています[105]。不安障害がこのグループには少ないことが一因と考えらえています。教育レベルの差が本当に心理的症状よりも身体症状を優位にさせる要素であるのかは明らかではありません。インドでの初期の研究では，それまで広く信じられていた考えに反して，読み書きができる人々は文盲の人々よりも多く身体症状を訴える傾向が明らかにされています[106]。また西洋文化圏では，身体症状を呈する傾向は必ずしも教育レベルとは関係していません[107；108]。

　WHO（世界保健機構）による世界規模での研究は，14カ国のプライマリケアを訪れる患者を調査し，文化圏を超えて言語や文化の違いを説明し，異なる文化圏で同一の尺度を用いて精神障害を評価しようと試みています[109]。年齢，性別，教育レベル，併存する身体疾患による調整を加えたところ，多重身体表現性障害の診断基準に適合するうつ病患者の割合については施設間に有意差は見られませんでした[110]。この研究により，身体訴状の数はうつ病の程度と密接に関連しており，施設の違いを超えてこれは共通していることが明らかにされました。このような，身体症状と感情面での苦悩とのつながりは，非西洋諸国の人々は単に身体化しているだけである，あるいはそれらの人々は「心理面への気づき」が西洋人に比べて少ない，といった症状についての従来の考えに反論しています。

　他の測定法では，身体症状のみを呈する抑うつ患者の割合は，施設間に違いがみられました[110]。純粋に身体症状のみを訴える患者の割合には施設間で違いがみられ，医師患者関係が継続中であり，予約がとられており，詳細な診療録とプライバシーの強調がなされている施設ではこの割合が最も少ないものでした。逆に，予約が組まれていないセンターに多く，

表5.2 世界保健機構の研究：プライマリケア受診者にみられる身体化障害，心気症，神経衰弱の有病率（％），うつ病の今日の有病率によって調整された数値 [109]

	身体化障害	心気症	神経衰弱	うつ病
サンティアゴ	**17.7**	**3.8**	**10.5**	29.5
マンチェスター	0.4	0.5	**9.7**	16.9
グロニンゲン	**2.8**	**1.0**	**10.5**	15.9
リオデジャネイロ	**8.5**	**1.1**	4.5	15.8
パリ	1.7	0.1	**9.3**	13.7
アンカラ	1.9	0.2	4.1	11.6
マインツ	**3.0**	**1.2**	**7.7**	11.2
バンガロール	1.8	0.2	2.7	9.1
アテネ	1.3	0.2	4.6	6.4
シアトル	1.7	0.6	2.1	6.3
ベルリン	1.3	0.4	**7.4**	6.1
ベローナ	0.1	0.3	2.1	4.7
イバダン	0.4	**1.9**	1.1	4.2
上海	1.5	0.4	2.0	4.0
長崎	0.1	0.4	3.4	2.6
計	2.7	0.8	5.4	10.4

継続中の医師 - 患者関係がない場合に多くみられました。これらの所見から，身体症状の訴え方は医療システムの在り方と関係していて，受療行動に影響していると考えられています[85]。

　WHOの研究によれば，身体化障害，心気症，神経衰弱の診断はうつ病の有病率とは明らかな関連は見られず，人口統計やその国の経済的発展状況とも関連がみられませんでした（表5.2）。表5.2にみられる唯一のわずかな関連は，神経衰弱のほとんどが高収入の国々にみられる傾向にあることでした。これまで見てきたように，本論文の著者は，異なる文化圏には異なる概念があって，それが心理的症状の背景になっていることを指摘しています。例えば，米国における「バーンアウト」，ヨーロッパと北米

における「ウイルス感染後の疲労」，中国における「腎虚」，日本における「持病」は，症状についての文化的に受けいれられた説明です。これらは，本質的には同じ症状についての異なる呼称です。このような要素は，患者が感じる症状や患者が医師に伝える症状の選択に影響を与えています。反対に，地元の医療者もその地域独特の方法で患者の症状を注意深く選別しているのでしょう。

ひとつの民族における身体的苦悩症候群

同じ文化圏内の人々から代表的なサンプルを抽出する方法は難しいものではありません。米国に住む中国人で自己記入式の身体症状質問紙において高得点を示したものには，それ以外のものと比較して，女性，高齢者，教育年数が少ない，不安や抑うつの訴えがある，財政的ストレスを抱えているなどの特徴がみられました[111]。これらの所見は地元の白人においても同様で，米国への移住後の年月，文化変容の程度は身体症状の数とは関係がみられませんでした。最も多くみられた症状は，ヨーロッパ人やアメリカ人の住民に報告されたものと同様，頭痛，腰背部痛，筋肉痛，身体虚弱感，体のしびれ，疼き，でした[112;113]。

過敏性腸症候群（IBS）についてはヨーロッパや米国と同様にアジアでも広く研究されてきました。IBSの特徴は，アジア諸国で性差が顕著ではないことを除けば，アジア諸国においても西洋文化圏においても同様です[114;115]。IBSは，西洋と同様，アジアにおいても不安や抑うつと結びついていて，そこには性差は見られません[116;117;118;119]。これらの研究からは，ひとつの文化圏においては身体症状数に影響する因子は西洋文化圏で見出された因子と同様であることが示唆されます。ここで，各国間の医療システムの違いは付加的な要素として働き，症状の訴え方にかなりの影響を与えています。

受療行動

社会や文化は，症状に影響与えるだけではなく，受療行動や経済にも大きな影響を与えています。経済，政策，人的資源もまた同様に重要です。

例えば，西洋各国では身体的苦悩症候群による外来受診者の多くを女性が占めています。パキスタンにおいても身体的苦悩症候群は女性により広くみられる症状であるにもかかわらず，パキスタンでは男性の方が多く受診していました。これは受療行動に文化的，経済的要素が働いた一例です[117]。英国のプライマリケアにおける研究では，南アフリカ系など民族的少数派の人々は，ヨーロッパの白人よりも身体症状を主訴として受診することが多くみられ，それらの症状は重度のうつ病を反映したものでした[120]。

地域住民を対象とした英国での研究によれば，パキスタン系のうつ病患者は，ヨーロッパ白人のうつ病患者に比べて2倍多く総合診療医を受診していました。これは重度のうつ病によっては説明が難しい現象でした[121]。また，パキスタン系の身体的苦悩症候群患者は，ヨーロッパの白人に比べて2倍多く内科を受診していましたが，両群間で不安や抑うつを呈した患者数は同様でした。このように，医療へのアクセスが開かれていて無料であったならば，心理的症状のために受診するパキスタン系の抑うつ患者は，ヨーロッパ白人と同様となることが予想されます。最もその際に，パキスタン系の人々は身体症状も一緒に訴えるかもしれません。両群の疾患発生率は同様であったため，パキスタン系住民が身体疾患により多く罹患していたという説明は成り立ちません[121]。また，自己記入式質問紙を用いた身体症状数の調査によれば両民族間に違いは見られませんでした。この研究では，言葉や精神的苦痛の表現の仕方についての質的研究も行われ，2群間の違いを明らかにし，受療行動のパターンの違いや健康の転帰を説明することができるかどうかについても検討されています[122]。

結局，抑うつや随伴する身体的訴えを表現するのに用いられる言葉は2つの群で似ていることがわかりました[122]。パキスタン系住民は，ヨーロッパの白人によっては通常あまり用いられない「考えが多すぎる」という表現をよく用いていたのは相違点でした。頭重感，しびれ，空っぽの感覚もまた，パキスタン系住民にみられることが多い身体症状でした。精神的苦痛と疼痛との結びつきは教育程度が低いパキスタン系の老婦人に多く

みられました。この研究からは，うつ病という文脈で身体症状を理解する際に，両群間には大きな違いがあり，受療行動においても大きな違いがあることが示された。パキスタン系のうつ病患者は，ヨーロッパ白人のうつ病患者に比べて，身体症状で医師を受診する頻度が高かったが，この結果については十分な説明はなされていません。

　アメリカ人とタイ人の子供についての研究でも同様の結論が得られています[123]。地域住民を対象とした調査によれば，うつ病と身体症状の有病率はアメリカ人とタイ人とでは同様でしたが，クリニック受診者でみると，アメリカ人に比べてタイ人の子供は身体症状を訴えての受診が多く見られました。このことから，身体症状や精神症状の経験は両群で同様であっても，タイ人家族はアメリカ人家族に比べて受診に際して身体症状を優先したためであると結論付けられています。医療システムと医療従事者が，患者の受療行動や臨床症状に明らかに影響を与えています。

　米国に暮らす中国人では，身体化障害や身体表現性障害があると医療機関を受診する頻度が増加することが明らかにされています。交絡因子を調整した多変量解析によれば，不安や抑うつではなく，身体表現性障害が独立した受療行動との関連因子でした。身体症状のための受診には特別な理由があるように思われますが[124]，それが中国社会に暮らす中国人についてもあてはまるかどうかは明らかにされていません。

　英国におけるパキスタン系住民についての研究によれば，2つの民族間でうつ病の治療内容に大きな違いがみられました。パキスタン系の女性住民はうつ病のために高率に受診しているにもかかわらず，抗うつ薬を処方されている患者は，ヨーロッパ白人の半分でした（それぞれ22.5％，50％）。その差は精神療法を受けている患者の割合になるとさらに大きなものでした（それぞれ6.1％，24.5％）。男性については両民族間で受けている治療内容に違いは見られませんでした。興味深いことに，ハキム（hakim：イスラム圏の医師）／ホメオパシー医による代替治療については両群で差は見られていません。医師がうつ病を見落としているのか，患者が抗うつ薬の服用に積極的でないのか，その他の医師患者関係のどういった側面が影響しているのかは不明ですが，必要な患者に適切な治療がな

されていないという意味で，医療システムの重大な欠陥といえます。

低所得から中間所得層の国々での受療行動

　低所得から中間所得層の国々においても，身体症状のために治療を求める人々の併存症や受療行動について，多くの研究報告が出されつつあります。それらの結果は，ヨーロッパ人やアメリカ人においての報告と同様であることが示されています。例えば，カラチの総合診療外来でみられる不定愁訴はヨーロッパや米国のクリニックでみられるものと同様でした。女性は男性よりも不定愁訴を訴える割合が高く，不安や抑うつとの関連もみられました[125]。

　不定愁訴治療についてのランダム化比較試験（RCT）がスリランカで行われています[126;127]。これは大変質の高い研究であり，その一部は第3章で論じられています。本質的には，ここに分類された患者の症状パターンや治療への反応は西洋諸国におけるそれと類似しています。さらに，患者の解釈モデルが臨床での説明過程で引用され用いられていることは注目に値します。認知行動療法のような治療法も，その地域特有の解釈に合わせた修正が必要ですが，非西洋諸国にも十分に応用できそうです[128]。

　アメリカ在住の中国人や英国在住のパキスタン人などの各文化に応じてうつ病の治療法にも修正が加えられてきました。そのような治療法は，多数の身体症状を有する西洋諸国における民族的少数派にうまく適合しています[129;130]。これらのアプローチは，患者の解釈モデルを引き出し，それを理解し，多くの説明モデルを理解するように促しており，抑うつ症状を患者の身体的健康と社会システムの文脈で理解することを勧めています[131]。このような症状パターンや治療への反応の類似性が報告されている理由が，低所得から中間所得層の国々が工業化され西洋化されつつあるためなのか，サンプルの集め方などの研究手法が改善してきたためなのかは明らかではありません。

ヨーロッパの国々で医療サービスを提供する意味

　本書の主要な目的は，身体的苦悩症候群患者への医療サービスを改善す

る方法を見出すことです。ヨーロッパに住む民族的少数派の人々に専門医の治療を勧めることは一見良い方法にみえますが，反対意見もいくつかあります。まず最初に，ほとんどの医師は，ヨーロッパの民族的少数派の人々の身体的苦悩症候群患者を診断し扱うための訓練を受けていないということです。確かに，民族的少数派の患者に文化的に近い医師は有利かもしれないが，正確に患者と医師の文化的背景が一致することはないでしょう。より重要なのは，身体症状を訴える患者に対して医師が日常的に患者の症状への解釈モデルを尋ねることです。必要があれば，その患者の文化に精通している人や通訳者の助けを借りてもよいでしょう。ヨーロッパの医師の文化的資質を改善し，各医師がそれぞれの文化的背景のもとで患者の治療を改善できるようにしていくことが大切です。これは身体的苦悩症候群のみならず医療の全ての状況に当てはまります。医療全体にとっては，患者の症状解釈モデルを理解することで器質的疾患を調べるための検査を減らせるという利点もあります。

　民族的少数派の患者それぞれのために専門的サービスを用意するのは費用が掛かりすぎます。それはまた，文化的資質のない医師がそのような技法を身につけることを妨げる可能性もあります。このため，こういった方法は望ましいとはいえず，実際に普及していません。患者の視点で症状を理解することは，身体症状を治療し，医師と患者の文化的な違いに対処するうえで，必要な基本的技術なのです。専門医によるサービスを分離することは，民族的少数派の患者から，さまざまな医療サービスを適切に受ける機会を奪うことになるでしょう。

【訳者解説】
本章では，性差，民族の違い，医療システムの違いなど，さまざまな社会的，文化的側面から不定愁訴について考察されています。不定愁訴と一口にいっても，文化圏ごとに受け入れられやすい症状があり，一連の症状がそれぞれの文化圏特有の解釈をもって理解されていることも示されています。本章では述べられていませんが，摂食障害も文化結合症候群といえる

かもしれません。女性がほとんどであるという点でも，性役割，文化の影響が大きく影響しているといえます。女性に対して社会が求める体形的な美しさ，つつましさ，などが体形へのこだわりや攻撃性の封印につながっているものと考えられます。

文 献

1. Barsky AJ, Peekna HM, Borus JF. Somatic symptom reporting in women and men. *Journal of General Internal Medicine* 2001; **16**: 266–75.
2. Gijsbers Van Wijk CM, Kolk AM. Sex differences in physical symptoms: The contribution of symptom perception theory. *Social Science and Medicine* 1997; **45**: 231–46.
3. Fillingim RB, King CD, Ribeiro-Dasilva MC, Rahim-Williams B, Riley JL 3rd. Sex, gender, and pain: a review of recent clinical and experimental findings. *Journal of Pain* 2009; **10**: 447–85.
4. Verbrugge L. Gender and health: An update on hypotheses and evidence. *Journal of Health and Social Behaviour* 1985; **26**: 156–82.
5. World Health Organization. Department of Gender and Women's Health. *Gender, Health and Aging*. Geneva: World Health Organization; 2003.
6. Ladwig KH, Marten-Mittag B, Erazo N, Gündel H. Identifying somatization disorder in a population-based health examination survey: psychosocial burden and gender differences. *Psychosomatics* 2001; **42**: 511–18.
7. Aggarwal VR, McBeth J, Zakrzewska JM, Lunt M, Macfarlane GJ. The epidemiology of chronic syndromes that are frequently unexplained: do they have common associated factors? *International Journal of Epidemiology* 2006; **35**: 468–76.
8. Kanaan RA, Lepine JP, Wessely SC. The association or otherwise of the functional somatic syndromes. *Psychosomatic Medicine* 2007; **69**: 855–9.
9. Johnson S. *Medically Unexplained Illness. Gender and Biopsychosocial Implications*. Washington: American Psychological Association; 2008.
10. Wolfe F, Ross K, Anderson J, Russell IJ. Aspects of fibromyalgia in the general population: sex, pain threshold, and fibromyalgia symptoms. *Journal of Rheumatology* 1995; **22**: 151–6.
11. Yunus MB, Inanici F, Aldag JC, Mangold RF. Fibromyalgia in men: comparison of clinical features with women. *Journal of Rheumatology* 2000; **27**: 485–90.
12. Toner BB, Akman D. Gender role and irritable bowel syndrome: literature review and hypothesis. *American Journal of Gastroenterology* 2000; **95**: 11–16.
13. Heitkemper MM, Cain KC, Jarrett ME, Burr RL, Hertig V, Bond EF. Gender differences in gastrointestinal, psychological, and somatic symptoms in irritable bowel syndrome. *Digestive Diseases and Sciences* 2009; **54**: 1542–9.
14. olde Hartman TC, Borghuis MS, Lucassen PL, van de Laar FA, Speckens AE, van Weel C. Medically unexplained symptoms, somatisation disorder and hypochondriasis: course and prognosis. A systematic review. *Journal of Psychosomatic Research* 2009; **66**: 363–77.
15. Elderkin-Thompson V, Waitzkin H. Differences in clinical communication by gender. *Journal of General Internal Medicine* 1999; **14**: 112–21.
16. Galdas PM, Cheater F, Marshall P. Men and health help-seeking behaviour: literature review. *Journal of Advanced Nursing* 2005; **49**: 616–23.
17. Else-Quest NM, Hyde JS, Goldsmith HH, van Hulle CA. Gender differences in temperament: a meta-analysis. *Psychological Bulletin* 2006; **132**: 33–72.
18. Ouyang A, Wrzos HF. Contribution of gender to pathophysiology and clinical presentation of IBS: should management be different in women? *American Journal of Gastroenterology* 2006; **101**: S602–9.
19. Phillips KA, Menard W, Fay C. Gender similarities and differences in 200 individuals with body dysmorphic disorder. *Comprehensive Psychiatry* 2006; **47**: 77–87.
20. Soderlund A, Malterud K. Why did I get chronic fatigue syndrome? A qualitative interview study of causal attributions in women patients. *Scandinavian Journal of Primary Health Care* 2005; **23**: 242–7.

21. Johansson EE, Hamberg K, Westman G, Lindgren G. The meanings of pain: an exploration of women's descriptions of symptoms. *Social Science and Medicine* 1999; **48**: 1791–802.
22. Greer J, Halgin R, Harvey E. Global versus specific symptom attributions: predicting the recognition and treatment of psychological distress in primary care. *Journal of Psychosomatic Research* 2004; **57**: 521–7.
23. Pennebaker JW. Psychological bases of symptom reporting: perceptual and emotional aspects of chemical sensitivity. *Toxicology and Industrial Health* 1994; **10**: 497–511.
24. Petrie KJ, Broadbent EA, Kley N, Moss-Morris R, Horne R, Rief W. Worries about modernity predict symptom complaints after environmental pesticide spraying. *Psychosomatic Medicine* 2005; **67**: 778–82.
25. Kaptein AA, Helder DI, Kleijn WC, Rief W, Moss-Morris R, Petrie KJ. Modern health worries in medical students. *Journal of Psychosomatic Research* 2005; **58**: 453–7.
26. Courtenay WH. Constructions of masculinity and their influence on men's well-being: a theory of gender and health. *Social Science and Medicine* 2000; **50**: 1385–401.
27. Paulson M, Danielson E, Söderberg S. Struggling for a tolerable existence: the meaning of men's lived experiences of living with pain of fibromyalgia type. *Qualitative Health Research* 2002; **12**: 238–49.
28. Söderberg S, Lundman B, Norberg A. Struggling for dignity: the meaning of women's experiences of living with fibromyalgia. *Qualitative Health Research* 1999; **9**: 575–87.
29. Rosmalen JG, Neeleman J, Gans RO, de Jonge P. The association between neuroticism and self-reported common somatic symptoms in a population cohort. *Journal of Psychosomatic Research* 2007; **62**: 305–11.
30. Schmitt DP, Realo A, Voracek M, Allik J. Why can't a man be more like a woman? Sex differences in Big Five personality traits across 55 cultures. *Journal of Personality and Social Psychology* 2008; **94**: 168–82.
31. Baum A, Grunberg NE. Gender, stress, and health. *Health Psychology* 1991; **10**: 80–5.
32. Nettleton S. 'I just want permission to be ill': towards a sociology of medically unexplained symptoms. *Social Science and Medicine* 2006; **62**: 1167–78.
33. World Health Organization. *Gender and Women's Mental Health. Gender Disparities in Mental Health: The Facts.* Geneva: World Health Organization; 2010. Available at: www.who.int/mental_health/prevention/genderwomen/ (Accessed 28 March, 2010).
34. World Health Organization, Mental Health Determinants and Populations, Department of Mental Health and Substance Dependence. *Women's Mental Health: An Evidence-Based Review.* Geneva: World Health Organization; 2000.
35. Dancey CP, Hutton-Young SA, Moye S, Devins GM. Perceived stigma, illness intrusiveness and quality of life in men and women with irritable bowel syndrome. *Psychology, Health and Medicine* 2002; **7**: 382–95.
36. Davis MC, Matthews KA, Twamley EW. Is life more difficult on Mars or Venus? A meta-analytic review of sex differences in major and minor life events. *Annals of Behavioral Medicine* 1999; **21**: 83–97.
37. World Health Organization, European Ministerial Conference. Mental Health and working life. In: *Mental health: facing the challenges, building solutions.* Helsinki: World Health Organization; 2005: 59–65.
38. Verbrugge L. The twain meet: Empirical explanation of sex differences in health and mortality. *Journal of Health and Social Behavior* 1989; **30**: 282–304.
39. Russo NF, Pirlott A. Gender-based violence: concepts, methods, and findings. *Annals of the New York Academy of Sciences* 2006; **1087**: 178–205.
40. Gillespie NA, Zhu G, Evans DM, Medland SE, Wright MJ, Martin NG. A genome-wide scan for Eysenckian personality dimensions in adolescent twin sibships: psychoticism,

extraversion, neuroticism, and lie. *Journal of Personality* 2008; **76**: 1415–46.
41. Lilienfeld SO. The association between antisocial personality and somatization disorder: a review and integration of theoretical models. *Clinical Psychology Review* 1992; **12**: 641–62
42. Rief W, Barsky AJ. Psychobiological perspectives on somatoform disorders. *Psychoneuroendocrinology* 2005; **30**: 996–1002.
43. Roter DL, Hall JA, Aoki Y. Physician gender effects in medical communication: a meta-analytic review. *Journal of the American Medical Association* 2002; **288**: 756–64.
44. Christen RN, Alder J, Bitzer J. Gender differences in physicians' communicative skills and their influence on patient satisfaction in gynaecological outpatient consultations. *Social Science and Medicine* 2008; **66**: 1474–83.
45. Meeuwesen L, Schaap C, van der Staak C. Verbal analysis of doctor–patient communication. *Social Science and Medicine* 1991; **32**: 1143–50.
46. Meeuwesen L, Bensing J, van den Brink-Muinen A. Communicating fatigue in general practice and the role of gender. *Patient Education and Counseling* 2002; **48**: 233–42.
47. Bensing JM, Tromp F, van Dulmen S, van den Brink-Muinen A, Verheul W, Schellevis FG. Shifts in doctor–patient communication between 1986 and 2002: a study of videotaped general practice consultations with hypertension patients. *BMC Family Practice* 2006; **7**: 62.
48. Malterud K. The (gendered) construction of diagnosis interpretation of medical signs in women patients. *Theoretical Medicine and Bioethics* 1999; **20**: 275–86.
49. Chrisler JC, O'Hea EL. Gender, culture, and autoimmune disorders. In: Eisler RM, ed. *Handbook of Gender, Culture, and Health*. Mahwah (New Jersey): Erlbaum; 2000: 321–42.
50. Healy B. The Yentl syndrome. *New England Journal of Medicine* 1991; **325**: 274–6.
51. Armitage KJ, Schneiderman LJ, Bass RA. Response of physicians to medical complaints in men and women. *Journal of the American Medical Association* 1979; **241**(20): 2186–7.
52. Werner A, Steihaug S, Malterud K. Encountering the continuing challenges for women with chronic pain: recovery through recognition. *Qualitative Health Research* 2003; **13**: 491–509.
53. Hooten WM, Townsend CO, Decker PA. Gender differences among patients with fibromyalgia undergoing multidisciplinary pain rehabilitation. *Pain Medicine* 2007; **8**: 624–32.
54. Salmon P, Humphris GM, Ring A, *et al.* Why do primary care physicians propose medical care to patients with medically unexplained symptoms? A new method of sequence analysis to test theories of patient pressure. *Psychosomatic Medicine* 2006; **68**: 570–7.
55. Salmon P, Peters S, Stanley I. Patients' perceptions of medical explanations for somatisation disorders: qualitative analysis. *British Medical Journal* 1999; **318**(7180): 372–6.
56. Wijeratne C, Hickie I. Somatic distress syndromes in later life: the need for paradigm change. *Psychological Medicine* 2001; **31**(4): 571–6.
57. Simon GE, Gureje O. Stability of somatization disorder and somatization symptoms among primary care patients. *Archives of General Psychiatry* 1999; **56**(1): 90–5.
58. Schneider G, Heuft G, Senf W, Schepank H. Adaptation of the impairment-score (IS) for gerontopsychosomatics and psychotherapy in old age. *Zeitschrift fur Psychosomatische Medizin und Psychoanalyse* 1997; **43**(3): 261–79.
59. Fava GA, Mangelli L, Ruini C. Assessment of psychological distress in the setting of medical disease. *Psychotherapy and Psychosomatics* 2001; **70**(4): 171–5.

60. Ladwig KH, Marten-Mittag B, Formanek B, Dammann G. Gender differences of symptom reporting and medical health care utilization in the German population. *European Journal of Epidemiology* 2000; **16**: 511–18.

61. Ladwig KH, Marten-Mittag B, Lacruz ME, Henningsen P, Creed F; MONICA KORA Investigators. Screening for multiple somatic complaints in a population-based survey: does excessive symptom reporting capture the concept of somatic symptom disorders? Findings from the MONICA-KORA Cohort Study. *Journal of Psychosomatic Research* 2010; **68**(5): 427–37.

62. Klose M, Jacobi F. Can gender differences in the prevalence of mental disorders be explained by sociodemographic factors? *Archives of Women's Mental Health* 2004; **7**(2): 133–48.

63. Tomenson B, Creed F, on behalf of the DSM-V population project group. Can we diagnose somatoform disorders using all bodily symptoms rather than 'medically unexplained' symptoms? In: XIII annual meeting of the European Association for Consultation-Liaison Psychiatry and Psychosomatics (EACLPP) XXVIII European Conference on Psychosomatic Research (ECPR): a selection of abstracts submitted Innsbruck, June 30 – July 3, 2010. *Journal of Psychosomatic Research* 2010; **68**(6): 605–79.

64. Watanabe N, Stewart R, Jenkins R, Bhugra DK, Furukawa TA, Watanabe N et al. The epidemiology of chronic fatigue, physical illness, and symptoms of common mental disorders: a cross-sectional survey from the second British National Survey of Psychiatric Morbidity. *Journal of Psychosomatic Research* 2008; **64**(4): 357–62.

65. Wijeratne C, Hickie I, Brodaty H. The characteristics of fatigue in an older primary care sample. *Journal of Psychosomatic Research* 2007; **62**(2): 153–8.

66. Wijeratne C, Hickie I, Davenport T. Is there an independent somatic symptom dimension in older people? *Journal of Psychosomatic Research* 2006; **61**(2): 197–204.

67. Sha MC, Callahan CM, Counsell SR, Westmoreland GR, Stump TE, Kroenke K. Physical symptoms as a predictor of health care use and mortality among older adults. *American Journal of Medicine* 2005; **118**(3): 301–6.

68. Kroenke K, Zhong X, Theobald D, Wu JW, Tu WZ, Carpenter JS. Somatic symptoms in patients with cancer experiencing pain or depression prevalence, disability, and health care use. *Archives of Internal Medicine* 2010; **170**(18): 1686–94.

69. Sheehan B, Bass C, Briggs R, Jacoby R. Somatization among older primary care attenders. *Psychological Medicine* 2003; **33**(5): 867–77.

70. Harwood RH, Prince MJ, Mann AH, Ebrahim S. The prevalence of diagnoses, impairments, disabilities and handicaps in a population of elderly people living in a defined geographical area: the Gospel Oak project. *Age and Ageing* 1998; **27**(6): 707–14.

71. Staudinger UM, Freund A, Linden M, Maas I. Self, personality and life regulation: Facets of psychological resilience in old age. In: Baltes PB, Mayer KU (eds). *The Berlin Ageing Study: Ageing from 70 to 100*. New York: Cambridge University Press; 1999: 302–8.

72. Smith J, Baltes PB. Profiles of psychological functioning in the old and oldest old. *Psychology and Aging* 1997; **12**(3): 458–72.

73. Gunzelmann T, Schumacher J, Brahler E. Subjective body complaints in the elderly: Standardization of the Giessen subjective complaints list (GBB-24). *Zeitschrift fur Gerontologie und Geriatrie* 1996; **29**(2): 110–18.

74. Feder A, Olfson M, Gameroff M, Fuentes M, Shea S, Lantigua RA et al. Medically unexplained symptoms in an urban general medicine practice. *Psychosomatics* 2001; **42**(3): 261–8.

75. Rennemark M, Hagberg B. What makes old people perceive symptoms of illness? The

76. Mora PA, Robitaille C, Leventhal H, Swigar M, Leventhal EA. Trait negative affect relates to prior-week symptoms, but not to reports of illness episodes, illness symptoms, and care seeking among older persons. *Psychosomatic Medicine* 2002; **64**(3): 436–49.
77. Schneider G, Driesch G, Kruse A, Wachter M, Nehen HG, Heuft G. Ageing styles: subjective well-being and somatic complaints in inpatients aged ≥60 years. *Psychotherapy and Psychosomatics* 2003; **72**(6): 324–32.
78. Schneider G, Driesch G, Kruse A, Wachter M, Nehen HG, Heuft G. What influences self-perception of health in the elderly? The role of objective health condition, subjective well-being and sense of coherence. *Archives of Gerontology and Geriatrics* 2004; **39**(3): 227–37.
79. Schneider G, Driesch G, Kruse A, Nehen HG, Heuft G. What influences subjective health in the eiderly? The roll of objective health factors, subjective wellbeing and the feeling of coherence. *Psychotherapie Psychosomatik Medizinische Psychologie* 2004; **54**(2): 111–12.
80. Schneider G, Wachter M, Driesch G, Kruse A, Nehen HG, Heuft G. Subjective body complaints as an indicator of somatization in elderly patients. *Psychosomatics* 2003; **44**(2): 91–9.
81. Schneider G, Driesch G, Kruse A, Nehen HG, Heuft G. Old and ill and still feeling well? Determinants of subjective well-being in ≥60 year olds: The role of the sense of coherence. *American Journal of Geriatric Psychiatry* 2006; **14**(10): 850–9.
82. Huibers MJ, Beurskens AJ, Bleijenberg G, van Schayck CP. The effectiveness of psychosocial interventions delivered by general practitioners. *Cochrane Database of Systematic Reviews* 2003; **2**: CD003494.
83. Kroenke K, Swindle R. Cognitive-behavioral therapy for somatization and symptom syndromes: a critical review of controlled clinical trials. *Psychotherapy and Psychosomatics* 2000; **69**(4): 205–15.
84. Arnold IA, Speckens AEM, van Hemert AM. Medically unexplained physical symptoms: The feasibility of group cognitive-behavioural therapy in primary care. *Journal of Psychosomatic Research* 2004; **57**(6): 517–20.
85. Kirmayer LJ, Young A. Culture and somatization: Clinical, epidemiological, and ethnographic perspectives. *Psychosomatic Medicine* 1998; **60**(4): 420–30.
86. American Psychiatric Association. *Diagnostic and Statistical Manual of Mental Disorders – DSM-IV*, 4th edn. Washington: American Psychiatric Association; 1994.
87. Sumathipala A, Siribaddana SH, Bhugra D. Culture-bound syndromes: the story of dhat syndrome. *British Journal of Psychiatry* 2004; **184**: 200–9.
88. Guinness EA. Profile and prevalence of the brain fag syndrome: psychiatric morbidity in school populations in Africa. *British Journal of Psychiatry* 1992; **160**(Suppl 16): 53–64.
89. Morakinyo O, Peltzer K. 'Brain fag' symptoms in apprentices in Nigeria. *Psychopathology* 2002; **35**(6): 362–6.
90. Lin KM. Hwa-byung – a Korean culture-bound syndrome. *American Journal of Psychiatry* 1983; **140**(1): 105–7.
91. Sumathipala A, Siribaddana S, Hewege S, Sumathipala K, Prince M, Mann A. Understanding the explanatory model of the patient on their medically unexplained symptoms and its implication on treatment development research: a Sri Lanka Study. *BMC Psychiatry* 2008; **8**: 47.
92. Lee S, Kleinman A. Are somatoform disorders changing with time? The case of neurasthenia in China. *Psychosomatic Medicine* 2007; **69**(9): 846–9.
93. Lee S. Socio-cultural and global health perspectives for the development of future psychiatric diagnostic systems. *Psychopathology* 2002; **35**(2–3): 152–7.

94. Murphy HBM. Transcultural-psychiatry should begin at home. *Psychological Medicine* 1977; **7**(3): 369–71.
95. Leone SS, Wessely S, Huibers MJ, Knottnerus JA, Kant I. Two sides of the same coin? On the history and phenomenology of chronic fatigue and burnout. *Psychology and Health* 2010; **29**: 1–16.
96. Wessely S. Old wine in new bottles – neurasthenia and me. *Psychological Medicine* 1990; **20**(1): 35–53.
97. Cho HJ, Menezes PR, Bhugra D, Wessely S. The awareness of chronic fatigue syndrome: a comparative study in Brazil and the United Kingdom. *Journal of Psychosomatic Research* 2008; **64**(4): 351–5.
98. Cho HJ, Bhugra D, Wessely S. 'Physical or psychological?' – a comparative study of causal attribution for chronic fatigue in Brazilian and British primary care patients. *Acta Psychiatrica Scandinavica* 2008; **118**(1): 34–41.
99. Wessely S, Hotopf M, Sharpe M. *Chronic Fatigue and its Syndromes*. Oxford: Oxford University Press; 1998.
100. Patel V, Mann A. Etic and emic criteria for non psychotic mental disorder: a study of the CISR and care provider assessment in Harare. *Social Psychiatry and Psychiatric Epidemiology* 1997; **32**(2): 84–9.
101. Lee S, Yu H, Wing Y, Chan C, Lee AM, Lee DTS et al. Psychiatric morbidity and illness experience of primary care patients with chronic fatigue in Hong Kong. *American Journal of Psychiatry* 2000; **157**(3): 380–4.
102. Kirmayer LJ, Groleau D, Looper KJ, Dao MD. Explaining medically unexplained symptoms. *Canadian Journal of Psychiatry* 2004; **49**: 663–72.
103. Robbins L N, Regier D. *Psychiatric Disorders in America: The Epidemiologic Catchment Area Study*. New York: Free Press; 1991.
104. Canino IA, Rubiostipec M, Canino G, Escobar JI. Functional somatic symptoms – a cross-ethnic comparison. *American Journal of Orthopsychiatry* 1992; **62**(4): 605–12.
105. Escobar JI, Cooke B, Chen CN, Gara MA, Alegria M, Interian A et al. Whether medically unexplained or not, three or more concurrent somatic symptoms predict psychopathology and service use in community populations. *Journal of Psychosomatic Research* 2010; **69**(1): 1–8.
106. Carstairs GM, Kapur RL. *The Great University of Kota. Stress, Change and Mental Disorder in an Indian Village*. London: Hogarth Press; 1976.
107. Kirmayer LJ, Robbins JM. Patients who somatize in primary care: a longitudinal study of cognitive and social characteristics. *Psychological Medicine* 1996; **26**(5): 937–51.
108. Bridges KW, Goldberg DP. Somatic presentation of DSM III psychiatric disorders in primary care. *Journal of Psychosomatic Research* 1985; **29**(6): 563–9.
109. Üstün TB, Sartorius N (eds). *Mental Illness in General Health Care. An International Study*. Chichester: John Wiley & Sons ; 1995.
110. Simon GE, VonKorff M, Piccinelli M, Fullerton C, Ormel J. An international study of the relation between somatic symptoms and depression. *New England Journal of Medicine* 1999; **341**(18): 1329–35.
111. Mak WWS, Zane NWS. The phenomenon of somatization among community Chinese Americans. *Social Psychiatry and Psychiatric Epidemiology* 2004; **39**(12): 967–74.
112. Kroenke K, Price RK. Symptoms in the community – prevalence, classification, and psychiatric comorbidity. *Archives of Internal Medicine* 1993; **153**(21): 2474–80.
113. Hiller W, Rief W, Brahler E, Hiller W, Rief W, Brahler E. Somatization in the population: from mild bodily misperceptions to disabling symptoms. *Social Psychiatry and Psychiatric Epidemiology* 2006; **41**(9): 704–12.

114. Gwee KA. Irritable bowel syndrome in developing countries – a disorder of civilization or colonization? *Neurogastroenterology and Motility* 2005; **17**(3): 317–24.

115. Kang JY. Systematic review: the influence of geography and ethnicity in irritable bowel syndrome. *Alimentary Pharmacology and Therapeutics* 2005; **21**(6): 663–76.

116. Gwee KA, Wee S, Wong ML, Png DJ. The prevalence, symptom characteristics, and impact of irritable bowel syndrome in an asian urban community. *American Journal of Gastroenterology* 2004; **99**(5): 924–31.

117. Husain N, Chaudhry IB, Jafri F, Niaz SK, Tomenson B, Creed F. A population-based study of irritable bowel syndrome in a non-Western population. *Neurogastroenterology and Motility* 2008; **20**(9): 1022–9.

118. Xiong LS, Chen MH, Chen HX, Xu AG, Wang WA, Hu PJ *et al.* A population-based epidemiologic study of irritable bowel syndrome in South China: stratified randomized study by cluster sampling. *Alimentary Pharmacology and Therapeutics* 2004; **19**(11): 1217–24.

119. Lee S, Wu J, Ma YL, Tsang A, Guo WJ, Sung J. Irritable bowel syndrome is strongly associated with generalized anxiety disorder: a community study. *Alimentary Pharmacology and Therapeutics* 2009; **30**(6): 643–51.

120. Farooq S, Gahir MS, Okyere E, Sheikh AJ, Oyebode F. Somatization – a transcultural study. *Journal of Psychosomatic Research* 1995; **39**(7): 883–8.

121. Gater R, Tomenson B, Percival C, Chaudhry N, Waheed W, Dunn G *et al.* Persistent depressive disorders and social stress in people of Pakistani origin and white Europeans in UK. *Social Psychiatry and Psychiatric Epidemiology* 2009; **44**(3): 198–207.

122. Mallinson S, Popay J. Describing depression: ethnicity and the use of somatic imagery in accounts of mental distress. *Sociology of Health and Illness* 2007; **29**: 857–71.

123. Weiss B, Tram JA, Weisz JR, Rescorla L, Achenbach TM. Differential symptom expression and somatization in Thai versus US children. *Journal of Consulting and Clinical Psychology* 2009; **77**(5): 987–92.

124. Kung WW, Lu PC. How symptom manifestations affect help seeking for mental health problems among Chinese Americans. *Journal of Nervous and Mental Disease* 2008; **196**(1): 46–54.

125. Husain N, Chaudhry I, Afsar S, Creed F. Psychological distress among patients attending a general medical outpatient clinic in Pakistan. *General Hospital Psychiatry* 2004; **26**(4): 277–81.

126. Sumathipala A, Hewege S, Hanwella R, Mann AH. Randomized controlled trial of cognitive behaviour therapy for repeated consultations for medically unexplained complaints: a feasibility study in Sri Lanka. *Psychological Medicine* 2000; **30**(4): 747–57.

127. Sumathipala A, Siribaddana S, Abeysingha MR, De Silva P, Dewey M, Prince M *et al.* Cognitive-behavioural therapy v. structured care for medically unexplained symptoms: randomised controlled trial. *British Journal of Psychiatry* 2008; **193**(1): 51–9.

128. Kleinman A, Benson P. Anthropology in the clinic: the problem of cultural competency and how to fix it. *PloS Medicine* 2006; **3**: 1673–6.

129. Yeung A, Shyu I, Fisher L, Wu S, Yang H, Fava M. Culturally sensitive collaborative treatment for depressed in primary care. *American Journal of Public Health* 2010; **100**(12): 2397–402.

130. Gater R, Waheed W, Husain N, Tomenson B, Aseem S, Creed F. Social intervention for British Pakistani women with depression: randomised controlled trial. *British Journal of Psychiatry* 2010; **197**(3): 227–33.

131. Yeiung A, Kam R. Ethical and cultural considerations in delivering psychiatric diagnosis: reconciling the gap using MDD diagnosis delivery in less-acculturated Chinese patients. *Transcultural Psychiatry* 2008; **45**(4): 531–52.

第6章 小児・思春期の不定愁訴

Emma Weisblatt, Peter Hindley and Charlotte Ulrikka Rask

はじめに

　不定愁訴や機能性の身体症状は，小児や思春期には広くみられる症状です。繰り返す身体症状の有病率は2～30％と報告されています[1；2；3；4；5]。ここで問題となるのは，これらの患者が必ずしも小児・思春期精神科医やメンタルヘルスの専門家を受診せずに，プライマリケア医や小児科医を受診することです。これらの問題を評価し取り扱うためには，さまざまな知識と専門技術が必要です。小児科領域では，精神科・小児科リエゾンチームが特別な専門技術を提供し，他のスタッフが不定愁訴を扱う際の支援を行っています。しかしこのようなチームがどこでも提供可能なわけではありません。不定愁訴の病態と取り扱いは複合的で，その評価と治療，特にその家族の取り扱いは問題を生じることがあります。この過程がうまくいくかどうかは，家族が少なくともある程度まで情緒的過程と身体症状との結びつきを理解し，その理解を共有し，進んで働きかけることができるかどうかに依存しています。しかし，子供の不定愁訴は，成人に用いられている国際疾病分類（ICD）や精神障害の診断と統計マニュアル（DSM）にはぴったりとは適合しません[6；7]。広範な文献のほとんどは，単一の障害，例えば繰り返す腹痛や慢性疲労について述べているだけで，この領域全体について書かれたものはほとんどありません。RutterとTaylorによる，「小児思春期精神医学テキスト（Child and Adolescent Psychiatry Textbook）」は，1頁以上を不定愁訴のために割いています

(全体で1500頁以上)[8]。2つの最近の総説がすべての領域について述べていますが，小児の不定愁訴は安易な分類には当てはまりません。本章における記述の一部はこれらの総説を引用しています[3；5]。

　子供の不定愁訴は大人のそれとは異なっています。第一に，子供においては家族の影響が大変大きく，身体症状の解釈，経験，転帰，受療行動，自己管理などは，かなりの程度，両親や他の家族によって決定されています。このため，子供の不定愁訴を見出し，関わり，管理することは，成人の場合とは異なり，小児・思春期患者自身の治療協力や合意の問題を超えているのです。第二に，子供は生理学的にも，神経内分泌学的にも，認知能力的にも発達につれて大きく変化するため，子供の身体的経験やその表現は，彼らの発達段階ごとの特徴を考慮する必要があります。第三に，Eminsonが指摘しているように，16歳未満の子供の場合，研究への参加は両親によって決められ，両親からの影響は思春期後期まで続きます[3]。さらに研究手段は，研究対象となる年齢群の認知，言語，情緒的能力に合わせて計画され，その年齢群ごとに妥当性評価が必要となります。

　本章には，今日の小児・思春期の不定愁訴への理解と実践がまとめられており，特に家族や小児・思春期精神保健サービスの他職種チームの役割が強調されています。

分類，定義，今日の診断カテゴリー

　成人の場合と同様に，不定愁訴を記述する場合に用いられる用語は一定でなく，国によって，専門や学派によって，人によって異なっています。これは，病態，生理，適切な管理についての概念がさまざまであることを反映し，また時には，小児科医の「精神疾患」の診断名によって小児やその家族が逃げ出してしまうのではないかという潜在的不安を反映しています。本章の冒頭に述べたように，ICD-10では，診断の選択肢は比較的限られ，小児・思春期に特化した診断名はないため，ICD-10が小児・思春期のメンタルヘルスの専門家や小児科医によって臨床の現場で用いられることはめったにありません。

表 6.1　ICD-10 で利用可能な精神医学用語 [6]

ICD-10 分類コード	分類名	分類ごとの診断
F 44	解離性障害	運動器官
		けいれん
		感覚障害
		小児の一過性解離性障害
F 45	身体表現性障害	身体化障害
		分類困難な身体表現性障害
		心気症
		身体表現性自律神経機能不全
F 48.0	神経衰弱	

　小児科領域では，不定愁訴を表すためにさまざまな用語が，例えば，さまざまな機能性身体症候群，単に症状による診断，他の臨床診断などが用いられています。繰り返す腹痛，非てんかん性痙攣，心因性の疼痛／嘔吐／感覚麻痺／その他の症状，線維筋痛症，過敏性腸症候群，慢性疼痛，慢性疲労，ストレス関連症状など，成人の不定愁訴に用いられるのと同様の用語も用いられています。かつての「ヒステリー」や「テント上症状」は今日では一般的ではなく，紹介状の中に時々見かける程度です。小児精神科医や他の小児・思春期精神疾患にかかわる者は同じ用語を用いていますが，より「医学化」された線維筋痛症のような専門用語はめったに用いられません。ICD-10 で用いられている精神医学的診断名を表 6.1 に示しました。

　身体化障害は，成人と同様，小児においても，身体疾患によって説明できない身体症状を表し，それは情緒的，コミュニケーション的機能も果たしています。それにもかかわらず，小児や家族，あるいはその両者によって，身体化障害は未診断の身体疾患による症状であると考えられています。このような側面はすべての不定愁訴の背景に共通しています。古い小児精神医学の教科書では，喘息や片頭痛は他の疾患と一緒に「心身症」に分類されています。これは疾患への反応と症状の重症度における心理的要因の

重要性を反映した分類です。しかし今日，心身症は「不定愁訴」症状それ自体とは分けて考えられています。それはむしろ，小児，家族，慢性疾患の相互作用の結果と考えられているのです。

　神経衰弱は，慢性疲労症候群を表すより伝統的な用語であり，それがICD-10に含まれていることは（DSM-IVには含まれていない），症状の発生と維持に心理的要素が重要な役割を果たしているという考えを反映しています。発症に頻回のウイルス感染が関与しているなど，疾患分類については議論の余地が残されていますが，「身体化」症候群に含まれています。

　小児・思春期において，不定愁訴と関連しているものの同一ではない3つの臨床症状があります。それらは本章の範囲を超えているため本章では以下に簡単に紹介するにとどめます。
- 疾患への異常反応，あるいは慢性疾患における明らかに過剰な症状：
  例えば，がん患者で問題となる疼痛や嘔吐で，それは十分な投薬にも反応しません。喘息とされる小児が頻回に息切れを生じたり，鎌状赤血球性疾患における過度の疼痛などです。これらの病態と「機能的な」症状との間の境界は不明瞭で，あるスタッフには「過剰」あるいは「心因性」と思われる疼痛も，他のスタッフには患者の疾患により説明可能と思われるかもしれません。時には，疼痛は，緩和ケアチームや疼痛管理チームなどの専門家を導入することによって，うまく管理できるかもしれませんし，説明され保証が得られるかもしれません。場合によっては，それでも疼痛は手に負えず，不定愁訴の様相を示すかもしれません。Eminsonは，小児における症状の表れ方の複雑さを，「説明可能なもの，説明できないもの，はっきりしない身体症状との混合」であると述べています。それは既知の重篤な身体疾患を有する小児の状況を的確に表しています[3]。これらの症状の一部は不定愁訴スペクトラムの一部と考えられますが，いまだに研究がなされていません。
- 虚偽性疾患，特に親や介護者によって引き起こされるもの（代理ミュンヒハウゼン症候群として知られる）：

例えば，繰り返す腹痛，嘔吐，膣や直腸からの出血として生じます。小児や思春期の患者自身によっても引き起こされ，親の関与，共謀がある場合もない場合もあります[9]。
・広範な拒絶症状：
その疾患分類は確立されていませんが，最近家族や専門家の間で議論されつつあります。小児や青年が，食べたり，飲んだり，歩いたり，話したり，動くことさえ完全に拒絶する症状です。無理に動かそうとするなど，あらゆる介入に抵抗するか，あるいはそれにより，過度の疼痛や苦痛が引き起こされます。このような臨床像は小児リエゾン領域では一般的で，褥瘡や拘縮などの恒久的な障害を引き起こしたり，時には，感染や脱水や他の合併症により死に至ることもあります。これは身体化障害や摂食障害の極端な形と考えられていて[3;5]，「古典的な」身体症状というよりも，活動への拒絶や活動に伴う疼痛として現れます。著者らの経験によれば，不定愁訴患者にも同様の家族の問題がみられ，それらへの介入はより困難です。重篤な身体疾患のために医療現場で長期の治療が求められるという難しさがあります。

　身体症状が「身体的な」あるいは「精神的な」ものなのかという結論の出ない議論のために，既知の身体疾患が見いだせない身体症状の分類については，長い間結論が出されていません。分類は，再評価と変化の過程にあり，本書の他の章で詳細に論じられています。小児精神科医のための診断カテゴリーは今後数年の間に変化することでしょう。複合性身体症状障害という新しいカテゴリーは，古い疾患分類よりもより適切なものと考えられています[10]。この研究の著者らは，診断基準の中に親の関与も含まれるべきであると述べています。それは小児・思春期の臨床において重要な分野であり，以下にそれについて述べます。

正常な発達と年齢に応じたコーピングメカニズム

　小児科，精神科，他の領域のすべての障害において発達的な観点は重要

です。全ての症状は、正常な発達段階への深い理解に基づいて、小児の発達論的視点から評価される必要があります。腹痛や頭痛は、3〜11歳の小児に広くみられ、ほとんどの親や医師から正常なことと考えられています。例えば、スペインにおける3〜5歳の小児800名についての研究によれば、56％の小児は最近2週間の間に少なくとも1つの身体症状を生じており、20％の小児は頻回に身体症状を訴えていました[11]。学校と関連して生じた場合にのみ、両親や医療関係者は、これらの症状を臨床的に重要とみなし、「繰り返す腹痛」などの診断名をつけています。家族は彼ら独自の理解と方法で症状を扱い、「おなかの不調」のような軽度の疾患を示す証拠と考えたり、特定の日に学校に行きたくないというような苦痛の表れと見做したり、病人役割をとる必要がある深刻な疾患の証拠と考えたりします。最後の例では、小児は、症状が悪化すればするほど家族が重大な疾患の見落としを確信するため、症状が重い障害をきたすかもしれません。これによって、さらに検査が行われ、情緒的、精神医学的要素への理解に強い抵抗が生じることになります。正常な発達の一部と思われる身体症状は、家族、学校、などに問題が生じたとき、深刻な障害をきたす疾患となるかもしれません。すなわち、小児の不定愁訴においては、家族の考え、反応、行動はとても重要で、その逆もまた同様です。

疫学

　特定の健康問題による社会的負荷を評価するには、そのような事例を列挙する必要があり、地域住民を対象にした、予防や治療への満たされていないニーズを評価する研究が求められています。小児の不定愁訴領域で重要な作業は、本当の事例、たとえば臨床的に重要な症状を有する小児、を正確に同定するための評価尺度を作ることです。1990年代の総説によれば、不定愁訴は一般住民の小児10名中1名にみられ、少女（特に年齢の高い少女）に多く、繰り返す腹痛、頭痛が最も多くみられました[12 ; 13]。頭痛は成人においても一般的な症状ですが、繰り返す腹痛は成人ではそれほどみられません。肋間痛も小児では一般的な症状ですが、成人では一般

的ではありません．これらは発達とともに症状が変化する一例です．米国における大規模研究によれば，小児の10％に頭痛が，2.8％に胃の痛みが，2.2％に筋骨格系の痛みがみられ，同様の研究でみられる率よりも低めでした[14]．成人向けに作られた，疾患態度スケール（Illness Attitudes Scales）[15] が小児向けに調整されていますが，このスケールにおける高得点は身体症状スコアの高さと関連しており，疾患による苦痛，治療経験の苦痛が大きいものでした[16]．

　公的な疫学研究は，小児や青年の身体症状に焦点を当てた，妥当性が検証された質問紙を用いて，不定愁訴と関連する障害についての信頼できる研究結果を続々と出してきています．最近の英国での，小児身体化調査票（Children's Somatization Inventory）[18] を用いた研究[17] によれば，多数の身体症状は小児の約10％にみられる一般的なものであり，少女に特に多く，日常生活の障害と，情緒的症状との関連がみられました．興味深いことに，参加者の1/4は，彼らの症状がストレスによって悪化すると感じており，ある程度感情と身体症状とを結び付けて理解していました．親に対する面接法が最近開発され妥当性が確かめられました．それは，小児の機能性身体症状を特異的に評価するもので，身体症状評価面接（Soma Assessment Interview）と呼ばれます[4;19]．これによれば，一般人口における5〜7歳児の4％に症状がみられ，不定愁訴が大変多いことが再確認されました．この評価スケールは，臨床での利用，研究での利用という両者での利用を想定しています．

　これまで述べてきたように，成人にみられるような重症例の不定愁訴は小児にはあまりみられません．その事実は，最近，オーストラリアにおける研究によって確かめられ，転換性障害は10,000人の小児に対し2〜4例に生じるのみでした（0.02〜0.04％）[20]．

システム論的理解（家族について）

　全ての年齢の小児や青年の感情や行動，すなわち，気持ちのつらさ，疾患，行動，症状の原因，受療行動，に家族は大きな影響を与えています[3]．気分障害や各種の身体症状を有する親は，彼ら自身と同様に，その

子供たちを頻回に受診させています。そして、親の考えや態度は、不定愁訴、外科手術後、内科疾患などのために小児が学校を休む回数に強く影響しています。2つの主要家族様式が報告されています。ひとつは混沌とした家族で、家族の成員には多数の身体症状や精神症状がみられます。もうひとつは、よく機能し外見上は安定している家族で、情緒的問題を言葉にすることに困難があり情緒的問題を強く否認しています。後者の家族は、神経性無食欲症の小児を持つ家族によく似ています。

このような小児の受療行動は、通常、親によってしっかりと制御されていて、また家族の考え方が小児の考えと行動に強い影響力を持っています。このため、小児・思春期患者では、気持ちのつらさの表れとしての身体症状という要素が症状の生成と持続にとって重要です。さらに、青年においても、青年ら自身の身体症状の解釈のほか、病歴の多くの部分に親が影響を与えています。家族を考えるとき重要なのは、両親の精神の健康です。例えば、親の身体化障害は小児の身体症状や不登校と関連があります[21]。遺伝環境との関係は明らかではありませんが、これは世代間伝達を示しています。親の不安や抑うつは、ともに小児の繰り返す腹痛と関連しています[22]。また、生後1年までの間の親の不安が、子供の気質とともに、後に子供が腹痛を繰り返す傾向を予測させます[23]。両親の態度が小児の症状に直接影響していることが示されており、親による気晴らし行為は繰り返す腹痛症状を減少させ（特に少女の場合）、関心を向けると症状が悪化します[24]。この研究で特に注目に値するのは、気晴らしにより症状が軽減すると小児が感じている一方で、両親は気晴らし行為が子供の症状を悪化させると感じていたことです。この意見の隔たりは、治療的にも問題となります。関係性の問題と家族の疾患はしばしば転換性障害の小児に関して報告されてきました[25]。繰り返す腹痛をきたす小児は家庭や学校で日常的に過度のストレスにさらされており、ストレスのある出来事と疼痛症状との間には強い関連がみられます[26]。その関連は、否定的な感情の傾向をもつ小児に特に強くみられ、おそらく情緒的な脆弱性、否定的な認知に基づく出来事の評価につながっています。

ここでは、「客観的に」ライフイベントが過度であることと、「主観的

に」イベントを「ストレス」と感じることとを区別してはいませんが，おそらくそのような区別にはあまり意味がありません。小児が腹痛を繰り返す時に重要なのは「受け止められたストレス」なのです。他の研究によっても，繰り返す腹痛をきたす小児について，受け止められたストレス，出来事の評価，疼痛へのコーピングが重要視されています[27]。疼痛を生じている小児は，ストレスに対してうまく適応し変化する能力に自信を失い，ストレスのある出来事を調整するようなコーピング戦略を用いることも少ないと報告されています。このような傾向は，不定愁訴に特有のものではなく，不定愁訴の小児（常にではないがしばしば情緒的な障害を有する）や，身体症状は明らかではない情緒的障害を有する小児にも共通してみられる脆弱因子です。

　小児の不定愁訴と，虚偽性障害のような他の障害との関係はほとんどわかっていません。しかし両者は臨床的にも理論的にも関連があると考えられています[28]。同様に，家庭内での，悲嘆，虐待，特に性的虐待は，一部の小児では不定愁訴につながる，非特異的なストレッサーや特異的な関連因子であると考えられています。実際，不定愁訴はしばしば虐待によって生じ，不定愁訴をきたす小児のほとんどに虐待はみられると考えている臨床医もいます。ある程度はそうかもしれませんが，不定愁訴の小児と虐待との関連より，成人の不定愁訴患者が小児期に虐待を経験しているという関連のほうが明らかです。質的評価尺度の進歩によって小児の不定愁訴についてのこの領域の研究が今後進むものと思われます。

遺伝子と生物学的要素

　広い意味で「環境としての」家族は，小児の行動と情緒を形成し，疾患についての家族の「物語」を提供していますが，遺伝的因子も重要です。今日までの研究のほとんどが，量的な行動的，心理的特性には遺伝性があるとする有意な結果を示しています。その一部は，明らかに不定愁訴や情緒的障害と関連する「パーソナリティ」特性を有しています。例えば，新奇さを求める傾向は，ドパミンＤ４レセプター，行動制止の傾向，完璧主義的傾向，強迫性，あるいは不安との関連がみられます。遺伝性を示す

他の傾向には，驚きの反応（グルタミン受容体と関連している）や自律神経系の働きがあり，たとえば電気皮膚反応や心拍の変動として現れます。この領域についての詳細なまとめは本章の範囲を超えるため，例えば，行動特性における相続性（世代間伝達）については，Plominらの研究を参照してください[29]。

　ほとんどの小児には彼らの親の遺伝子からもたらされています。双子と養子縁組についての研究によれば，遺伝子，環境，その両者の相互作用によって臨床的な問題が産み出され，おそらく不定愁訴においては症状の解釈が特に重要です。例えば，生理学的な体質は，消化管の運動に影響を与えるような遺伝的な生理学的な要素によって最初に生じ，不安を引き起こすような状況に置かれた時，不快感を引き起こします（遺伝子－環境相互作用）。このような体質を持つ小児は，ある種の環境においてのみ症状を生じます。しかし，家族の反応と語りは，小児，家族，専門家がこの不快感（遺伝子－環境相関）に反応するときに決定的な役割を果たしています。セロトニンが消化管と大脳の両者において重要な神経伝達物質であり，嘔気を生じたり消化管の運動に影響を与えていることを背景に，セロトニン作動性の制御が，消化管と感情面の症状の両者に作用しているという説が提出されています[30]。この考えに従えば，カルチノイド症候群の情緒的な合併症と同様のことが，消化管においても生じていると思われますが，この理論についての公式な検証はなされていません。セロトニン作動性の消化管の感覚が実際に情緒的な障害と関連していることが分かったとしても，小児や家族による，症状は医学的に引き起こされ潜在的に深刻であるという解釈は相変わらず問題となることでしょう。この領域でも活発な研究がなされています。例えば，生まれてから最初の一年間の小児の気分（授乳行動と睡眠行動によって評価されている）は，後の小児期の繰り返す腹痛と関連がみられます。しかし，このような初期の行動の遺伝性はそれほど大きくはなく，母親の精神的健康度，特にうつ病や不安障害のほうが重要と思われます（繰り返す腹痛についての独立した関連因子である）。

精神医学的併存症

繰り返す腹痛のためにプライマリケアを訪れる小児についての研究によれば，その75％以上に不安障害がみられ，約半数にはうつ病がみられました[31]。この率は衝撃的に高い合併率であり，それらはまず治療される必要があります。転換性障害で入院している小児の50％以上に精神障害がみられ[25]，慢性疲労症候群の若者の約75％は調査に先立つ1年の間に何らかの精神障害，主として感情の障害を生じていました[32]。これらの障害の一部は，自立，友人，その他の生活上の体験が失われたことへの反応とみることができます。不安障害が身体表現性障害に先立って生じ，身体表現性障害から回復後も持続していることを示す研究結果も出されています[5]。

幅広いシステム論的理解

　他の医療従事者の考えと行動，特に小児科医のそれは，小児リエゾンサービスの構造と同様に，大変重要です。不定愁訴のためにプライマリケアを訪れる小児の多くはそれらの科で治療され，その一部のみがさらなる評価と医学的検索のために小児科医を紹介されています。このように，小児科医はリエゾンサービスへつなげる決定的な鍵を担っています（英国ではプライマリケアから直接にリエゾンサービスを紹介されることはあまりありません）。小児科医の不定愁訴に対する態度や，それらのリエゾンサービスへの紹介率には個人差があります。小児科医と一緒に働く小児リエゾン精神科医の間には，精神科医に紹介することですべての医療への入り口が閉ざされてしまうよりは小児科と同じ場所でそれらのサービスが提供されることが最も望ましい，という共通の見解があります。臨床経験からいえば，家族も小児科医とメンタルヘルスの専門家科との「奇妙な」協同作業に積極的に関わっています。そこでは家族の考えと理解に合わせた専門用語と会話が用いられ，小児の症状にとって有効なアプローチのための意見調整がなされています。家族の多くは小児にとって最もよい治療を求めています。家族は治療チームの一員，あるいは自分たちの子供についての専門家として，医療従事者から尊重される必要があります。プライマリケア医，学校の教師，看護師，メンタルヘルスの専門家，地元の小児・思春

期精神医療チームなどによる家族への幅広い支援が必要です。

まとめ

　小児の不定愁訴は，生物学的，家族的，歴史的な多要素の結果として生じているとみることができます。ここでは，今日までのこの領域の知見に基づくモデルを示します。小児の不定愁訴を簡単に説明することはできません。しかし，臨床経験に基づいて幾つかのテーマを挙げることができます。小児の不定愁訴には，転換性障害，慢性疲労症候群，その他の説明困難な身体症状にも，また神経性無食欲症の一部の事例においても，ある共通性がみられます。家族は感情を容易に言語化せず，怒りなどの否定的な感情は表出しないように努めています。身体感覚や身体症状を心理的に表現することは促されず，小児の一部は高い目標を達成し，過度に従順で，行儀がよいです。小児が家族の期待に応えられない時，あるいは怒りや不安などの否定的な感情を経験した時，身体症状は，特に両親からみて耐え難いそのような状況から小児を「逃避」させてくれることでしょう。症状によって家族からの世話や同情を引き出すことができ（それは怒りの爆発や情緒的症状に先立って生じるわけではない），学校などのストレスフルな状況から逃れることを正当化してくれるのです。これは，心理的，情緒的に重度のストレスにさらされている小児に生じます。この仮説は，転換性障害の小児のほとんどに適応でき[33]，臨床現場の他の多くの状況においても観察されます。

小児と若者における不定愁訴の評価と管理

　小児や若年者は，小児の要素，家族の要素，より広く社会システムの要素（例えば，学校や医療システム）の相互作用の結果として，不定愁訴を現しています（図6.1）[3]。このモデルに示されている要素は，病気を産み出したり，病気から保護したりして，小児の転帰に影響を及ぼしています。

　不定愁訴を呈する多くの小児には，症状を産み出し維持させるのに貢献

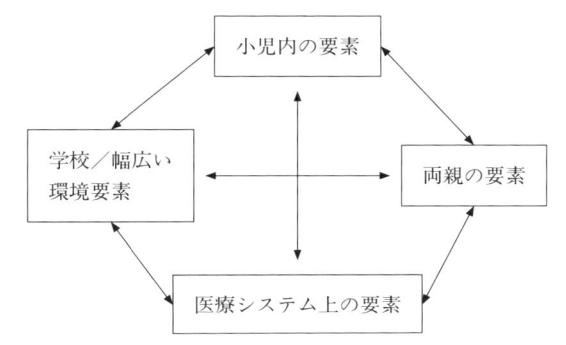

図6.1 小児の不定愁訴に対する相互作用的アプローチ［3］

する家族的要素がみられます［3］。このため，小児の評価と同様に，家族を評価し管理することはとても重要です。

最初の関わりと評価

　不定愁訴を呈する小児と若者の大多数はプライマリケア領域で治療を受けています。重要な介入は，プライマリケア医が注意深く症状と病歴を聴取し，診察を行い，限られた範囲の検査を行うことです。その過程で，器質的疾患は除外され，家族と若者は保証されることになります。小児がEminsonによる第一グループに属していて［3］，組織化された家族構造の中にあるならば，症状を促進する明らかな要素を見出すことができ，プライマリケア医は心身医学的メカニズムを説明して，両親に保証を与えることができます。それは小児が症状から回復するのを支えるのに効果的です［3］。これは心理教育とも呼ばれ，両親や家族全体に力を与えます。もし小児が機能的により混沌とした家族構造のもとにあるならば，医師の治療目標は，検査は控えめにして，家族に社会的治療などの適切なサービスを受けるように促すことです。不定愁訴を呈する大多数の小児や若者は，プライマリケアや二次医療機関において，これらの単純な治療に反応します。これらは，プライマリケアや小児臨床における小児管理の基本になっていますが，このようなアプローチを支持するエビデンスは出されていません。

精神療法や薬物治療（例えば，SSRI）のような付加的治療は，症状が持続したり，高度の障害をきたしている時には必要です。これは，成人の治療で一般的な階的治療アプローチとみることができます。精神療法の一部の例を以下に示します。これらの戦略はすべて，若者，家族，介護者との意味のあるかかわりに依存しており，見つかっていない器質的疾患があるかもしれないという親の不安を保証し抱えることも重要です[34]。CampoとFritzは最初の評価と管理にとって重要な要素を次のようにまとめています[35]。
・患者の苦痛や家族の心配を理解する
・症状によって引き起こされる患者や家族の恐れを調べる
・身体疾患の可能性に注意を払い，症状の原因について前もって判断を下すことは不本意であることを伝える
・不必要な検査や手技を控える
・除外診断を避ける
・症状のタイミング，状況，特徴を調べる
・明確に，正直に，直接，診断についての印象を述べる
・治療介入の基盤をつくる

　多くの小児と家族は，小児科でのコンサルテーション・リエゾンサービスによって助けられるでしょうし，なかには，小児科医や看護師の同僚間での話し合いだけで，直接的介入を必要としない場合もあるでしょう。いずれの場合にも，リエゾンチームは，それ以上の検査をやめさせ，家族からの「他の意見も聞いてみたい」という圧力に対して，その決定を守りとおせるように，小児科チームを支援する役割を担っています。家族と「不確かさ」を共有し，知識の限界を認め，「除外診断」モデルを避けること，これらの全ては重要なことであるという見解に異論はないでしょう。
　一旦，メンタルヘルスの専門家の介入を仰ぐ決断がなされたならば，小児科医や他の紹介者にとっては，どのように専門家と関わっていくべきかが次の課題となります。気にとめない家族もいれば，小児の症状は「全てこころの中の問題」であることを暗に示していると受けとめる家族もいま

要素	準備因子	促進因子	維持因子	予防因子
生物的				
心理的				
社会的				
医学的				

図6.2 身体症状の出現に影響を与える要素についての生物・心理・社会的理解

　す。CampoとFitzによって示された原則によれば，このような過程は促進したほうがよいでしょう。メンタルヘルスの専門家は病棟に足を運び，病棟回診においても，良く統合された臨床チームの「日常業務」の一部としても，外来クリニックにおいても，診察に応じる用意が必要です。そして，不安障害，うつ病などの精神障害は，小児の不定愁訴にしばしば併存しており，それらを見出し管理することで，治療的介入がより効果的なものになるということを心に留めておく必要があります[31]。身体症状の発生に影響を与える因子を，視覚的に生物・心理・社会的形式で図にまとめました（図6.2）。
　このアプローチは，小児科医と家族による「情報共有会議」によって支えられています。そこに小児リエゾン精神科医が加わってもよいでしょう[36]。この会議では，小児科医によって，生物・心理・社会的な評価が示され，推奨される治療プログラムが示されます。家族の側に，小児科医が身体症状による苦痛を理解し共感しているという感覚があれば，家族は治療の継続により積極的になるでしょう[36]。もし家族がメンタルヘルスの専門家が介入することを拒否するならば，小児科チームが小児を治療する際にリエゾン精神科医が継続的に関わることも可能です。

治療的管理のモデル
　小児科医や小児精神医療の専門家の多くは，不定愁訴の治療的管理についてリハビリテーションモデルを擁護しています[35]。ここでは必然的に，

症状を治癒させることから，可能な限り正常な機能を回復させることへと目標を移すことが求められます。患者と家族は回復についての積極的な協力者になり，両親は，彼らの子供たちを，消極的で頼りなく，か弱い存在としてではなく，能力があり，強く，競争に耐えられる存在とみなすように促されます[36]。この過程では，現実的で協同的な治療目標が欠かせません。このようなアプローチは解決志向型アプローチによくみられます。

　このアプローチでは，理学療法と作業療法が密接に協力しながら身体機能を改善させ，認知療法，行動療法，動機づけ面接による支援がなされます。ほとんどの小児は外来で治療が可能です。症状が重い場合は小児科病棟や精神科病棟に入院して評価を受けることが必要で，さらに症状が重い場合は不定愁訴に特化した治療が可能な施設への入院が必要です。入院することで家族が症状を維持するために果している役割への洞察が深まります。一部の小児・思春期病棟は，よく訓練されたリエゾンチームを有し，重度の不定愁訴患者を入院させています。例えば，慢性疼痛，食事への広範な拒絶，神経性無食欲症の所見のない体重減少などがその対象です。しかしなかには，このアプローチに批判的で，理学療法や作業療法を含めた介入を疾患への信念を強化するものとみている臨床医もいます。彼らによれば，それは潜在的に，不必要に，身体症状を遷延させ，小児科的，精神科的，心理学的な介入が重要であると考えられています[37]。

特定の心理社会的介入

　どの状態に対してどのような治療介入が最も適切であるかについてのエビデンスは限られています。特定の症候群に対しては，認知行動療法のエビデンスが広く示されています。例えば，疼痛を主とした症候群については詳細に検討されています。バイオフィードバックは成人の不定愁訴には有効であることが示されており，小児や青年に対しても有効性が徐々に示されつつあります。小児と青年の慢性疲労症候群への介入についても同様にエビデンスが示されつつあります[32]。力動的精神療法やシステムズアプローチの効果については研究に基づいたエビデンスはあまりありません。薬物療法の効果が限定的であるとするエビデンスも出されつつあります

[36]。リハビリテーションアプローチは，特に慢性疲労症候群の小児の家族に受け入れられやすく，医療モデルへのアドヒアランスを改善することで様々な恩恵をもたらしてくれます。

認知行動療法（CBT）と疼痛症候群

　繰り返す腹痛に認知行動療法が有効であるとする4つの研究があります。小規模の後ろ向き研究[38]，小規模の症例対照研究[39]，中規模のランダム化比較試験[40]，大規模のランダム化比較試験（intention-to-treat analysis）[42]，の4つです。これらの研究はすべて検証済みの転帰の評価尺度を用い，小児と両親に対するマニュアル化された認知行動療法（CBT）を行っています。2つの研究が，標準的な内科的治療（SMC単独群）と，標準的な内科治療に認知行動療法を組み合わせたもの（CBT＋SMC群）を比較しています。Sandersらによる研究[40]は44名の小児を対象とし，小児と親は治療の前後，6カ月目，12カ月目，に評価され経過観察もなされています。疼痛が消失した小児の比率は，治療直後と12カ月目では，有意にCBT＋SMC群が高かったですが，6カ月目では差はみられませんでした。小児と親による疼痛強度の評価，親による疼痛行動の評価は，有意に低下していました。著者らは回帰分析を用いて，積極的な治療成分すなわち，小児の肯定的自己対話，両親の適応的なコーピングを促進する戦略（痛みを認め，小児の気をそらし，自立を促し，痛みの訴えを無視すること）を見出しています。親の治療転帰への期待は転帰を予測しませんでしたが，CBT＋SMC群の親はSMC単独群に比べて満足度は高いものでした。

　Robinsらは，86名/108名の小児を対象にした研究を行っています[41]。治療前，治療の3カ月目，治療の直後，治療が終わって6週目と12週目に評価を行っています。CBT群の小児は2週間のセッションを5回受け，そのうち3回は両親と一緒に参加し，治療セッションでは，小児の疼痛についての理解を深め，小児が疼痛を管理するための技法を増やし，小児と両親との疼痛とストレスに関する理解を深め，小児が疼痛を制御できるように促し，疼痛に対しての肯定的あるいは否定的な自問自答の効果

に気づかせ，小児と両親との協力関係を深めることを目的としていました。両親と小児の疼痛スコアは，治療後と経過観察時に速やかに低下し（低減効果3.4〜5.4），治療必要数（NNT）は1/3でした。しかし，CBT群とコントロール群との間の，身体化スコア，機能的障害における違いは統計的に有意なものではありませんでした。治療後12ヵ月の時点で受診回数には有意な違いは見られませんでしたが，学校の欠席数はCBT群が有意に少なくなりました。RobinsらはCBTとSMCの併用は繰り返す腹痛の治療において有効な介入であるとしています。

Degotardiら[42]は，若年の線維筋痛症患者についての心理的管理のためのマニュアルを作成しましたが，残念なことにその効果はランダム化比較試験による評価がなされていません。中規模の症例研究（n＝67，年齢8〜20歳）において，治療前後に評価が行われています。その後の経過観察評価は行われていません。認知行動療法は，8週間の認知行動療法と家族療法，対人関係療法を行い，毎週の親面接，心理教育，睡眠の改善，疼痛管理，ADL（日常生活動作）から成り立っています。小児と若年者では，疼痛と睡眠が有意に改善（$p<0.006$）し，24％では疼痛の消失がみられました。疲労や（$p<0.05$）心理的症状の改善も（$p<0.006$）みられました。研究デザインの問題から，イフェクトサイズは用いられていません。

Leeらは，複雑性部分疼痛症候群（complex regional pain syndrome）の治療において，標準的な理学療法に認知行動療法（CBT）を組み合わせたものと，より集中的な理学療法にCBTを組み合わせた治療を比較するランダム化比較試験を行っています[43]。ここでのCBTは，心理教育，疼痛管理，リラクゼーション，呼吸法訓練，バイオフィードバック，イメージ療法，問題解決とコーピング，から成り立っています。すべての参加者には6回のCBTが行われ，治療の前後に評価を受け，6〜12ヵ月間の経過観察が行われました。56名の小児と若者が研究に参加し，22/28の小児が理学療法の80％を受け，23/28がCBTの80％を受けています。両群の複雑性疼痛症候群で有意な改善がみられました。疼痛，アロディニア（軽度の接触や他の神経刺激による疼痛），階段のぼり，歩

行（p＜0.001）は治療の終了時に評価されました。これらの変化は経過観察の間も維持され，疼痛と階段のぼりについてはさらに改善がみられました。10名の患者に重度の疼痛の再燃がみられ，理学療法に反応がみられず，腰椎麻酔や硬膜下から注入する局所麻酔を必要としました。この研究はCBT単独の効果を評価したものではありません。

　要約すると，これらの研究から，CBTが疼痛を主とする小児の不定愁訴の治療において重要な役割を果たしていることが示唆されます。研究によって，CBTは小児と両親の両者を治療対象とするべきであることも示唆されています。

頭痛，バイオフィードバック，リラクゼーション
　頭痛は，小児や思春期によくみられます。バイオフィードバックは特に小児の片頭痛に効果的であり，平均イフェクトサイズは2.2です[44]。NankeとRiefによれば，バイオフィードバックは成人よりも小児に有効です[45]。認知行動療法やバイオフィードバックといった心理的介入の多くは主要な要素としてリラクゼーションを用いています。ShawとDeMasoは，呼吸法と漸進的筋弛緩を用いたリラクゼーション技法についてわかりやすくまとめています[36]。これらの技法のどちらも用いることができない小児に対しては，「安全な場所」をイメージした技法が有効です。

力動的精神療法［訳注1］**とシステムズアプローチ**［訳注2］
　力動的精神療法とシステムズアプローチの両者はともに，精神内界を理解し，身体症状の役割を理解するのに重要な役割を果たしています[46;47]。Kozlowskaは，多数の症例研究を用いて，家族を基盤にしたシステムズアプローチが慢性疼痛に有効であることを報告しています[48]。このアプローチの主な特徴は，小児が疼痛をどのように主観的に体験しているのかについて，身体的，心理的，社会的システムから理解しようとしている点です。Kaplanらは，力動的精神療法は，不定愁訴の管理に有効であるばかりでなく，医療費全体を低減させる効果があるとしています[46]。

LaskとFossonは，システム理論の枠組みにおける不定愁訴の評価と治療についての有効なアプローチを示し，身体症状が家庭内で果たすコミュニケーションの役割が強調されています（摂食障害における「体を使っての対話」という概念に似ている）[47]。時には，小児の精神療法が可能な臨床の場においては，小児臨床心理士が小児に関わり，他のチームメンバーが母親その他の家族の成員にかかわることで背景にある情緒面の課題や家族内の緊張を知ることができます。著者らは，このアプローチが，他の方法ではかかわりが難しかった家族において驚くべき結果をもたらす経験しています。特に，気づかれていない怒りや疑われてはいたが証明されていなかった虚偽性疾患（生命を脅かすものではない）においてはそうです。しかし，この治療法の効果は臨床試験という形ではいまだに評価されていません。

解決志向型アプローチ［訳注3］

これは，通常，臨床心理士によって行われ，背景にある情緒的葛藤は直接には取り扱わず，小児や家族が症状を改善するための要素を見つけることを支援し，それを実行するアプローチです。このアプローチは，小児科領域での多職種による統合的なアプローチで，家族全体を扱った場合により効果を発揮します[49]。エビデンスはまだ得られていません。この介入の不定愁訴に対するエビデンスはまだありませんが，臨床現場では好い結果が得られています。

成人の障害との関連

成人の重度の不定愁訴患者についての後方視的研究によれば，ほとんどの患者が小児期や青年期に発症していると報告されていますが，小児の重度の不定愁訴患者の転帰についての研究は限られています。しかし，最近の前向き研究によれば小児の不定愁訴患者の多くは成人期には持ち越さないと報告されています[50]。小児期に腹痛を繰り返す患者は，後に不安障害やうつ病を生じたり，医療機関を頻回に受診したりする傾向があると報

告されています。親に不定愁訴を含む精神障害がある場合，虐待の循環（遺伝の影響もあるかもしれません）と同様に，「不定愁訴の循環」がみられるかもしれません。

　小児における不定愁訴は，このように多くの点で成人の不定愁訴に類似していますが，症状や受療行動における家族の影響が小児や青年においては重要です。治療介入の多くは，家族，通常は両親との交渉によります。小児の不定愁訴は重症化し，重要な発達段階を阻害する可能性があり，特に学童期の同年代とのかかわりが阻害されるとその影響は生涯に及ぶ可能性があります。このため，不定愁訴を見出し効果的に治療することは重要です。

治療を改善する

　精神療法の有効性を評価するためのランダム化比較試験が数多く行われていますが（これまでの記述を参照），小児における不定愁訴の短期的，長期的な転帰を改善するために，それは適切に診断され，評価され，管理される必要があります。このためには，プライマリケア医，病院小児科医，精神科医の間の密接な共同作業や，病院と地域自治体との共同作業が必要です。我々は，これまでにまとめてきた分野について，小児や青年の不定愁訴の治療を改善するための4つの提案をしています。第一に，プライマリケアでの認識の改善です。例えば，専門家による認識の強化やスクリーニングツールを用いることです。第二に，両親や小児に対して早期に心理教育を行うことで（プライマリケアにおいて始める），不定愁訴の出現を減らしたり防いだりすることができます。第三に，小児科医，プライマリケア医，精神医療従事者（精神科医，臨床心理士など）による緊密な連携によって，早期から治療を統合することです。これにより心理的介入が可能となり，小児やその家族が小児リエゾンサービスに紹介された時に治療からの脱落率を減らすことができます。この統合作業に対する批判は，精神医療従事者が異なる訓練をうけていることです。第四に，認知行動的あるいは家族行動的治療のような，エビデンスに基づく治療を広く用いるこ

とです。エビデンスは急速に増加してきており，精神力動的，あるいは統合的治療が将来は含まれることになるでしょう。

【訳者解説】
小児の心身症や精神疾患を見る専門家は日本では数が少なく，患者家族も医師もそういった患者の紹介先には困っているのが現状です。本書でも同様の問題が取り上げられています。ヨーロッパでも小児・思春期の不定愁訴患者はまずプライマリケア医や小児科医を受診するという現状が紹介されていますが，そこでは，臨床心理士など多職種が関わる下地ができているようです。言語化が苦手な小児の不定愁訴では，言葉を介した個人精神療法的なやり取りでの治療は難しく，箱庭療法，プレイセラピーなど，言葉を介さずにコミュニケーションを図る治療法が有効です。しかしそういった治療が誰にも可能なわけではなく，臨床心理士など多職種が治療チームとして関わることが特に重要と思われます。また，小児・思春期事例では，そういった治療技法を問わず，他職種で患者を包み込む治療構造そのものが成人における薬物治療，精神療法に匹敵する効果を発揮すると考えられます。

＊訳注
1．力動的精神療法：精神分析理論に基づいた主として対面法による精神療法。フロイトによって生み出された古典的な精神分析では，週に1回以上の寝椅子を用いた面接が基本とされるが，より幅広い対象に柔軟に精神分析の考え方を応用することができる。
2．システムズアプローチ：システム理論に基づく家族療法的アプローチ。家族を1つのシステムとみなし，その構成員の間の関係性を変化させることで治療的な効果を引き出している。
3．解決志向型アプローチ（solution focused approach）：問題の原因を探る，問題志向型ではなく，問題が解決したならばどのような将来像が描けるかという視点から解決法を検討する精神療法的な関わりである。簡易精神療法（ブリーフセラピー）のなかで用いられ発展してきたアプローチ。

文　献

1. Aro H. Life stress and psychosomatic symptoms among 14–16 year old Finnish adolescents. *Psychological Medicine* 1987; **17**: 191–201.
2. Goodman JE, McGrath, PJ . The epidemiology of pain in children and adolescents: a review. *Pain* 1991; **46**: 247–64.
3. Eminson DM. Medically unexplained symptoms in children and adolescents. *Clinical Psychology Review* 2007; **27**: 855–71.
4. Rask CU, Olsen EM, Elberling H, Christensen MF, Ørnbøl E, Fink P, Thomsen PH, Skovgaard AM. Functional somatic symptoms and associated impairment in 5–7-year-old children: the Copenhagen Child Cohort 2000. *European Journal of Epidemiology* 2009; **24**: 625–34.
5. Garralda ME. Unexplained physical complaints. *Child and Adolescent Psychiatric Clinics of North America* 2010; **19**: 199–209.
6. World Health Organization. *International Statistical Classification of Diseases and Related Health Problems. 10th Revision (ICD-10)*. Geneva: World Health Organization; 1992.
7. American Psychiatric Association. *Diagnostic and Statistical Manual of Mental Disorders*, 4th edn. Washington: American Psychiatric Association, 1994.
8. Mrazek MD. Psychiatric aspects of somatic disease and disorders. In: Rutter M, Taylor E, eds. *Child and Adolescent Psychiatry*, 4th edn. Oxford: Blackwell; 2002: 817–18.
9. Libow JA. Child and adolescent illness falsification. *Pediatrics* 2000; **105**: 336–42.
10. Schulte IE, Petermann F. Somatoform disorders: 30 years of debate about criteria. What about children and adolescents? *Journal of Psychosomatic Research* 2011; **70**: 218–28.
11. Domenech-Llaberia E, Jane C, Canals J, Ballespi S, Esparo G, Garralda E. Parental reports of somatic symptoms in preschool children: Prevalence and associations in Spanish sample. *Journal of the American Academy of Child and Adolescent Psychiatry* 2004; **43**: 598–604.
12. Garralda ME. A selective review of child psychiatric syndromes with a somatic presentation. *British Journal of Psychiatry* 1992; **161**: 759–73.
13. Campo JV, Fritsch SL. Somatization in children and adolescents. *Journal of the American Academy of Child and Adolescent Psychiatry* 1994; **33**(9): 1223–35.
14. Egger HL, Costello EJ, Erkanli A, Angold AC. Somatic complaints and psychopathology in children and adolescents: stomach aches, muscular-skeletal pains and headaches. *Journal of the American Academy of Child and Adolescent Psychiatry* 1999; **38**(7): 852–60.
15. Kellner R. *Abridged Manual of the Illness Attitude Scales*. Albuquerque, NM: Department of Psychiatry: 1987.
16. Eminson DM, Benjamin S, Shortall A, Woods T, Faragher B. Physical symptoms and illness attitudes in adolescents: an epidemiological study. *Journal of Child Psychology and Psychiatry* 1996; **37**: 519–27.
17. Vila M, Kramer T, Hickey N. Assessment of somatic symptoms in British secondary school children using the Children's Somatization Inventory (CSI). *Journal of Pediatric Psychology* 2009; **34**: 989–98.
18. Garber J, Walker L, Zeman J. Somatization symptoms in a community sample of children and adolescents: further validation of the Children's Somatization Inventory. *Psychological Assessment* 1991; **3**: 588–95.
19. Rask CU, Christiansen MF, Borg C. The SOMA assessment interview: new parent interview on functional somatic symptoms in children. *Journal of Psychosomatic Research* 2009; **6**(5): 456–64.
20. Kozlowska K, Nunn KP, Rose D. Conversion disorder in Australian pediatric practice. *Journal of the American Academy*

of Child and Adolescent Psychiatry 2007; **46**(1): 68–75.

21. Craig TK, Cox AD, Klein K. Intergenerational transmission of somatization behaviour: a study of chronic somatizers and their children. *Psychological Medicine* 2002; **32**: 805–16.

22. Campo JV, Bridge J, Lucas A, Savorelli S, Walker L, Di Lorenzo C *et al.* Physical and emotional health of mothers of youth with functional abdomiinal pain. *Archives of Pediatric and Adolescent Medicine* 2007; **161**: 131–7.

23. Ramchandani PG, Stein A, Hotopf, M. Early parental and child predictors of recurrent abdominal pain at school age: results of a large population-based study. *Journal of the American Academy of Child and Adolescent Psychiatry* 2006; **45**(6): 729–36.

24. Walker LS, Williams SE, Smith CA, Garber J, Van Slyke DA, Lipani TA. Parent attention versus distraction: impact on symptom complaints by children with and without chronic functional abdominal pain. *Pain* 2006; **122**(1–2): 43–52.

25. Pehlivanturk B, Unal F. Conversion disorder in children and adolescents: clinical features and comorbidity with depressive and anxiety disorders. *Turkish Journal of Pediatrics* 2000; **42**: 132–7.

26. Walker LS, Garber J, Smith CA, van Slyke DA, Claar RL. The relation of daily stressors to somatic and emotional symptoms in children with and without recurrent abdominal pain. *Journal of Consulting and Clinical Psychology* 2001; **69**(1): 85–91.

27. Walker LS, Smith CA, Garber J, Claar RL. Appraisal and coping witn daily stressors by pediatric patients with chronic abdominal pain. *Journal of Pediatric Psychology* 2007; **32**(2); 206–216.

28. Glaser D. Personal communication 2010.

29. Plomin R, Defries JC, Craig IW, McGuffin P (eds). *Behavioral Genetics in the Postgenomic Era*. Washington: American Psychiatric Association; 2002.

30. Campo JV, Dahl RE, Williamson DE. Gastrointestinal distresss to serotonergic challenge: a risk marker for emotional disorder? *Journal of the American Academy of Child and Adolescent Psychiatry* 2003; **42**(10): 1121–6.

31. Campo JV, Perel JM, Lucas A, Bridge J, Ehmann M, Kalas C *et al.* Citalopram treatment of pediatric recurrent abdominal pain and comorbid internalizing disorders: an exploratory study. *Journal of the American Academy of Child and Adolescent Psychiatry* 2004; **43**(10): 1234–42.

32. Garralda ME, Chalder T. Practitioner review: chronic fatigue syndrome in childhood. *Journal of Child Psychology and Psychiatry* 2005; **46**(11): 1143–51.

33. Kozlowska K. Good children presenting with conversion disorder. *Clinical Child Psychology and Psychiatry* 2001; **6**(4): 575–91.

34. Hardwick JP. Engaging families who hold strong medical beliefs in a psychosomatic approach. *Clinical Child Psychology and Psychiatry* 2005; **19**: 601–16.

35. Campo JV, Fritz G. A management model for pediatric somatization. *Psychosomatics* 2001; **42**: 467–76.

36. Shaw RJ, DeMaso DR. *Clinical Manual of Pediatric Psychosomatic Medicine: Mental Health Consultation with Physically Ill Children and Adolescents*. Washington: American Psychiatric Association: 2006.

37. Hedderly T. Personal communication, 2010.

38. Youseff NN, Rosh JR, Loughran M, Schuckalo SG, Cotter AN, Verga BG *et al.* Treatment of functional abdominal pain in childhood with cognitive behavioural strategies. *Journal of Pediatric Gastroenterology and Nutrition* 2004; **39**: 192–6.

39. Sanders MR, Rebgetz M, Morrison M, Bor W, Gordon A, Dadds M *et al.* Cognitive-behavioural treatment of recurrent abdominal pain in children: an

analysis of generalization, maintenance and side-effects. *Journal of Consulting and Clinical Psychology* 1989; **57**: 294–300.
40. Sanders, MR, Shepherd RW, Gleghorn G, Woolford H. The treatment of recurrent abdominal pain in children: a controlled comparison of cognitive-behavioural family intervention and standard medical care. *Journal of Consulting and Clinical Psychology* 1994; **62**: 306–14.
41. Robins PM, Smith SM, Glutting JJ, Bishop CT. A randomized controlled trial of a cognitive-behavioural family intervention for paediatric recurrent abdominal pain. *Journal of Pediatric Psychology* 2005; **30**: 397–408.
42. Degotardi PJ, Klass ES, Rosenberg BS, Fox DG, Gallelli KA, Gottlieb BS. Development and evaluation of a cognitive behavioural intervention for juvenile fibromyalgia. *Journal of Pediatric Psychology* 2006; **31**: 714–23.
43. Lee BH, Scharff L, Sethna NF, McCarthy CF, Scott-Sutherland J, Shea A et al. Physical therapy and cognitive-behavioural therapy for complex regional pain syndromes. *Journal of Pediatrics* 2002; **141**: 135–40.
44. Hermann C, Blanchard EB. Biofeedback and the treatment of headache and other childhood pain. *Applied Psychophysiology and Biofeedback* 2002; **27**: 143–62.
45. Nanke A, Rief W. Biofeedback in somatoform disorders and related syndromes. *Current Opinion in Psychiatry* 2004; **17**; 133–8.
46. Kaplan HI, Sadock BJ, Grebb JA. Somatoform Disorders. In: Kaplan HI, Sadock BJ (eds). *Kaplan and Sadock's Synopsis of Psychiatry: Behavioural Sciences/Clinical Psychiatry*. Baltimore, MA: Williams and Wilkins; 1994.
47. Lask B, Fosson A. *Childhood illness: the psychosomatic approach*. Chichester: Wiley; 1989.
48. Kozlowska K, Rose D, Khan R, Kram S, Lane L, Collins J. A conceptual model and practice framework for managing chronic pain in children and adolescents. *Harvard Review of Psychiatry* 2008; **16**(2): 136–50.
49. Griffin A, Christie D. Taking the psycho out of psychosomatic: using systemic approaches in a paediatric setting for the treatment of adolescents with unexplained physical symptoms. *Clinical Child Psychology and Psychiatry* 2008; **13**(4): 531–42.
50. Steinhausen H-C, Winkler-Metzke C. Continuity of functional-somatic symptoms from late childhood to young adulthood in a community sample. *Journal of Child Psychology and Psychiatry* 2007; **48**: 508–13.

■ 索　引

あ

医療機関の利用と費用　30-39
　障害給付／早期退職者年金　40-41
　費用，過敏性腸症候群にともなう　36
　費用，線維筋痛症にともなう　34
　費用，不定愁訴と身体表現性障害にともなう　31
　費用，慢性疲労症候群にともなう　38-39

エビデンスに基づいた治療　97-140
　治療の費用対効果，機能性身体症候群　124-126

か

過敏性腸症候群　117
　抗うつ薬　117
　三環系抗うつ薬　119, 125
　自助のガイドブック　121
　精神療法　117
　選択的セロトニン再取り込阻害薬（SSRI）　119, 125
　メベベリン　121
　力動的精神療法　125
　SCL 90 R　37

機能性身体症候群　16, 65
　運動療法，機能性身体症候群への　111
　運動療法，線維筋痛症への　112
　過敏性腸症候群の腸管外症状　20
　過敏性腸症候群への三環系抗うつ薬　114
　過敏性腸症候群へのSSRI　114
　機能障害，機能性身体症候群における　29
　機能低下，機能性身体症候群における　28
　抗うつ薬，機能性身体症候群への　109, 113
　精神療法，機能性身体症候群への　111, 126
　疾患分類，機能性身体症候群の　65-67
　段階的運動療法，機能性身体症候群への　113, 126
　段階的治療モデル　127
　転帰，機能性身体症候群の　18-19
　認知行動療法，機能性身体症候群への　104, 108, 109
　発症および持続性を予測する因子　24
　非特異的な治療　130
　有病率，過敏性腸症候群　18
　有病率，線維筋痛症　18
　有病率，地域住民における　18
　有病率，プライマリケアおよび二次医療機関における　16-17
　有病率，慢性疲労症候群　18
　SF 36　29

健康不安（心気症）　72, 106

抗うつ薬　109, 113
　抗うつ薬治療，機能性身体症候群への　109
　三環系抗うつ薬　110
　三環系抗うつ薬，過敏性腸症候群への

114
　選択的セロトニン再取り込阻害薬（SSRI）110
　選択的セロトニン再取り込阻害薬（SSRI），過敏性腸症候群への　114

さ

再帰モデル　98,102
　修正再帰療法　101
　TERM モデル　102,103

質問紙　68
　簡易型身体化障害指数　68
　CIDI　68
　DIS　68
　PHQ 15　9,25
　PSE　68
　SCAN　68
　SCL 90 R（症状チェックリスト 90R）　37
　SF 36　25,29,102

疾患分類　64-92
　一般身体医学―精神医学境界面障害　85-86
　機能性身体症候群　65-67
　身体表現性障害　64-65
　心身障害　63
　（複合性）身体症状障害　59,75
　内面化障害　85
　ヒステリー　67
　Briquet 症候群　67
　DSM-5　59,74,75
　DSM-Ⅳ　64
　ICD-10　64

小児・思春期の不定愁訴　217-241
　解決志向型アプローチ　236
　システムズアプローチ　235

小児身体化調査票　223
心身症　219-220
身体症状評価面接　223
代理ミュンヒハウゼン症候群　220
認知行動療法　233
分類・定義・診断　218-221
力動的精神療法　235

心身医学　63,141
　心療内科　161
　ドイツの心身医学モデル　161-165,171

身体的苦悩症候群　20,59,63,78,141
　患者のニーズが満たされていない理由　150
　身体的苦悩障害　20,63
　満たされていない患者ニーズ　142
　ドイツにおける身体苦悩症候群患者への治療　162-165
　偏見　187

身体表現性障害　6-16
　簡易型身体化障害　7
　簡易型身体障害指数（abridged somatization index）　68
　鑑別不能型身体表現性障害　6
　機能障害（impairment）　25
　健康不安（心気症）　8
　身体表現性障害　64-65
　症状持続を予測する因子　22
　神経衰弱　8
　身体化障害　6,67
　身体醜形障害　8
　身体症状指数　7
　身体表現性自律神経機能不全　8
　精神疾患の併存　27
　多重身体表現性障害　7,68
　転換性障害　8

転帰　15
疼痛性障害　8
能力障害（disability）　25, 41
ヒステリー　67
有病率，地域住民における　13-15
有病率，プライマリケアおよび二次医療機関における　8-12

線維筋痛症
　アミトリプチリン　121
　運動　121
　性差，線維筋痛症の　182
　セロトニン・ノルアドレナリン再取り込み阻害薬（SNRI）　122, 123
　選択的セロトニン再取り込み阻害薬（SSRI）　123
　デュロキセチン　122, 123
　認知行動療法　121
　プレガバリン　122
　ミルナシプラン　122

は

不定愁訴　1, 60-61
　機能障害（impairment）　25, 29
　構造化された治療，不定愁訴への　104
　高齢者　188-194
　コンサルテーション−リエゾン精神医学／心身医学的アプローチ　154, 171
　再帰モデル，不定愁訴への　98, 102
　修正再帰療法，不定愁訴への　101
　症状持続を予測する因子　22
　心身障害　63
　身体的苦悩障害　63
　身体的苦悩症候群　78-83
　転帰　5
　能力障害（disabling）　25, 41
　分類のための図　1-2
　有病率，地域住民における　5-6
　有病率，二次医療機関における　2-3
　有病率，プライマリケアにおける　3-4
　Briquet症候群　67
　TERMモデル，不定愁訴への　102, 103

「文化」結合症候群　195-197
　クフンギシア　199
　受療行動　203
　ダ症候群　195
　脳疲労　195
　フアビュン　196

ま

慢性疲労症候群　114
　抗うつ薬　117
　専門センター　159
　段階的運動療法　114, 116, 125
　認知行動療法　114, 116

A to Z

Barsky　69
　身体感覚増幅モデル　69, 70
　身体症状の性差　179
　身体スキャニング　69

Fink, P　74, 103
　身体的苦悩症候群（BDS）　74
　TERMモデル　103

Kroenke　99-101
　病的な疾病行動　72

◆編者◆
Francis　Creed
英国，マンチェスター大学地域医療学教授
Peter　Henningsen
ドイツ，ミュンヘン工科大学心身医学教授
Per　Fink
デンマーク，オーフス大学精神科教授。力動的精神療法，認知行動療法，集団療法，ACT の専門家である。オーフス大学病院の機能性身体疾患のためのクリニックにおいて，機能性身体疾患，不定愁訴に焦点を当てた研究と治療を行っている。

◆訳者◆
太田大介
1992 年，新潟大学医学部卒業。新潟県立がんセンター内科，東邦大学心身医学講座などを経て，2000 年より聖路加国際病院心療内科に勤務。専門は，心身症全般，不定愁訴。

不定愁訴の診断と治療
2014 年 3 月 22 日　初版第 1 刷発行

編　　者　Francis Creed, Peter Henningsen, Per Fink
訳　　者　太田大介
発 行 者　石澤雄司
発 行 所　㈱星 和 書 店
　　　　　〒168-0074　東京都杉並区上高井戸 1-2-5
　　　　　電話　03（3329）0031（営業部）／03（3329）0033（編集部）
　　　　　FAX　03（5374）7186（営業部）／03（5374）7185（編集部）
　　　　　http://www.seiwa-pb.co.jp

Ⓒ 2014　星和書店　　　Printed in Japan　　ISBN978-4-7911-0867-1

・本書に掲載する著作物の複製権・翻訳権・上映権・譲渡権・公衆送信権（送信可能化権を含む）は（株）星和書店が保有します。

・JCOPY 〈（社）出版者著作権管理機構 委託出版物〉
本書の無断複写は著作権法上での例外を除き禁じられています。複写される場合は，そのつど事前に（社）出版者著作権管理機構（電話 03-3513-6969，FAX 03-3513-6979，e-mail：info@jcopy.or.jp）の許諾を得てください。

オートノミートレーニング
健康、幸福、社会の安定
――全ての鍵となる自律性を高めるために

R.グロッサルト＝
マティチェク 著
永野純、有村隆広、
福元圭太 訳

A5判
580p
5,900円

過敏性腸症候群の認知行動療法
脳腸相関の視点から

B.B.トナー、他 著
野村忍 監訳
菅谷渚、鈴木敬生、
藤井靖 訳

A5判
224p
3,300円

IBS克服 10のステップ
過敏性腸症候群で悩む人＆専門家へ

J.M.Lackner 著
佐々木大輔 監訳・解説
細谷紀江、佐藤研 訳

B5判
192p
2,700円

糖尿病をすばらしく生きるマインドフルネス・ガイドブック
ACTによるセルフヘルプ・プログラム
（アクセプタンス＆コミットメント・セラピー）

J.A.グレッグ、
G.M.キャラハン、
S.C.ヘイズ 著
熊野宏昭、
野田光彦 監訳

四六判
400p
2,600円

クルズス診療科（2）
心療内科

久保木富房、
熊野宏昭、
佐々木直 編

四六判
360p
1,900円

発行：星和書店　http://www.seiwa-pb.co.jp　価格は本体(税別)です

記憶	J.K.フォスター 著 郭哲次 訳	四六判 296p 2,500円
人はなぜ依存症になるのか 自己治療としてのアディクション	E.J.カンツィアン、 M.J.アルバニーズ 著 松本俊彦 訳	A5判 232p 2,400円
生き残るということ： えひめ丸沈没事故と トラウマケア	前田正治、 加藤寛 編著	四六判 300p 2,500円
幸せをよぶ法則 楽観性のポジティブ心理学	S.C.セガストローム 著 島井哲志 監訳 荒井まゆみ 訳	四六判 416p 2,600円
弁証法的行動療法 実践トレーニングブック 自分の感情と よりうまくつきあってゆくために	M.マッケイ、 J.C.ウッド、 J.ブラントリー 著 遊佐安一郎、 荒井まゆみ 訳	A5判 436p 3,300円

発行：星和書店　http://www.seiwa-pb.co.jp　価格は本体(税別)です

怖れを手放す
アティテューディナル・ヒーリング
入門ワークショップ

水島広子 著

四六判
256p
1,700円

続・怖れを手放す
アティテューディナル・ヒーリング
入門ワークショップ
〈ボランティア・トレーニング編〉

水島広子 著

四六判
256p
1,800円

続々・怖れを手放す
アティテューディナル・ヒーリング・
ファシリテーター・トレーニング

水島広子 著

四六判
296p
1,900円

ストレスとコーピング
ラザルス理論への招待

R.ラザルス 講演
林 峻一郎 編・訳

B6判
120p
1,650円

ストレスと心臓
怒りと敵意の科学

A.W.シーグマン、
T.W.スミス 編
福西勇夫、
保坂隆、他 訳

A5判
384p
4,340円

発行：星和書店　http://www.seiwa-pb.co.jp　価格は本体(税別)です